十月怀胎进行时

SHIYUE HUAITAI JINXING SHI

兰政文 编著

中国科学技术出版社
·北 京·

图书在版编目（CIP）数据

十月怀胎进行时 / 兰政文编著 . —北京：中国科学技术出版社，2018.8
ISBN 978-7-5046-8007-5

Ⅰ.①十… Ⅱ.①兰… Ⅲ.①妊娠期-妇幼保健-基本知识 Ⅳ.①R715.3

中国版本图书馆CIP数据核字（2018）第069741号

策划编辑	崔晓荣　孙若琪
责任编辑	崔晓荣　高　磊
装帧设计	长天印艺
责任校对	杨京华
责任印制	马宇晨

出　　版	中国科学技术出版社
发　　行	中国科学技术出版社发行部
地　　址	北京市海淀区中关村南大街16号
邮　　编	100081
发行电话	010-62173865
传　　真	010-62173081
网　　址	http://www.cspbooks.com.cn

开　　本	720mm×1000mm　1/16
字　　数	265千字
印　　张	14.75
版　　次	2018年8月第1版
印　　次	2018年8月第1次印刷
印　　刷	北京盛通印刷股份有限公司
书　　号	ISBN 978-7-5046-8007-5 / R·2259
定　　价	45.00元

（凡购买本社图书，如有缺页、倒页、脱页者，本社发行部负责调换）

内容提要

　　作者以深厚的医学功底与丰富的临床实践为基础，并结合当代国内外有关孕产领域的新知识、新技术与新成果，分为孕期营养、孕期安全、孕期生活、孕期数字、孕期护理、医学检查症状与防病、分娩及产后护理、孕期心理、丈夫职责等专题，进行了全面、细致、科学的解说，内容涵盖了与孕产相关的几乎所有问题，你想知道的、你尚不知道但应该知道的、你虽然知道但只知其然而不知其所以然的问题，都能从中找到满意的答案与应对的办法。这既是作者的初衷，也是这本书的最大亮点与特色。

前 言

凡是女性一般都要经历一个孕育、分娩的过程，奥秘在于生儿育女是上天赋予女性的神圣天职与伟大使命，也是女性完美人生中精彩的组成部分。不过，"十月怀胎"终究是一个系统工程，对于你这位"新手"来说，仅仅只依靠老一辈的言传或同辈过来人的身教，以及网上的查询远远不够，科学性尤其难以得到保障；因而有太多太多的迷津急待指点，有太多太多的困扰急待化解，有太多太多的误区急待引导。这就是作者打造本书的目的：为小夫妻们分忧解难，帮助他们生养一个健康聪慧的小宝宝，顺利完成从"二人世界"向"三人世界"的嬗变。

十月怀胎之路，绝不是一马平川，每天都可能与诸多问题乃至麻烦"不期而遇"或"狭路相逢"，甚或被置于"无所措手脚"的尴尬之中。现在好了，本书将作为你的最忠诚顾问，为你的十月怀胎旅程提供全程咨询与解答，确保你做好每一个细节，从容圆你的母亲梦。举例：孕期如何吃，方能既满足两个人的营养需求，又不至于过胖或攀上妊娠糖尿病，《孕期营养篇》将为你解难；孕期想到外面走走，看看精彩的世界，《孕期安全篇》将为你分忧；孕期出了不适症状，如何应对与化解，《孕期护理篇》将为你支招；你的先生该如何将他对你的关爱落到实处，《孕期丈夫篇》将为你答疑……总之，你所需要的知识与点子尽在书中，等待你去领略、去采纳、去应用。

对于打算要孩子的夫妻，本书将是你们的忠实向导，引领你们走好孕产路上的每一步。对于已经怀孕的夫妻，本书将是你们的贴身医生与保健师，日夜为健康孕产保驾护航。即使你已经成了过来人，本书也可为你作鉴，让你回顾那难以忘怀的10个月，并弄清哪些对而哪些需要改进，以便为"二胎"做好准备，或给同事、亲朋做个好参谋。

兰政文

于四川达州职业技术学院

目 录

恭喜你，怀孕了 ···001
  早于停经的信号 ···001
  医院检查的确认信号 ···002

一、孕期营养篇 ···003
  "孕妇餐"的营养原则 ···003
    孕早期的"孕妇餐"方案 ·····································006
    孕中期的"孕妇餐"方案 ·····································007
    孕末期的"孕妇餐"方案 ·····································008
  坚持良好的饮食习惯 ···010
    吃点坚果 ···011
    勿冷落粗粮 ···012
    "特殊人群"的"孕妇餐" ·····································013
    孕期需要吃保健品吗 ·······································014
    孕妇能吃调味品吗 ···016
    如何判断孕期营养是否合理 ·································017

二、孕期安全篇 ···021
  孕期出行安全方案 ···021
    避险招数 ···021
    交通方式与出行安全要点 ···································022
    出行发生意外怎么办 ·······································025
  孕期行为安全方案 ···025
    日常姿势的安全要点 ·······································025

美容护肤安全要点 026
　　孕期运动安全要点 026
　　孕期性生活安全要点 027
　　其他行为安全要点 027
孕期环境安全方案 027
　　孕期职场安全要点 028
　　孕期家居安全要点 029
　　提防雷区 029
　　其他环境安全要点 030
　　管好宠物 030
　　调换工作 030
孕期食品安全方案 031
　　孕期不能碰的食物 031
　　孕期要少吃的食物 032
　　拒绝食品污染 032
　　孕期吃油炸、烧烤、方便食品安全要点 033
　　其他食品安全要点 034
孕期用药安全方案 034
　　孕期常备药品 034
　　孕期常患疾病用药 035
　　孕期安全用药要点 035

三、孕期生活篇 037

污染要避开 037
　　规避室内污染 037
　　规避辐射污染 038
　　规避空气污染 039
良好习惯要保持 039
　　静卧半小时 039
　　别当夜猫子 039
　　晨昏日光浴 040

勤做嘴唇卫生……………………………………………040
　需注意的其他方面………………………………………040
　　忌洗桑拿浴………………………………………………040
　　打好防蚊战………………………………………………041
　　穿对孕装…………………………………………………042
　　巧招度过性生活禁期……………………………………042
　　电话机定期消毒…………………………………………043
　　电视要少看………………………………………………043
　职业孕妇保健要点………………………………………044

四、孕期数字篇……………………………………049

　受孕好时节………………………………………………049
　排卵期计算………………………………………………051
　补充叶酸…………………………………………………052
　早孕反应…………………………………………………054
　预产期计算………………………………………………055
　胎宝贝成长………………………………………………056
　数胎动……………………………………………………057
　早产预防…………………………………………………058
　分娩信号…………………………………………………059
　产后护理…………………………………………………060

五、孕期护理篇……………………………………061

　眼睛也有"妊娠反应"……………………………………061
　孕期护好双耳……………………………………………062
　孕期护好鼻子……………………………………………063
　孕期护好咽喉……………………………………………064
　打好口腔保卫战…………………………………………064
　　保卫战武器大展示………………………………………065
　　口腔保卫战五大战术……………………………………065
　孕期护好乳房……………………………………………066

孕期乳房问题一箩筐 066
　　做好乳房养护功课 067
　孕期护好胃肠 068
　　及时化解胃肠问题 069
　给心脏以切实的关爱 070
　　提防妊娠心脏病临身 070
　　关爱心脏从细处做起 071
　爱肝从护肝开始 071
　　特发性肝病及时看医生 072
　　孕期爱肝抓好细节 073
　把护肾功课做到位 073
　　肾脏摊上事儿怎么办 074
　　将护肾功课做到位 075
　孕期学会护阴 076
　　做好综合护理 076
　　留意阴道分泌物的变化 077
　　正确处置阴道炎 077
　　配合做好阴道检查 078
　肛门也要精心呵护 078
　　孕期护肛金点子 079

六、孕期症状篇 081

　常见症状1. 孕吐 081
　　孕吐利大于弊勿担忧 081
　　减轻孕吐反应有招 082
　常见症状2. 抽筋 082
　　正确应对孕期抽筋 083
　常见症状3. 头晕 083
　　头晕原因1. 血压减低 084
　　头晕原因2. 血糖下降 084
　　头晕原因3. 颈椎病 085

头晕原因 4. 耳病 ……………………………………………085
　　头晕原因 5. 仰卧综合征 ………………………………085
　　头晕原因 6. 环境缺氧 …………………………………085
　　几句结语 …………………………………………………086
常见症状 4. 气短 ………………………………………………086
　　生理性气短不足为虑 ……………………………………086
　　病理性气短及时就医 ……………………………………087
常见症状 5. 疲劳 ………………………………………………087
常见症状 6."见红" ……………………………………………088
　　孕早期"见红"的 5 种症状 ……………………………088
　　孕中期"见红"的 2 种情况 ……………………………089
　　孕末期"见红"的 3 种情况 ……………………………090
　　两类出血的区别 …………………………………………091
常见症状 7. 尿频 ………………………………………………091
　　孕期尿频的来龙去脉 ……………………………………092
　　巧招应对生理性尿频 ……………………………………092
　　学会识别病理性尿频 ……………………………………093
常见症状 8. 瘙痒 ………………………………………………093
　　有害于胎儿的瘙痒 ………………………………………094
常见症状 9. 腹胀 ………………………………………………096
　　有些腹胀需要看医生 ……………………………………097
常见症状 10. 水肿 ……………………………………………097
　　大多数为生理性，不必担忧 ……………………………098
　　少数可能是病理性，及时看医生 ………………………099
常见症状 11. 疼痛 ……………………………………………099
　　孕期腿痛 …………………………………………………099
　　孕期腰背痛 ………………………………………………100
　　孕期头痛 …………………………………………………100
　　孕期牙痛 …………………………………………………101
　　孕期胃脘痛 ………………………………………………102
　　孕期乳房痛 ………………………………………………102

孕期手腕痛……102
孕期外阴痛……103
孕期臀部痛……103
孕期腹痛……104

七、孕期防病篇……105

打好感冒阻击战……105
 得了感冒怎么办……106
解读孕期贫血……107
 及早发现贫血……108
 预防最重要……109
孕期胆石症，孕期第一"急腹症"……109
 孕期胆石症治疗要小心……109
 预防才是硬道理……110
细说孕期胃食道反流……111
 孕期胃食道反流病高发之秘……111
 孕期胃食道反流病危害大……111
 "防"字当先……112
别让肝炎坏事儿……112
 咋知道你患上肝炎了……113
 孕期肝炎不可一刀切……114
 弄清几个实际问题……114
"无症状菌尿"是咋回事……115
 "无症状"不等于无危害……116
 及早捕捉"无症状菌尿"……116
 用对抗菌药最要紧……116
 记住"防"字当头……117
孕期遭遇心脏病……117
 3个时段最危险……118
 孕期护心8要点……118
 优选分娩方式……119

天上掉下个"妊高症" 120
 妊高症来者不善 120
 积极应对妊高症 121
 澄清误解，科学防范 122

孕期与"腰突症"狭路相逢 123
 别在腰痛与腰突症之间划等号 124
 孕期"腰突症"诊疗有特点 124
 孕期护腰是关键 124

抹去孕期耻离症的阴影 125
 认识耻骨 125
 耻骨为何分离 126
 细说治与防 127

孕期子宫肌瘤的奥秘 127

鲜为人知的孕期癌症 129
 孕期遭遇癌症之秘 130
 预防才是硬道理 131

八、医学检查篇 133

孕前检查 133
 几种尤其要做好孕前检查的育龄女性 134
 孕前检查项目大解析 134
 孕前检查的注意事项 138
 检查异常的处理 138

孕中检查 138
 孕检（含产检）项目大解析 139
 常规检查项目 139
 孕检（含产检）注意要点 144
 查出异常的处理 144

产前诊断 145
 必做产前诊断的孕妇 146
 产前诊断项目大解析 146

· 007 ·

正确看待B超的作用 … 147
几句结语 … 148
产后检查 … 148
产后检查项目解析与注意要点 … 148
特殊检查项目解析 … 151
几句结语 … 151

九、分娩篇 … 153

做好两项准备 … 153
准备待产 … 155
了解三种分娩方式 … 156
自然阴道分娩 … 156
人工辅助阴道分娩 … 156
剖宫分娩 … 156
水中分娩法 … 157
水中分娩特色多 … 157
水中分娩很安全 … 157
了解三个产程 … 158
分娩中如何配合医生 … 159
产房里的配合要点 … 160
几个细节说明 … 162
了解分娩姿势 … 164
解说会阴切开 … 165
解说"产钳术" … 166
操作程序—— … 166
需要动用产钳术的产妇 … 166
解说"胎头吸引术" … 167
操作程序—— … 167
需要做胎头吸引术的产妇 … 167
脐带血的采集与保存 … 167

十、月子篇 …………………………………………………… 169

会阴侧切护理要点 …………………………………………… 169
剖宫产护理要点 ……………………………………………… 170
产后性生活要点 ……………………………………………… 175
孕产期保健是基础 ………………………………………… 176
把握好时间最重要 ………………………………………… 176
四项运动有帮助 …………………………………………… 177
几点小技巧 ………………………………………………… 177
产后避孕要点 ………………………………………………… 178
避孕方法大 PK …………………………………………… 178
推荐的产后避孕方法 ……………………………………… 179
澄清三点糊涂认识 ………………………………………… 180
应对产后疼痛 ………………………………………………… 180
产后束腰不可取 ……………………………………………… 183
产后恶露护理要点 …………………………………………… 186
恶露的来龙去脉 …………………………………………… 186
恶露的护理要点 …………………………………………… 187
异常恶露大解析 …………………………………………… 188
迎战异常恶露 ……………………………………………… 189
产后便秘护理要点 …………………………………………… 190
产后洗浴要点 ………………………………………………… 191
产后运动要点 ………………………………………………… 191
产后运动注意事项 ………………………………………… 193
产后抗"丑"战术 …………………………………………… 193
头发抗"丑"战术 ………………………………………… 193
面容抗"丑"战术 ………………………………………… 193
乳房抗"丑"战术 ………………………………………… 194
腹部抗"丑"战术 ………………………………………… 194
臀部抗"丑"战术 ………………………………………… 195
腿部抗"丑"战术 ………………………………………… 195

月子防病要点 ... 196
坐月子请选择最佳 ... 197
 最佳食物 ... 197
 最佳饮料 ... 197
 最佳果品 ... 198
 最佳睡眠 ... 199
 最佳洗浴 ... 199

十一、孕期心理篇 ... 201

母胎情感信息相互传递 ... 201
孕期心理变化"三部曲" ... 203
心理调适从孕前做起 ... 204
孕期心理病大扫描 ... 205
孕期抑郁症 ... 205
孕期恐惧症 ... 206
其他心理病 ... 206
防治要点 ... 207

十二、孕期丈夫篇 ... 209

与妻子一起备孕 ... 209
做好孕妻的"营养师" ... 210
做好孕妻的"护理师" ... 211
做好孕妻的"心理师" ... 212
做好"三陪" ... 214
避免性爱出轨 ... 215
做好孕妻的"按摩师" ... 216
 按摩手法简介 ... 216
 记住按摩要领 ... 217
 部位按摩介绍 ... 217
做个称职的"月嫂" ... 218
孕期丈夫备忘录 ... 219

恭喜你，怀孕了

如何知道自己怀孕了？问 10 个女性至少有 9 个会这样回答：看例假呗，不来例假应该就是"有了"吧。的确，停经是一个预示怀孕的较为可靠的客观信号，但并非怀孕的最早信号，还有不少早于停经的征兆值得你关注。那么，究竟还有哪些比停经还要早的怀孕信号呢？待笔者与你细细道来。

早于停经的信号

当精子与卵子在输卵管中相遇并结合，形成了一粒新生命的"种子"（称为受精卵或孕卵），就意味着你受孕了。然后，"种子"从输卵管逐渐向子宫腔移动，并最终植入子宫内膜中，医学称为"着床"，意味着你的"造人"大业正式拉开了序幕。在接下来的 20 天左右，你的身体就会陆续发生若干反应，这些信号值得你仔细捕捉：

• 乳房变化。乳房开始变得坚实和沉重，随之出现一些如酸胀、刺痛等不适感。同时乳晕颜色变深，乳房上一些蓝色与粉红色的线条"亮相"。

• 精神疲乏。总是精力充沛的你突然不明原因地感觉疲惫不堪，此乃妊娠荷尔蒙黄体素大量分泌所致。

• 食欲减退，口味改变。与胃排空的速度减慢有关。

• 对气味特别敏感，如厌恶炒菜的油烟味或茶叶气味，某些香味会让你恶心作呕。

• 情绪变得不稳定。你素来活泼开朗，突然变得容易激动或烦躁易怒。

• 阴道点状出血。在受孕后第 11～第 12 天可出现少量阴道出血。乃是孕卵植入血液丰富的子宫内膜所引起的，又称为着床性出血，持续一两天后消失。

- 停经。众所周知，一向准时的例假突然爽约是怀孕的一个较为可靠的客观信号。超过 10 天就要考虑是否怀孕了。
- 频繁如厕。你突然发现自己 1 小时多一点时间就要光临一趟厕所，从不起夜的你一夜要起床好几次，同样在提示你肚子里有了一个小生命了。此信号在孕 8 周以后最为明显。
- 早孕试纸测试。当你捕捉到了上述的主观或客观信号后，可用早孕试纸来做进一步的验证。测试的前一夜应尽量减少饮水量；不要用搁置太久的陈尿做标本；宜用晨尿做试验，晨尿经过一夜浓缩，激素水平较高，容易出现阳性结果。

医院检查的确认信号

早孕试纸试验也不一定百分之百准确，在某些特殊情况下可能出现误差。最终的裁判权是掌握在医生手里的，所以你一定要去医院。医院要做哪些检查呢？

（1）小便妊娠试验。通过检测女性小便中是否含有一定量的 HCG（即绒毛膜促性腺激素）来判定是否怀孕。若怀孕，一般在停经 35 天左右化验小便，即可呈现阳性反应。

（2）血 HCG 测定。怀孕女性在受孕 10 天左右开始分泌此种荷尔蒙，表示孕卵已经着床。此时抽取适量静脉血，HCG 值超过 25mU/ml 表示你已经怀孕。但需要进行两次测试，间隔 2～3 天，以确保结果的准确性。

（3）B 超检查。既能判定是否怀孕，还可以发现有无异常妊娠，如宫外孕等，孕检必做。一般在孕 5 周左右检查。

（4）宫颈黏液检查。取适量宫颈黏液涂片，放在显微镜下观察，见到的是典型的羊齿状结晶，可排除怀孕；若见到典型的椭圆体则应考虑为妊娠。

（5）黄体酮试验。适用于月经已经过期，但不能肯定是怀孕的女性，方法是每日肌内注射黄体酮 10～20 毫克，连用 3～5 天，如停药后 3～7 天内出现阴道来血，即可排除怀孕；如超过 7 天仍未见阴道来血，则怀孕的可能性大。

（6）妇科内诊检查。停经 5 周左右，医生在消毒的条件下进行内诊检查，若发现阴道壁及子宫颈有不同程度的变软，并呈紫蓝色，应考虑怀孕。孕 8 周后，发现子宫颈与子宫体间的子宫峡部极其柔软，致使宫颈与宫体似不相连，是怀孕的典型体征。

一、孕期营养篇

导语：一切都不用再怀疑了，你已真真切切地成了一名百分之百的孕妇了。此时，你要做的第一件事就是吃好"孕妇餐"，为你腹中的那个小生命提供足量的能量与营养。这也恰恰印证了"民以食为天"这句古老民谚的不朽活力。所以，谈"十月怀胎"的事儿还是得从吃上谈起。换言之，学会安排一日三餐是你必须掌握的首要基本功。

"孕妇餐"的营养原则

"孕妇餐"一方面要确保孕期母子健康，另一方面要体现出家庭饮食的文明和营养之积累程度，并建立宝宝后天的食物源、食物结构以及良好的饮食习惯，为其一生的健康质量奠定基础。那么，是不是孕期营养"多多益善"呢？也不是。如果你走了极端，导致营养过剩，将惹出胎儿长得过大，招致分娩困难，或者使产程延长，胎儿缺氧、窒息、颅内出血，发生缺血缺氧性脑病等麻烦，同样不利于优生。

具体说来，7大类营养素，即蛋白质、脂肪、碳水化合物、矿物质、维生素、水与膳食纤维，务必全面均衡。其中，有10种养分尚需要重点补充。请看排行榜：

（1）叶酸。B族维生素，水溶性，为胎儿早期神经系统发育必需的营养素之一。如缺乏，可出现脊柱裂、无脑畸形等病变；也会累及心脏等器官，造成唇裂、腭裂、先天性心脏病等；另外，早产、胎儿出生体重过轻等也较常见。

补充方法：

- 食补与药补相结合。叶酸单凭食补难以满足怀孕需要，故须额外服用叶酸片弥补。

- 服用孕妇专用叶酸保健品，如每片叶酸含量为0.4毫克的斯利安。至于那些每片4毫克或5毫克含量的叶酸片，是为有贫血倾向的人群准备的，孕妇不可用。
- 从孕前3个月开始服用，直至孕后3个月甚至整个孕期。

（2）二十二碳六烯酸（英文缩写为DHA）：多不饱和脂肪酸中的一种。促进宝宝脑发育，提高记忆力，被誉为"脑黄金"；同时帮助胎儿的视网膜视杆细胞发育，为宝宝的良好视力奠定基础。

补充方法：

- 三餐食谱应给予富含DHA的食品以足够的地位，海鱼与海产品最值得推荐。其次当推核桃等坚果类，所富含的亚油酸、亚麻酸等可在人体内转化成DHA。
- 必要时食用含有DHA的孕妇配方奶粉，每天掌握在2杯左右。
- 从孕4个月开始补充，直到分娩后3个月。

（3）胆碱：10年前被美国列为人体的必需养分，美国杜克大学专家的小鼠实验提示，胆碱能使胎儿的脑组织发育得更好，记忆力更强，此种优势可一直保持到老年。

补充方法：

- 多吃富含胆碱的食物，以动物肝、蛋黄（一个鸡蛋黄大约含胆碱300毫克）为优，其次为红肉和奶制品，其他有大豆制品、花生、柑橘和土豆等。
- 食物不够者可食用含有胆碱的孕妇配方奶粉。
- 孕5个月时补充胆碱对胎儿的益智作用最大。

（4）唾液酸：天然存在的碳水化合物，可帮助胎儿脑部发育，增强记忆力。

补充方法：

- 牛奶、奶酪以及蛋类中唾液酸丰富，孕妇宜多吃。
- 宜自孕中期（孕7个月左右）开始补充。

（5）钙：主要发挥壮骨作用，可参与胎儿的骨骼发育。美国一项最新调查显示，当孕妇每天的摄钙量低于600毫克时，胎儿的骨密度即可能发生疏松，一旦补足钙剂后，胎儿的骨密度很快恢复正常。

补充方法：

- 增加富钙食物在三餐食谱中的比重，如奶制品、小鱼干、虾米、杏仁和水果等。
- 到户外活动，接受日光浴，让皮肤合成更多维生素D，促进钙质的吸收与利用。

- 在医生指导下服用钙剂，每日1～2片，确保每天额外补充元素钙600毫克左右。
- 人体血钙水平在凌晨2～3点最低，建议孕妇在睡前喝1袋奶或服用1次钙片。
- 孕4～6个月正是胎儿骨骼的快速发育期，孕妇补钙此其时矣。

（6）硒：可保护孕妇健康，如降低孕妇血压，改善血管症状，防治妊高症等；同时，硒有一定的防止畸胎作用，并能减少宝宝出生后遭受哮喘、湿疹等疾病之害的风险。

补充方法：

- 大部分全营养食品和未经精加工食品，如谷物、鸡蛋、鱼类等都含有硒，最好广采博食。
- 从受孕开始补充，贯穿整个孕期。

（7）铜：可为胎儿脑发育加油；促进胎儿体内的铁质吸收和运转，防止缺铜性贫血。

补充方法：

- 富含铜的食物有牡蛎、动物肝、肉类、水果、紫菜、粗粮等，孕妇宜酌加安排。
- 从受孕开始补充，直到分娩。

（8）锰：在骨骼与听力发育中起重要作用。可促进脑发育，防止智力低下。

补充方法：

- 含锰较高的食物有全麦面包、各种谷物、通心粉、豆类和坚果等。搭配一些水果、蔬菜和粗粮为妥。
- 补充时机与持续时间，与补钙同。

（9）锌：确保胎儿脑组织正常发育，防止畸形或智力缺陷；促进子宫肌收缩，利于顺利分娩和产后康复，减少动用产钳、胎头吸引器等器械助产的概率。

补充方法：

- 注意摄取瘦肉、蛋、禽、海产品等富锌食物，特别是牡蛎，堪称锌元素的宝库。力争达到每天20毫克的孕期生理需求标准。
- 孕后即开始补充，直至分娩结束。

（10）维生素K：一种与凝血因子形成有关的维生素，如果缺乏，胎儿容易在生后3个月内发生出血，重者可引起颅内出血而危及生命。

补充方法：
- 多吃富含维生素 K 的食物，如菠菜、番茄及鱼类等。
- 在医生的指导下服用适量的维生素 K 药物制剂，直至分娩。
- 必要时在分娩前 1～4 小时肌内注射或静脉滴注维生素 K。
- 从孕 8 个月起着手补充。

孕早期的"孕妇餐"方案

怀孕时段：受孕日～孕 3 个月。

母胎特点：

※ 胚胎生长较慢，所以孕妈妈对热能和各种营养素的需求量与孕前差不多。

※ 胚胎此时面临最大的危险是有畸形之虞。同时，胎儿脑细胞分裂活跃，牙齿、骨骼等开始钙化。

※ 孕妇多有程度不等的孕吐反应，可能影响到营养素的摄入。

营养原则：普通食物摄取和健康保健支持，孕妇体重只须增加 1 千克左右即可。

食谱要点：

（1）优质蛋白：鱼、禽、蛋、瘦肉、牛奶及制品等；若孕妈妈口味不太适合，或孕吐明显，可用豆类及制品、干果类等植物蛋白丰富的食物，或酸奶代替。

（2）微量元素、维生素和叶酸：动物肝的作用不逊于鱼、禽类，每周可吃 1～2 次，每次 50 克。

（3）不饱和脂肪酸、磷脂：核桃、花生、芝麻等特别有利于胎儿的脑发育，并可弥补孕妈妈因厌油腻而致脂肪摄取不足的缺憾。一般每天吃 2～3 个核桃，或一小把花生，或上下午各冲服一杯芝麻糊即可。

（4）热能和植物蛋白：孕妈妈每天摄取谷类食物的量不能少于 150 克。并注意品种多样化，粗细杂粮要注意搭配。米面不宜太精细，尽量选用中等加工程度的产品。

（5）蔬果：以应季、新鲜为好。绿叶菜或其他有颜色的蔬菜应占总蔬菜的 2/3 或以上。

食谱举例：由上至下按顺序最宜于孕 1～3 个月期间食用。

- 清蒸鲤鱼。新鲜鲤鱼 1 条，去鳞、肠、肚，置菜盘中，配上佐料，放入笼中蒸 15～20 分钟即可。特色：营养丰富，尤其适宜有孕吐反应者。

- 白菜奶汁汤。白菜心300克，去筋洗净切条，放入水中煮熟捞出，沥去水分。换锅，倒入食油适量烧热，加入鸡汤（150克，肉汤也可）、适量精盐与白菜心。烧一两分钟后放入牛奶50克，开锅后勾入淀粉，加入少许味精，淋上鸡油即成。特色：蛋白质、维生素丰富，且含奶香，增加食欲。
- 牛肉土豆丝。牛肉500克切丝，用酱油、料酒调汁浸泡。土豆150克，洗净去皮切丝。锅中油热后干炒葱、姜，放入牛肉丝干炒至熟后，再将土豆丝加入。最后放适量酱油、盐及咖喱粉，用大火翻炒一会儿即成。特色：铁、维生素 B_2、烟酸等营养素丰富，且口味佳。

孕中期的"孕妇餐"方案

怀孕时段：孕4～6个月。

母胎特点：

※胎儿生长发育提速，脑发育尤然，对有关的养分需求激增，如磷脂、胆固醇等。

※胎儿内脏系统开始分化，加重母体负担；加上孕妈妈本身的体重、乳房、子宫也逐渐增大，基础代谢增加，并开始储存一定量的能量与蛋白质等营养素。

※早孕反应趋于缓解，情绪与精神好转，成为纠正和调整营养的最佳时期。

※孕6个月时胎儿也开始储备脂肪，孕妇的脂肪摄取量要适当增加。

营养原则：纠正早孕呕吐期导致的电介质紊乱，弥补营养素的丢失，调整机体的营养状况，确保孕妈妈体重增加6～8千克。

食谱要点：

（1）适当增加脂肪、维生素、矿物质以及优质蛋白的供给。最好在营养专业人员的指导下，做一次营养监测和评价，对食谱进行查漏补缺，防止营养不良与过剩两个极端。

（2）三餐食品与孕早期大体相同，但要有量的增加，如每天米、面主食350～400克，杂粮（小米、玉米等）50克，蛋类1～2只，牛奶350～400克，鱼禽畜肉100～150克，豆类及豆制品50～100克，新鲜蔬菜500克（包括菌类以及含碘丰富的紫菜、海带），时令水果200克，植物油30～40克。另外，每星期吃动物内脏1～2次，每次50克。

（3）此孕段孕妈妈的血容量开始增多，心脏负担逐步增加，应当注意防止水、钠潴留引起水肿，所吃食物应稍偏淡些，减少食盐的摄入量。

（4）随着孕周的增加，可能出现便秘，不妨多吃一些润肠通便的食品。体质偏寒者宜食桃、樱桃、龙眼、荔枝等热性水果；体质偏热的孕妇则宜吃梨、西瓜、香蕉、猕猴桃等寒性水果。

（5）改一日三餐为一日四餐或五餐。子宫逐渐增大会压迫胃部，使餐后出现饱胀感，故将每天的膳食分成4～5次吃完较为明智。

食谱举例：由上至下按顺序最宜于孕4～6个月期间食用。

• 牡蛎粥。鲜牡蛎肉100克清洗干净。猪五花肉50克切丝。糯米100克加清水烧开，待煮至米开花时加入猪肉、牡蛎肉、料酒、精盐，一同煮成粥，然后加入大蒜末、葱头末、胡椒粉调匀即可。特色：富含优质蛋白、锌与维生素D，风味也不错。

• 鸡丝绿豆芽。鸡胸肉200克，洗净放入锅中煮开，焖10分钟后捞出，冲冷水待凉后，用手剥成细丝。芹菜、绿豆芽各50克，洗净去根切段，一起放入开水中汆烫，捞起以冷开水冲凉。胡萝卜50克，去皮切丝，放入碗中加半小匙盐，腌至微软后用清水冲净，放入盘中加入烫好的鸡丝和芹菜、绿豆芽混合搅拌，调入适量盐、糖、香麻油及黑胡椒粉拌匀即成。特色：富含维生素B_2、维生素C及β胡萝卜素与钙、磷等矿物质，并有清热、利尿之功，可防止孕期水肿。

• 小黄鱼汤。小黄鱼250克洗净去头和内脏，加盐、黄酒、淀粉腌一会儿，开油锅，油温七成热，把小黄鱼放到油里两面煎黄捞出。锅底留油，将西芹30克、葱、姜末少许煸炒片刻，加肉汤250克、糖适量，烧开后放小黄鱼，烧开后加麻油、鸡精即可。特色：蛋白质、脂肪、钙、磷、碘等营养物质丰富且益气开胃，尤其宜于脾胃不佳之孕妈妈。

孕末期的"孕妇餐"方案

怀孕时段：孕7～9个月。

母胎特点：

※胎儿发育进一步加快。

※胎儿开始为出生做准备，大量从母体储备营养，以便出生时有一个正常的体重。

※距离分娩日期越来越近，身体与精神都将经历巨大的能量消耗。

营养原则：在孕中期维持母胎双方正常生理代谢需要量的基础上，增加胎儿的营养储备及顺利分娩所需能量等两项需求，故对三餐的量与质都要进行适当地调整，尽量符合"供求平衡"的要求，满足体重增加2～4千克的要求。

食谱要点：

（1）在孕中期食谱的基础上，注意增加钙与锌的摄入。两种矿物质可增强子宫有关酶的活性，促进子宫肌收缩，增强产力。对策：多安排牛奶（每天300～500毫升）、动物肝、豆类、鱼、紫菜、绿叶蔬菜等富含钙与锌的食品。在缺少这些食物的季节与地区，可在医生的指导下服用钙片，每天1000～1500毫克足矣。

（2）注意摄食富含维生素K的食物，以防产后新生儿因维生素K缺乏引起颅内、消化道出血。富含维生素K的食物有花菜、白菜、菠菜、莴苣等，必要时可每天口服维生素K_4 1毫克。

（3）少食多餐。由于子宫快速增大压迫胃部，孕妈妈的食量减少，不妨每天增至5餐或以上。

（4）水分。分娩过程中消耗水分较多，应多吃含水分较多的半流质软食，如面条、大米粥等。但不要喝太多水，将每天的饮水量控制在1000毫升以内为宜。

食谱举例：由上至下按顺序最宜于孕7～9个月期间食用。

- 花生米粥。花生米100克，清水浸泡5～6小时，换水洗净。粳米100克洗净。锅置火上，放入适量清水、粳米，先用大火煮沸，加入花生米，转用小火煮至粥成，冰糖调味食用。特色：富含植物蛋白、不饱和脂肪酸，有一定的养血补血功效。

- 莲子鸡头粥。鲜莲叶1张洗净，用开水烫过。糯米100克，洗净放入锅内，加入空心莲子、鸡头米各50克及清水，大火烧开后转小火煮粥。粥好后撤火，覆以鲜莲叶，盖上盖，5分钟后拿掉莲叶，加入白糖、桂花卤即成。特色：营养丰富，补益心脾，对孕期水肿有防治功效。

- 蛋白映花菜。花菜150克，切成小颗。鸡蛋3个，去黄留白。胡萝卜10克，去皮切片。青椒1只切片。烧锅加水，待水开时加盐少许，下花菜煮至熟透，捞起盛入碟内。另烧锅下油，鸡蛋白调入盐，鸡精、白糖、胡萝卜、青椒打散、轻轻倒入锅内，淋鸡油铲起，放到花菜上即成。特色：蛋白质、维生素、碳水化合物丰富，对产前孕妈妈有补脑髓、益心力、强筋骨的作用。

另外，为使你的产前饮食更趋完美，还须注意几个细节：

※ **拒绝快餐**。快餐常是高油、高盐、高糖的结合体，孕妈妈不宜经常光顾。

※ **酌情喝点羊肉汤**。羊肉300克、红枣100克、黄芪与当归各15～20克，

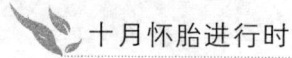

加水 1000 毫升炖煮，滤出汤汁加入红糖调味，在临产前三天开始早晚服用。

※脚部出现水肿，休息后仍不消失的孕妈妈，可选择冬瓜、西瓜以及南瓜等食疗方法，帮助消除水肿。

※准备做剖宫产的孕妈妈，不要滥服高丽参、洋参以及鱿鱼等高级滋补品。参类有兴奋作用，可能加剧临产时的紧张情绪；鱿鱼含有丰富的有机酸，不利于手术后止血与创口愈合。

坚持良好的饮食习惯

医学专家的研究表明，如果孕妇能注意食谱的营养学价值与品种的广泛性，养成良好的饮食习惯，则这些"信息"将会潜移默化地传给宝宝。换言之，孕妇应从以下细节着手，将良好的习惯"传输"给胎儿：

（1）三餐定时。理想的进餐时间为早 7～8 点，中午 12 点，晚 6～7 点；每餐做到速度从容，心情愉悦，细嚼慢咽。

（2）三餐定量。每一餐的份量要足，各占一天所需热量的 1/3，或呈倒金字塔形：早餐丰富，午餐适中，晚餐适当减少。

（3）三餐定点。固定一个气氛融洽、温馨的地点，尽量不受外界的干扰而影响用餐。

（4）营养均衡，品种多变。母胎双方所需的营养素应尽量从食物中获取。建议你每天吃 25 种或以上不同的食物，其中有 5 种尤为必要：

※橙汁。富含维生素 C 和微量元素钾。钾有助于降低血压，防止孕期血压升高。

※酸奶。含有丰富的蛋白质和钙。并携带有活性菌，能降低酵母菌感染。另外，对那些乳糖不耐受的孕妈妈也很适宜。

※椰菜。钙元素的"富矿"，并含有维生素 C、叶酸和维生素 B_6 等。

※扁豆。叶酸的良好来源之一，已被证明可有效地防范胎儿神经系统畸形。另外，铁质与蛋白质也不少。丰富的食物纤维还能防治孕妇常见的便秘、痔疮等疾患。

※无花果。以富含食物纤维著称，且钾的含量超过香蕉，钙和铁的藏量也不少。

（5）以未加工的食物为主。母亲如果怀孕期间尽量多吃原始食物，宝宝日后就很容易养成健康的饮食习惯。

吃点坚果

坚果的油脂大部分是人体必需的不饱和脂肪酸。这种脂质的摄入首当其冲的受益器官就是大脑，这也是优生专家建议孕妈妈每天摄取3～6克必需脂肪酸的奥秘所在。仅次于大脑的受益器官当数眼睛。坚果含有的成分能促进视网膜的发育与功能完善，使胎儿"心明眼亮"。另外，大量的咀嚼可提升面部的肌力，增强眼睛脉络膜的调节功能，进而强化眼球晶体的调节作用，有利于孕妇视力的提高。

再者，丹麦科学家证实，与母亲孕期不吃坚果的孩子相比，母亲孕期吃坚果的孩子，18个月时的哮喘发病率降低1/4，7岁时的哮喘发病率降低1/3。究其原因，得益于坚果中丰富的维生素E。一个成人每天的维生素E推荐量是14毫克，而一小把坚果的含量几乎就可以补足了。

说了这么多坚果的助孕优势，目的只有一个，那就是孕妇将坚果纳入食谱势在必行。为了将坚果的助孕优势发挥到极致，以下几个问题务必搞清楚：

坚果通常分为树坚果和种子两类。值得向孕妈妈推荐的有核桃、花生、榛子等。

坚果食用每天不超过1两。坚果油性太大，孕妈妈食用过多会引起消化不良。尤其是较胖的孕妇更要限制。

坚果在整个孕期都可以吃，尤其是从孕二四个月起，因为这一时段是胎儿脑部以及视网膜发育十分重要的阶段。就一天而言，可作为早餐的一部分，也可作为加餐安排在早餐与午餐之间，或午餐与晚餐之间食用。

坚果以生吃或入菜为佳。不宜食用炒制和盐焗坚果，因为容易上火，诱发便秘及增加孕期并发症的发生概率。

温馨提示：有家族性坚果过敏症的孕妈妈要避免食用，尤其要远离花生、腰果等坚果；炒焦的坚果（含有笨并芘、杂环胺、丙烯酰胺等致癌物），用石蜡美容过的坚果（含有重金属）以及口味太重的坚果（添加剂过多）不宜食用。

食谱举例：

• 琥珀核桃。食材：核桃仁200克，细白砂糖50克。做法：核桃仁、细白砂糖与适量清水一起放入锅中，小火慢熬至糖汁浓稠，待核桃仁表层被紧裹上一层糖汁时盛出。锅另下食物油（花生油比较好）少许，用大火烧至四成熟，改小火后倒入核桃仁，将核桃仁炸至金黄色时捞出，表面撒上白芝麻，晾凉后食用。

• 老醋菠菜花生。食材：菠菜200克，花生50克，老陈醋、鲜酱油、盐、鸡粉适量。做法：菠菜洗净切段，放入开水中烫熟。花生放入热油中炸至变色，放在菠菜上，倒入调味汁即可。

• 夏威夷果仁笋粒鲜虾。食材：夏威夷果仁、冬笋粒、芦笋粒、胡萝卜粒各100克，鲜虾160克，胡椒粉、盐、糖适量。做法：鲜虾仁挑出黑线肠，用水焯熟。起油锅，放入冬笋粒、芦笋粒和胡萝卜粒炒匀，加入虾仁略炒。然后加水稍焖后放调味料，最后加入果仁炒匀即成。

勿冷落粗粮

老祖宗早有训示：五谷为养。意思是细粮、粗粮均有丰富的营养，搭配食用最好。所以，当你身怀六甲之后，切不可拒粗粮于餐桌之外。

所谓粗粮，指的是大米和面粉以外的粮食，常见有3类：

（1）谷物类：玉米、小米、红米、黑米、紫米、高粱、大麦、燕麦、荞麦、麦麸等。

（2）杂豆类：黄豆、绿豆、红豆、黑豆、青豆、芸豆、蚕豆、豌豆等。

（3）块茎类：红薯、山药、土豆等。

为什么说孕期不可拒绝粗粮呢？因为粗粮有不少细粮不可企及的优势，能让母胎双方都获得更加全面的营养供给。粗粮加工简单，使其保留重要营养成分。有些养分在粗粮中的蕴藏量大大超过了细粮。粗粮拥有的一些特殊成分可收防疾疗病之功。如玉米富含谷氨酸，能够促进大脑细胞的新陈代谢，提升胎儿的智力。

关于如何吃粗粮更有利于优生的问题。建议你抓好以下几个细节：

※ 适量食用。粗粮必吃，但不可过多。

※ 品种多样化。粗粮种类尽量多一些，既不伤胃口，又能摄取到不同的养分。

※ 巧妙加工。豆类经过加工后会提供更多的营养。

※ 粗粮细做。口感差是粗粮的一大缺陷，不妨设法改进。

※ 多喝水。粗粮中的纤维素需要有充足的水分做后盾，以便保障肠道的正常工作。

※ 循序渐进。为了帮助肠道适应，孕妈妈的粗粮进食量应由少到多，循序渐进，不可一步到位，以免引起肠道的不良反应，如腹泻等。

食谱举例：

• 八宝粥。粳米、黑糯米、大麦米、芸豆、红豆各适量，加少许花生、黑芝麻和大枣（去核），一起加水浸泡过夜，用高压锅煮20分钟即可。配合小包子或小馒头，与豆制品和凉拌蔬菜一起食用。

• 红豆薏米饭。红小豆、薏米各30克，洗净后加水浸泡10小时以上。与大米50克混合，加水煮熟食用。

• 松仁玉米。红菜椒适量去籽洗净，切成1厘米大小的菱形片。玉米棒1个去皮和须，剥下玉米粒。大火将平底煎锅烧热，撒入生松仁，调小火焙干。用锅铲不断翻炒，使松仁滚动，颜色均匀。当松仁焙至全部为金黄色时，盛出摊在大盘中晾凉。煮锅中放水，大火烧沸，将玉米粒放入，调中火煮5分钟，取出沥干水分。大火烧热炒锅，倒入油，待油温升至六成热时，先放葱末煸香，随后放入玉米粒和红菜椒片，调入适量盐和白糖翻炒片刻。沿锅边加入约1汤匙（15毫升）清水，再盖上锅盖焖3分钟。打开锅盖，加入松仁，大火翻炒均匀即可。

"特殊人群"的"孕妇餐"

1. 父母有缺陷者的"孕妇餐"

从外貌看，有的宝贝集中了父母的优势，有的则集中了父母的弱点。其实，在"孕妇餐"上动点手脚，很可能帮助你扬长避短，孕育出一个称心如意的漂亮宝贝来。

※ 肤色偏黑的父母：孕妈妈可多吃一些富含维生素C的食物，日后生下的婴儿皮肤就会白嫩细腻一些。苹果最值得推荐，常吃苹果不仅能使皮肤变得细白红嫩，更对贫血的女性有极好的补益功效。

※ 皮肤粗糙的父母：孕妈妈应常食富含维生素A的食物，包括蛋黄、牛奶、胡萝卜等。维生素A擅长于保护皮肤上皮细胞，可使日后孩子的皮肤细腻有光泽。

※ 头发差（早白或枯黄、脱落）的父母：孕妈妈可多吃含有B族维生素的食物，如瘦肉、鱼、牛奶、面包、豆类及绿色蔬菜等。

※ 个头较矮小的父母：孕妈妈要多吃富含维生素D的食物，如虾皮、蛋黄、动物肝脏和蔬菜等。另外，适度多晒太阳，可获"异曲同工"之效。

※ 智商平平的父母：孕妈妈可多吃含碘丰富的食物，如海带等海产品，有利于胎儿大脑的发育。另外，鱼类值得推荐，孕期每天可吃100克左右，以深海鱼为优。

2. 有偏食习惯者的"孕妇餐"

不少孕妇有偏食、挑食的习惯，这在平时可能没多大问题，但进入孕育新生命的非常时期，会给胎儿的发育带来不同程度的伤害或损失。怎么办？最好的办法是告别不良习惯。如果一时难以改变，可从以下方面给予补救：

如果你讨厌蔬菜：在两餐之间吃一些富含维生素的水果（每天达到200～400克即可）；早餐加一份燕麦或全谷物粮食；在医生的指导下吃些补铁的药物片剂。

如果你讨厌牛奶：选择酸奶或奶酪；有些孕妇有乳糖不耐受的情况，可选用羊奶；每天喝一杯孕妇配方奶粉；补点钙片。

如果你讨厌鱼类：食用以深海鱼为原料提炼而成的鱼油；用坚果做加餐；做菜多用植物油，并控制在每日30克之内。

如果你讨厌肉食：多吃奶制品，豆制品；选择全谷物粮食、鸡蛋和坚果。

如果你讨厌禽蛋：喝点醋蛋液；多吃富含维生素C的蔬菜和水果；每天吃两份坚果。

孕期需要吃保健品吗

对于保健品，建议孕妇既不跟风滥用，也不盲目拒绝。应请医生根据你的具体情况作出决定。现将有关保健品的作用与用法介绍于后，供参考：

复合维生素。保健范围广泛，如维生素A可帮助预防癌症（包括口腔癌、乳癌、子宫颈癌、肺癌）；B族维生素增加各类食物营养的消化吸收，减轻呕吐等妊娠反应。此类产品适合缺乏维生素食物与日照的季节，以及体质较虚弱的孕妇服用。

用法：

- 选择专为孕妇配方的品牌，如孕期多维片、玛特纳、金施尔康、爱乐维等。
- 如果你选购的是进口或合资产品，须注意把握好服用量。欧美女性的平均身高高于我国女性，故含量可能比国产的维生素剂量大些。尤其是体型较小的孕妇，不妨减半服用。
- 已在食用孕妇奶粉的孕妇，要注意奶粉中已经添加了多种维生素，最好减少或不再服用复合维生素片，以免超过安全剂量。

DHA类。DHA是脂肪中的一种特殊成分——二十二碳六烯酸的英文缩写，对胎儿的神经尤其是大脑发育特别有益。据测定，深海鱼与鱼油中DHA的含量丰富，故不喜欢吃鱼的孕妇需要补充。

用法：

- 留意产品的DHA含量，以DHA高而EPA（二十碳五烯酸）低的鱼油产品为优。我国海域的鱼油中DHA的含量高于大西洋及其他海域的，故国产的鱼油产品更符合要求。

- 除鱼油富含DHA外，α-亚麻酸也不错，而且没有鱼油中可能残留雄激素样成分及重金属铅的弊端，安全性更高。
- 宜从孕中期（孕5个月左右）开始补充DHA，直到胎儿出生后6个月。孕28周前可服鱼油，之后改服α-亚麻酸更佳。
- 掌握好服用时机，以进食鸡蛋、鱼、豆腐等食物后服用最好。

纤维素类。既能加速肠道废物的排出，又可清理人体的内环境，有效防止孕期便秘，故被誉为人体"清道夫"。适合消化功能较差和不爱吃蔬果的孕妇服用。

用法：

- 孕期如出现便秘，首先以调整食谱，增加富含膳食纤维的蔬菜与水果来解决。如果不行，再考虑纤维素类保健品，如野菜片、果蔬纤维素片、膳食纤维软胶囊等。

孕妇奶粉。针对特殊生理需求而配制的奶粉，强化了孕妇所需的大多数维生素和矿物质。以钙为例，相当于鲜奶的3.5倍，比较适合有挑食习惯、呕吐等早孕反应严重或怀双胞胎的孕妇食用。

用法：

- 孕妇奶粉品牌不同，营养强化的侧重面也不一样，如伊利孕妇奶粉、雀巢孕妇奶粉等特别添加了DHA与活性双歧杆菌等成分，有助于胎儿的脑发育，并有预防孕期便秘之功。孕妇应根据自身体质特点及需求，在医生的指导下选购。
- 需要喝孕妇奶粉者最好从孕前就开始喝，以便提高体内营养素的基础水平，增加受孕的机会。
- 食用量以每杯牛奶250毫升计，一天1~2杯足矣，不要盲目超量。
- 肥胖或血糖偏高的孕妇不要饮用，因为孕妇奶粉的含糖量和热量都较高，容易造成热量超标，增加生产巨大胎儿的概率，或招惹妊娠糖尿病上身。

孕妇钙片。整个孕期大约需要40克钙，且绝大部分必须在孕后3个月内提供，平均每天需要1.2克。而我国孕妇平均每天的钙摄入量不到日推荐量的一半，以致小腿抽筋、牙齿松动等孕期不适感与并发症频频出现。尤其是不太喜欢喝牛奶和不喜欢晒太阳的孕妇，应列为孕妇钙片的重点服用人群。

用法：

- 仔细查看产品的生产日期、有效期限以及批号，钙片体积的大小（钙片宜小不宜大，否则易造成对胃肠的不良刺激），含钙量高低（含钙量高且吸收率好者为优），碱性强弱（碱性太强易刺激胃肠）等。综合权衡比较，D柠檬酸钙、劲得钙、钙镁片等较为理想。

- 合理把握服用量，绝非多多益善，过量补钙反而不利于母胎双方的健康。

孕妇铁剂。孕期铁需求量明显增加，尤其是孕4个月以后，每天大约为27毫克，如果摄取不足就会导致缺铁性贫血。所以，孕期补足铁质势在必行，尤其是有挑食、偏食和早孕反应严重的孕妇，最容易发生贫血，乃是补铁保健品的主要推荐对象。

用法：

- 首先要去医院验血，确定是否贫血。
- 选购孕妇专用的补铁剂，如孕妇螯合铁、多维乳酸亚铁等，并在医生的指导下服用。
- 最好在空腹时服用补铁剂，可用白开水或橙汁（富含维生素C，有助于铁质吸收）送服，不要用牛奶（奶中钙较多，而钙会妨碍铁的吸收）。若空腹服用出现胃刺激感，不妨改在进餐时或进餐后服用。

蛋白粉。孕期确实需要多补充蛋白质，但补充蛋白质完全可通过日常饮食达到要求。如保证每天1杯牛奶、1个鸡蛋，加上肉、豆腐等多样化饮食，即可满足母胎双方的蛋白质需求。只有那些追求纯素食、拒绝肉类的孕妇例外，她们吃一点蛋白粉是有益的。

用法：

- 蛋白粉主要是大豆蛋白，每天吃1勺即够，过量服用可能增加肾脏的负担。
- 乳清蛋白相对更为优越，有条件者可作为首选。

孕妇能吃调味品吗

调味品既含有养分，还有一些有利于孕育的特殊成分，当然能吃。但如何吃、吃多少等问题你必须心中有数。

辣椒。辣味是一种尖利的刺痛感和特殊的灼烧感的总和，能增进食欲；可以促进血液循环，改善孕期可能出现的怕冷、冻伤、血管性头痛等症状。另外，辣椒中含有一种特殊物质，能加速人体代谢，达到燃烧体内脂肪的效果，有一定的防胖作用。

用法：

- 比较适合孕吐反应较重且胃口较差的孕早期者食用。

- 适量食用，不可吃到口腔发麻的程度。
- 临产时，便秘或前置胎盘孕妇忌食。
- 加工过的辣椒含有亚硝酸盐和防腐剂，孕妇不要吃。

生姜。含姜辣素，能刺激胃肠黏膜，促使消化液分泌增多，提升食欲。

用法：
- 比较适合于胃口差的孕妇。
- 夏秋两季应少吃或不吃。
- 生姜红糖水只适用于风寒引起的呕吐，早孕反应呕吐者不宜。
- 腐烂的生姜含有毒性强的有机物——黄樟素，能损害肝细胞，忌食。

大蒜。含有一种特别的植物营养素——大蒜素，可防治感冒，促进人体的血液循环。

用法：
- 适量食用，吃多了刺激肠胃且容易上火。
- 先兆流产或习惯性流产孕妇最好不吃。
- 每天食用量不超过5克。

食醋。是一种经过发酵的酸味液态调味品，以米醋和陈醋为最佳。可增加胃口，减轻早孕反应；可增强肾脏功能，有利尿作用，并能降低尿糖含量；可使体内过多的脂肪转变为体能消耗掉，防止肥胖。另外，用白醋泡脚能帮助孕妇促进睡眠，消除疲劳。

用法：
- 比较适合孕早期者食用。
- 适量食用
- 忌空腹吃醋。
- 泡脚时将100～150克白醋加入半盆温热水中（水温不要太高，可加少许盐），将脚放入其中泡半小时左右即可。

如何判断孕期营养是否合理

孕期营养是否合理主要看是否满足母胎双方的营养需求，而孕妇本身又不至于发胖。为了确保胎宝宝的正常发育与成长，孕妇大多是抱宁多勿少的态度，殊不知"过犹不及"，体重超标将带来众多恶果：

（1）易患孕期糖尿病或高血压。孕期摄入热量过多，会导致糖代谢紊乱，进而演变成妊娠糖尿病，或者促使血压升高而患上妊高症。

（2）胎宝宝因营养太丰富而长成"大块头"（出生体重在4千克以上），直接后果至少有两个：一个是引起自然分娩困难，且手术后并发症的风险也相应增加；再一个是影响宝宝一生的健康，因为巨大儿更容易发展为儿童期和成年期肥胖，并易罹患相应的代谢性疾病，包括高血压、糖尿病等。

为此，有两个指标来衡量：一个是量化指标，即"孕妇餐"每天安排的食物总量是否合理；二是看孕期的体重增长值是否超标。

量化指标应遵循五个"1"的原则：

奶1杯。相当于250毫升鲜奶或40克左右奶粉。

蛋1个。一个鸡蛋可以孵化成1只鸡，足见其营养全面丰富。

粮食1斤。孕妇只要掌握好500克（1斤）这个标准，就不必担心主食不足或过多。研究发现，胎儿血液中的葡萄糖浓度比母亲的要高，而血液中的葡萄糖主要来源于粮食中的糖类（又称为碳水化合物）。所以与母亲比较，胎儿更需要粮食。

蔬菜、水果1斤。蔬菜以绿色叶菜且新鲜者为佳，不能用水果取代蔬菜，因为蔬菜中养分的种类比等量水果中的丰富得多，数量也大得多；还有一些养分是水果中所没有的。

瘦肉100克，鱼肉、禽肉、畜肉均可，最好搭配食用。也可用豆腐、豆腐皮、腐竹等豆制品代替。尤其是不喝奶的孕妇，更要多吃豆类。

针对孕前体重正常的孕妇而言，体重的增加标准在前面的内容已经给出了答案，请没有留意的孕妈妈们仔细查看之前的内容。至于特殊情况者应有所不同，不可"一刀切"：

（1）孕前较瘦弱，体重指数低于18.5的孕妇，孕期体重应该多增加一些。

（2）孕前偏胖，体重指数超过23.5的孕妇，应做到孕早期体重不增加，中后期平均每周体重增加0.25～0.5千克。

（3）怀孕后消瘦。主要因早孕反应所致，甚至因储存的脂肪过度消耗而出现酮症酸中毒。此时应从体重最低点开始计算，到孕中晚期保持体重增速在平均每周0.25～0.5千克，总计10～12.5千克方可。

（4）血糖升高的孕妇。一般在孕24～28周期间要接受糖筛查试验，一些孕妇会被戴上"糖耐量异常"甚至"妊娠期糖尿病"的帽子。此时要请营养师根据血糖水平修订食谱，前提是要满足孕妇和胎宝宝的营养需要，做到体重合理增加，且血糖稳定。

（5）孕妇出现水肿。有生理性原因（如增大的子宫压迫静脉血管，导致血液回流不畅），也有病理性因素（如攀上了营养不良，诱发低蛋白血症）。此时须在医生的指导下，适当地摄取利尿食物，促使水肿消退，然后再来评估体重并以此来修订食谱。

说到这里，管理好孕期体重、防止肥胖的必要性已是毋庸置疑的了。具体如何操作呢？优生专家奉献两大招数：

第一大招数是管好你的嘴，调整好三餐食谱，做到营养均衡，包括以下要点：

※ 热量摄取科学化。在孕早期，体重正常且营养良好的孕妈妈暂不必刻意增加高热量食品。到了孕中晚期，宜在早期食谱的基础上，每天增加10%～15%的能量摄入，折合200～300千卡，相当于50克大米，或1个馒头，或2个鸡蛋，或2杯牛奶，或2个苹果的热量。

※ 孕期无论哪个时段，都要增加B族维生素、叶酸等维生素，以及钙、硒、碘、钾、镁、铁等矿物质。这两类养分不产热，却能满足胎儿生长发育的需要。在这种情况下务必注意多食海带、蘑菇、蔬菜等维生素与矿物质丰富的食物。

※ 酌用豆类、红薯、玉米、芋头、燕麦等杂粮、粗粮取代部分主食，用蔬菜取代部分水果。五谷杂粮富含膳食纤维，容易产生饱足感，除了保证营养均衡，尚可减少部分热量，防止体重增长过快过多。水果虽说维生素多，并有利于铁的吸收，但糖分也多，容易使人发胖或引发妊娠期糖尿病，用一些口感好的蔬菜取代之，或将水果与蔬菜混合食用，更有利于体重管理。

※ 食物不增分量增品种。孕妇每天的饮食要富于变化，力争品种多样，每天不少于20种，但分量不增加。

※ 肉食巧烹调。将猪肉改为牛肉或羊肉，烹饪方式改为炖或烤则可以避免含热量的调料，从而降低食物总热量。不过，烤肉要用烤箱并避免烤焦，就不会产生致癌物。

※ 孕妇往往嘴馋，宜选择营养丰富、热量低的健康零食，如杏仁、麦片制成的小饼干或麻花卷、包心菜卷、芒果块、甜瓜片、蔬菜面包片、低脂肪南瓜糕点等，并要限量。

第二大招数是适度运动,孕中晚期堪称运动的黄金期。一来有益于保持合理体重与正常血糖;二来可有效促进血液循环,预防孕期水肿;三来对日后顺利分娩也大有助益。运动方式以有氧项目为佳,如散步、游泳、做健身操等,每天保证运动1~2小时。

二、孕期安全篇

导语："小心驶得万年船"——老祖宗传下的这句安全警示语，用于"十月怀胎"的孕妈妈再也恰当不过了。当你从早孕试纸获得"有了"的好消息后，期待与担忧便如影随形地伴随着你。的确，孕期生活中的未知数实在是太多了，无论衣食住行还是生病吃药都存在不少安全隐患。不过，当你看完本文，或许就能胸有成竹从容应对，平安抵达"一朝分娩"的彼岸了。

孕期出行安全方案

孕妈妈出行是有一定风险的，孕早期担心伤胎气，甚至动摇胎宝宝的根基，诱发流产；孕中期行动不便，或招致早产；孕晚期又怕小家伙不知何时突然"大驾光临"，以至于重蹈飞机或火车上分娩之诸多先例的覆辙……

避险招数

谨慎出行固然必须，但也不必怕这怕那，宅在家中不敢越雷池一步。以下招数可供参考：

（1）优选时间。孕早期3个月与孕末期3个月，胎儿处于特殊时期，以近距离活动为好。较长距离出行，尤其是旅游，宜安排在孕中期的4～6个月，此时段安全系数高。

（2）挑好地方。凡传染病流行、交通不便、医疗条件差、人车拥挤、高海拔以及天气不好的地区不要去。另外，孕期不宜长途旅行。比较起来，博物馆、美术馆、平原风景区等则是孕妈妈较为理想的旅行场所。

（3）有以下情况之一的孕妈妈不宜出行：

- 流产史。
- 曾经早产或提早破水。
- 前置胎盘、胎盘剥离等胎盘异常。
- 先兆性流产或阴道出血。
- 多胞胎。
- 妊高症或严重贫血或糖尿病或心脏病。
- 慢性器官功能异常，需要经常就医或长期服药，如哮喘病等。

（4）优选平稳、少颠簸的交通工具，首推火车、大型游轮，次为汽车、飞机。

（5）带点小零食，如薄荷糖、果仁、甘草柠檬、酸乳酪等，以提升食欲，减少恶心等。

（6）不做运动量太大或太刺激的活动，如登山、游戏机、转轮、过山车、冲浪以及超过18米深度的潜水（可诱发胎儿"减压病"）等。

（7）备好健康包：包括药品（如口服止吐药、止泻药、外用酒精、碘伏、外伤药膏、创可贴、孕妇维生素），卫生用品（如弹性袜、托腹带、护垫，以及用来清洁公用马桶盖的消毒喷剂），孕妇产前检查手册，保健卡等。

交通方式与出行安全要点

1. 自行车出行安全要点

自行车适合健康孕妈妈在孕早、中期短距离出行，但孕末期身子笨拙，反应不灵活，难以应付突发情况，不能骑车。另外，患有高血压、心脏病、糖尿病和肾炎的孕妈妈亦不要骑车。

※调节车座坡度，使车座后边略高一些，并套一个海绵座，以减轻车座对会阴部的压力。

※骑女式车，且车速不要过快，车后座不要驮带重物。

※遇到上下陡坡或道路不太平坦时不要勉强骑过，防止剧烈震动和过度用力。

2. 公交车、地铁出行安全要点

宜于上班、购物或短程旅游，较为方便，且节省体力，还较经济实惠。

※提前到站候车，切忌追赶即将发动的车辆。待车停稳后再上下车，并留意脚下的台阶。

※避开出行高峰期，乘坐公交车上专设的"孕妇专座"，地铁则以车头或车

尾段位置为优。

※若无"孕妇专座",应突出孕妇形象,如穿孕妇装;行走时两手叉腰。

※若只能站立,不要站在门口,也不要拉吊环,应手扶车椅或竖杆。

3. 私家车出行安全要点

方便、自由是私家车出行的最大优点,但安全之弦同样要绷紧,以免"大意失荆州"。

※不坐新车,以免刺鼻的皮革和塑胶气味诱发恶心感,所含的化学成分对胎儿也不利。

※选好驾驶员。孕期容易疲劳,不推荐孕妈妈自己驾车。应由驾驶稳健的人来掌控方向盘。

※选好座位。驾驶员后面的位置安全系数最高,最宜孕妇乘坐,后排的其他位置也不错。座椅椅面要调成前高后低的状态,靠背也要向后略微倾斜,确保在制动时孕妇不会滑落。

※系好安全带。正确系法是:将安全带的腰带部分跨过髋部,系在腹部以下的位置,让它舒舒服服地贴在你的骨盆(你的身体中最坚固的骨头之一)上,记住不可将安全带系在肚子上,以免伤及胎儿(在天冷季节,你应待车预热后再上车,便于脱掉厚重的冬衣,避免安全带滑上来时压到腹部)。若车内配有肩式安全带,也应使用,让肩带舒舒服服地斜穿过胸部中央,不要勒在脖子上。

※备一个靠垫搁在腰部,可防疲劳和腰疼;穿平底鞋,可缓解腿脚部的压力,或放置一个柔软保暖的脚垫,供孕妈妈脱鞋休息。

4. 火车出行安全要点

火车比汽车、飞机有更大的活动空间;设有洗手间可供洗漱,有助于保持清洁卫生;较为平稳与舒适,是孕妈妈最安全、舒适的出行工具。缺点则是行程时间较长;没有安全带,有一定的风险。

※咨询产科医生,确认你是否适合火车出行。

※购买卧铺票,下铺最优,有利途中休息。如果是硬座,应准备一个垫脖子的枕头。

※每小时起来走一走,促进血液循环。但要一步步走稳,防止火车晃动时摔倒。

※睡觉时头部向着走道的一边,以避免头部震动,并尽量把腿伸直,用包将脚垫高。

※怀孕7、8个月以上的孕妈妈须携带好新生儿的包裹用品以备急需,并有专

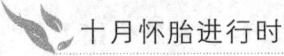

人护送；上车后立即与乘务员联系，一旦在列车运行途中分娩，以便及时得到照顾。

5. 轮船出行安全要点

乘船可享受江河湖海气息，算得上是一种安全、放松、浪漫的旅行方式。缺点是风浪大，可能晕船，有诱发流产或早产之虞。

※与产科医生联系，确定你是否适合乘船。有早产史、孕期并发症、双胞胎或多胞胎；孕早期孕吐严重或孕期超过24周者不宜。

※选择较大且有医务人员的客轮，客舱则以位于船身中间且靠近水位线的位置为优。

※上船后即与医生联系好，一旦出现紧急情况，便于及时应对。

※进入船舱后可试穿一下救生衣，如果不适合你的大肚子，应找船上的服务人员调整。

※尽量多待在甲板上，并做适当活动，如散步、瑜伽、孕妇操等。

※应对晕船：服用维生素B_1、维生素B_6片，每次10毫克；行船中眼睛盯住水平线方向；吃点清淡、不油腻的零食；乘船前喝一杯加醋的温开水，或嗅闻新鲜橘皮。

※怀孕7、8个月以上孕妈妈要携带好新生儿用品，因为风浪大可发生晕船，有早产的可能。

6. 飞机出行安全要点

飞机的最大优势是方便与快捷。最大弊端是高空存在电离辐射，且易受气压变化、颠簸与重力改变等影响，孕早期有流产之虞，孕末期则容易诱发子宫收缩、早产、胎盘早剥等严重并发症。

※你是否适宜乘机，需要符合航空公司的规定并征求产科大夫的意见。

航空公司规定：32周内的孕妇可以乘机，超过32周不足35周的孕妇需要办理乘机医疗许可。孕35周及以上者、预产期在4周及以内者、预计有分娩并发症者、产后不足7天者不能乘机。

产科大夫认为，有自然流产史、早产史、宫颈闭锁不全、下肢静脉栓塞史者；出现先兆流产、宫外孕、子宫先天异常或胎盘位置异常、严重的早孕反应者；多胎；先兆早产；有高血压、糖尿病、心脏病、严重贫血、哮喘等者不可乘机。另外，通过辅助生育技术如人工受精、试管婴儿受孕的孕妇，因胎儿太珍贵，最好不乘飞机。

※别担心安检。机场安检门用的金属探测仪、手执探测器等安检器材，都属于低频电磁场（只有检查行李的扫描机器用的才是X射线），对胎儿无害，可放心通过。如果孕妈妈实在担心，可以采用人工手检。

※乘机宜穿宽松、柔软的衣服，注意保暖；背后放个小枕头，以缓冲颠簸。

※系安全带不能轻率，首先调整腰部护带，系在隆起的腹部以下大腿根部以上的部位（不可系在隆起的腹部），目的是防止飞机颠簸撞到腹部而伤及胎儿。如果有肩部安全带，也要系好，让护带经过胸部中央，注意避开腹部。

※孕期乘机有略微增加罹患血栓和静脉曲张的风险，故一要勤于活动，如坐或站时转转脚踝，扭扭脚趾，不要一动不动地久坐；二是穿上护腿长袜（不是紧身裤袜，那会增加阴道炎的风险），最好在早上起床之前就穿上长袜，并穿一整天。

※旅途中一旦发生不明原因的腹痛、阴道出血、宫缩、阴道有水样液体、组织或血块排出等状况，应及时报告乘务员，请求帮助。

出行发生意外怎么办

说了这么多孕妈妈出行的安全要点，目的只有一个，就是防止意外发生。不过，如果真的发生意外应该怎么办呢？

一般说来，孕妈妈出行意外多为摔倒、碰撞、流产、早产或分娩等。一旦不测发生，陪护者应及时与孕妈妈配合，尽量减轻伤害。如孕妈妈摔倒，陪护者应马上将其轻轻扶起坐下或躺下，若有出血、破水等迹象出现，须垫上随身携带的卫生护垫，并及时送往附近的医疗机构检查与处理。若发生流产、早产或分娩等情况，更要就近看医生；如果发生在火车或飞机上，一时无法进医院，须向工作人员紧急求援，获得他们的帮助，以便最大限度地保障母胎双方的安全。

孕期行为安全方案

行为指一个人的举止行动，诸如日常姿势、体育活动、使用美容品与手机等，普通人一般没有特别讲究，孕妈妈却不然，举手投足间皆系着胎儿的安危，务必将安全放在首要位置，以免"一失足成千古恨"。

日常姿势的安全要点

操持家务、超市购物等要讲究合理的姿势，防止体位不当招来意外之祸，如摔倒、腹部受压、扭伤、碰撞等。

※做家务：以蹲位或跪姿为好，且不能搬动或举托重物。

※拣拾物体：首先屈膝下蹲，把全身的重量移到膝盖上，然后单腿跪下，再

轻轻向前弯腰，把要拿的东西紧紧地靠住身体，伸直双膝拿起。

※坐姿：先慢慢坐在椅子的靠边部位，然后再向后移动，直至坐稳为止。坐有靠背的椅子时，髋关节和膝关节要呈直角，大腿宜与地平面保持平行，后背笔直地靠在椅背上。

※站立：背部要舒展、挺直，使胎儿的重量集中到大腿、臀部、腹部的肌肉，并受到这些部位的支撑。

※行走：抬头，伸直脖子，挺直后背，绷紧臀部，好像要把肚子抬起来似的保持全身平衡地行走，每一步都要踩实了再走，以防摔倒。

※睡眠：以侧卧、双腿略微蜷曲为佳，目的是减轻腹部和背部的压力。如果你试过所有睡姿都感觉不舒服，可试着采用半坐体位入睡。清晨清醒后先赖床几分钟，再由侧卧位变成半坐位，然后慢慢起来，切忌动作太快太猛。

※上下楼梯：伸直脊背，不弯腰，看清楼梯，扶着扶手，一步一步地慢慢上下，每一步都要踩稳，防止因踩空而摔倒。

美容护肤安全要点

孕期激素和内分泌环境改变，招来诸多皮肤问题，如干燥、瘙痒、松弛、晦暗等；而美容品又有太多的风险，故孕妈妈务必以优生大局为重，将安全放在首位来考量。

选用安全温和的纯天然植物类孕妇专用护肤品，远离"美白、祛斑、有辐射的"功能性化妆品，尤其不要随意使用染发剂（可致乳腺癌）、冷烫精（诱发畸胎）、口红（危害胎儿）、风油精和清凉油（含有冰片，可能导致早产）等产品。

※拒绝彩妆，只做基础护理，或适当做果蔬类面膜。

※清水沐浴，保持皮肤清洁卫生。

※全天候补水，以解决皮肤干燥问题。

孕期运动安全要点

孕期合理运动好处多多，但一定要注意安全。最好在医生的指导下，按照孕期不同时段，拟定一个运动计划。

（1）孕早期3个月，胎儿立足未稳，以温和的有氧运动为佳。如快步走、慢跑，跳简单的韵律舞等。日常的家务等可照常进行。孕4～7个月，胎儿稳定，成为整个孕期中运动的黄金时段。首选游泳，另外，健身球、瑜伽等也值得推荐。孕8～10个月，运动要突出一个"慢"字，以方便、随意为主。散步为首选。另外，美国近年来流行的孕妇肚皮舞可供借鉴。

（2）最佳运动场所为空气清新的公园、郊外、林荫绿地、干净的水塘湖泊边等。

（3）留意自身感受，一旦出现头晕、气短；宫缩频率增加；某个部位疼痛；阴道突然有血丝或大量流血等异常现象，应立即停止运动，并向产科大夫咨询，是否减量或停止运动。

（4）动静结合，每天上午静卧（左侧卧）30分钟。

孕期性生活安全要点

孕早期3个月与孕末期3个月，尤其是临产前1个月，属于性生活禁期。孕中期（孕4～7个月）孕情稳定，且情欲高涨，可以畅享孕期性生活，前提是没有流产征兆、前置胎盘、早产史以及子宫颈闭锁不全等高危妊娠症候。同时把握好几个细节：

※ 限制频率，每周不超过1～2次。

※ 确保卫生，做好双方私密处、双手及指甲清洗。

※ 男方戴好安全套，避免精液直接接触阴道黏膜，防止子宫强烈收缩而导致腹痛或流产；调整姿势，以女上位、侧卧位、后侧位等不压迫孕妇肚子的体位为好；男方切忌插入过深或动作太过猛烈。

※ 妻子要留意自己的感觉，如有无腹部肿胀、疼痛或眩晕等不适感，一旦发生不适感应立即中断性生活。如果性爱后有明显的腹痛、子宫收缩频繁或阴道出血等情况，应赶紧上医院接受安胎治疗。

其他行为安全要点

首先，孕妈妈不适合戴隐形眼镜，至少要在怀孕后3个月停戴。其次，金属首饰孕妈妈应尽量少戴，或改戴玉器饰品（如玉镯），但进手术室分娩前最好除去所有首饰。另外，手机亦可产生辐射，最好发短信或用座机电话替代。再次，喜欢泡温泉的孕妈妈要注意了，过热的温泉可能会造成胎儿畸形、流产或早产。最后，清洁剂、洗衣粉等清洗用品，有导致胎儿发育不良甚至畸形的风险，孕妈妈应尽量少接触或不接触。

孕期环境安全方案

优生离不开天时与地利，营造一个良好的孕育环境很重要，包括职场环境、家居环境等。何为良好环境呢？标准之一当是环境的安全性，不给任何隐患以可乘之机。

孕期职场安全要点

怀孕了，工作还得继续干下去，故职场环境是否安全首当其冲，至少要做好"三防"：

一防病菌。写字楼、办公室门把手、办公抽屉、电器开关等，往往是病毒、细菌、寄生虫等致病微生物的集散处，对母胎双方构成威胁。

安全要点：

※ 随身携带卫生纸，用来垫手，避免手直接接触门把手、抽屉、电器开关、按钮等。

※ 少打或不打公用电话，非打不可，则事前用酒精擦拭听筒和键盘。

※ 下班回家彻底洗手洗脸。

二防辐射。在密集式的办公楼和通风性差的办公室，电脑、空调、打印机等办公电器一旦通电，便会产生电磁波与放射性，是导致流产、畸胎等劣生现象的一大祸根。

安全要点：

※ 及时将怀孕消息透露给上司，争取对工作做一些有利于孕育的调整。

※ 放几盆大型阔叶植物盆景与瓶装水生植物，发挥净化环境与空气的作用。

※ 选择离窗户较近、通风效果好的办公位置，尽量不要在电脑辐射最强的背面逗留。

※ 每工作1～2个小时，起身到窗边透透气。中午休息时到户外散步，呼吸新鲜空气。

※ 工作结束洗澡换衣服。

三防烟害。写字楼里常有吸烟者，将你置于"二手烟"与"三手烟"的环境中。无论"二手烟"还是"三手烟"，所含有害物与"一手烟"比较皆有过之而无不及，同样甚至更容易引起死胎、流产、早产、畸胎等严重后果。

安全要点：

※ 要求办公室同事不在办公区域吸烟，实现无烟化办公。

※ 戴口罩。

※ 房间经常开窗换气，或安装空气净化器，保持室内空气新鲜。

※ 补充维生素。美国科学家发现，维生素C能有效防范或降低"二手烟"与"三

手烟"之害,故适当多吃绿叶蔬菜、番茄、柑橘、猕猴桃、葱蒜等果蔬大有裨益;在缺乏果蔬的季节,不妨在医生指导下服用维生素C药片,每天500毫克足矣。

孕期家居安全要点

都说家是最温馨的地方,但安全系数未必高,绝对不能掉以轻心。要环保装修,装修的板材、涂料、油漆中含有苯、甲醛、氡气等有害物,这些有害物可释放到空气中潜入孕妇体内作祟,或导致月经异常,增加受孕难度;或使胎儿停育而致流产;或使胎儿患上某些先天性疾病。

安全要点:

※孕妈妈最好不住新装修的房。

※建房或装修优选绿色环保型建筑材料和装修材料,并请正规的装修公司在气温高、湿度低、风速大的夏季装修,有利于甲醛等挥发性物质消散;装修后应打开门窗充分通风换气3个月以上;入住前最好请专业检测部门进行空气质量检测,合格后方可入住。

※躲开辐射。现代家居少不了电器,故与办公室一样,防辐射丝毫不能懈怠。

※孕妈妈房间不摆放家用电器,尤其是电脑、电冰箱等;减少看电视的时间,并保持与电视机3米左右的距离;不用电热毯取暖,少接近微波炉。

※室外空气在上午10点和下午3点两个时段较为清洁,是开窗通风的最佳时机。以100平方米房间为例,在无风、室内外温差为20℃的情况下,约11分钟即可使室内外空气交换一遍;若室内外温差小,则交换时间需要延长,一般应不少于30分钟。

※勤到户外活动,每天不得少于1小时,增强身体抗辐射的能力。

※夜明珠、化石、骨艺品等收藏品可能含有铀、镭等放射性元素,故有收藏爱好的孕妈妈应暂时割爱,或将收藏兴趣限于宝石(如钻石、祖母绿、猫眼)、玉石(包括硬玉和软玉)、陶瓷工艺品以及木雕等放射性低的品种上。

提防雷区

家居中有三处雷区须当心,即厨房、浴室与客厅。

安全要点:

※孕妇少进厨房或尽量减少停留时间。厨房安装排油烟机或排风扇。少用小家电。

※浴室地面铺上防滑垫，墙壁安装扶手，入浴室穿防滑拖鞋。用淋浴不用盆浴，水温与体温接近，以27～35℃为宜，时间控制在15～20分钟内。忌洗冷水浴和蒸桑拿。

※尽量选择圆角或圆边的家具，如果是直角的可套上安全防撞角或安全防撞条。桌椅尽量靠边摆放。电源线等不要搁在经常走动的地方，以免绊倒。

其他环境安全要点

应对雾霾。我国雾霾天气高发，每年入冬以后尤其严重，悬浮在空气中的可吸入颗粒物 PM2.5 等，可通过胎盘给胎儿的生长发育蒙上阴影。

安全要点：

※出门戴口罩。到药店购买8层到16层普通脱脂纱布口罩，每天清洗一次，用开水洗烫或者晾晒消毒。

※养几盆能有效吸附室内有毒气体的绿色植物，如吊兰、芦荟、龙舌兰、月季等。

※户外归来用温水洗脸，洗掉附着在脸部皮肤上的 PM2.5 颗粒。

※清理鼻腔。洗净双手，用干净棉签蘸水轻轻湿润鼻腔，反复做几次，即可清除鼻腔里的污染物。

※安装空气净化器。

管好宠物

猫可能感染弓形虫，一旦"移民"到孕妇身上，有导致胎儿畸形、流产的风险，但这种概率只有万分之一，故孕期筛查 TORCH（弓形虫、风疹病毒等一组病原体检查）没有太大必要，家中有养猫、想怀孕但有疑虑的育龄女性，不妨抽血查一下弓形虫的 IgM 抗体，是阴性就没问题，若为阳性可以等到转阴后再怀孕。至于狗，感染弓形虫的几率很小，可以饲养。

调换工作

以下工作不适合孕妈妈的身心变化以及胎儿的安全，应及时调换：

• 经常提20千克以上重物的粗重劳动，因消耗热量多，增加心脏负担，可能影响胎儿的生长发育，甚至造成流产、早产。

• 频繁接触铅、镉、汞、砷等重金属的工作。

- 频繁接触电离辐射的工作。
- 频繁接触二硫化碳、二甲苯、苯、汽油等化工污染的工作。
- 经常与传染病打交道的工作,与病毒感染结缘的风险大。
- 在高温、振动和高噪声环境中工作,因为高温、振动与噪声等可影响孕妈妈的血液循环,引起胎儿血供不足或直接损伤胎儿(如频繁颠簸、高分贝噪声)。
- 高空(距地面 2 米以上高度)或野外作业。
- 农药生产与使用。

孕期食品安全方案

孕期出行、行为以及环境等方面的安全宜忌你都有所了解了,接下来该谈谈食品的安全方案了。对于"一人吃两人饭"的孕妈妈来说,食品安全实为孕期安全的重中之重,不可掉以轻心。

孕期不能碰的食物

- 螃蟹。性味寒凉,有活血祛瘀之功,对孕妈妈不利,尤其是蟹爪,有明显的堕胎作用。
- 甲鱼。性味咸寒,有着较强的通血络、散瘀块作用,故有一定的堕胎之弊。
- 薏米。实验证明薏仁对子宫平滑肌有兴奋作用,可促使子宫收缩,有诱发流产的风险。
- 山楂。孕妇大多对山楂格外垂青,但山楂对子宫有兴奋作用,孕期多食可使子宫收缩,诱发流产。尤其是曾经发生过自然流产、习惯性流产以及有先兆的孕妈妈更要远离。
- 杏仁。中医认为有滑胎作用且含氢氰酸,孕妈妈不宜食用。
- 芦荟。调查显示,孕妈妈饮用芦荟汁,可导致阴道出血,甚至流产。
- 味精。可导致孕妇体内缺锌,株连胎儿的体格与脑发育。
- 土豆。含有较多的生物碱,尤其是储存过久的土豆,孕妇常食可能影响胎儿的发育,甚至诱发畸胎。
- 浓茶与咖啡。茶叶中的鞣酸可影响铁的吸收而诱发缺铁性贫血。咖啡的主要成分有兴奋功效,可引起孕妇失眠、眼花、耳鸣,并能通过胎盘作用于胎儿,既有致畸之虞,还能损害制造胰岛素的胰腺,引起胎儿胰腺生化机制病变,出生后容易成为糖尿病患者。

孕期要少吃的食物

• 炸薯条。炸薯条中的丙烯酰胺已被动物实验证实有致癌性，极易溶解于水，恰恰胎儿和小婴儿体内的水分含量较成人的高，且血脑屏障还未充分发育，因而致癌物容易对大脑及其神经构成威胁。建议：孕妇每天的薯片进食量不能超过10克。至于喂奶期间，至少在小宝宝两个月大以前，应当禁食所有高温油炸的土豆制品以保安全。

• 高脂食物。脂肪虽说是母胎双方都需要的养分，但孕妈妈每天从食物中摄取脂肪酸11～12克即可。若过多吃入，可使所生女婴成年后罹患生殖系统癌症的危险性增大2～5倍。

• 牛肉。以富含优质蛋白著称，往往成为孕妇增加营养的最佳食品，但也非多多益善。

美国科学家的实验证明，每周进食牛肉超过7次的孕妇所生男孩生育能力将受影响。进一步研究发现，与牛肉中过高的生长激素、杀虫剂以及其他化学物质有关，这些因素会从胎盘"偷渡"到胚胎内，对胎儿生殖系统的形成与发育产生不利影响。

• 动物肝。英国学者报告，孕妇食用猪肝等动物肝脏过量，易导致体内维生素A达到危及胎儿发育的水平，进而产生致畸作用。医学专家推荐的维生素A安全摄取量为每天750微克，孕期和喂奶期妇女最多增至1200微克。如果食用猪肝，也应以少量、偶尔为原则，如每周不超过两次，每次控制在50克以下，以保胎儿安全。

• 罐头。在制作过程中加入了一定量的色素、香精、防腐剂等，统称为添加剂。虽对健康人影响不大，但孕妇特别是胎儿敏感性高，容易受害。

拒绝食品污染

食品在生产、运输、包装、储存、销售、烹调过程中，可混入有害物或病原微生物，如霉菌毒素、亚硝酸盐、重金属、农药、塑化剂及细菌等，谓之食品污染。

安全要点：

※黄曲霉毒素常潜藏于霉变的花生、玉米、大米、核桃、榛仁等食物中，孕妈妈要对这些食物提高警惕，霉变明显者抛弃不食，霉变轻者须实施除霉处理，如剔除霉变颗粒、加水搓洗、高温蒸煮等。

※远离香肠、罐头等添加有亚硝酸盐的加工食品；蔬菜宜选购亚硝酸盐含量低的品种与部位，一般花、果、种子部分的污染多较轻，尤以番茄、辣椒、西瓜等具有一定"自洁"能力的蔬菜最安全。另外，对食物进行加工，如去皮、水或盐水浸泡、水煮、蒸等，可清除掉大部分亚硝酸盐。

※铅的污染对象主要是蔬菜，尤其是靠近公路两侧种植的蔬菜，常受机动车辆尾气污染，铅含量远远高于远离公路的蔬菜，不宜食用。防汞害的重点要放在鱼类上，鱼是汞的天然浓缩器，食肉鱼的体内汞含量要大于食草鱼。建议孕妈妈尽量选购淡水鱼和草鱼，且每周不要超过3次。

※孕期远离农药；选购不用农药的绿色食品；蔬菜多浸泡多清洗；吃水果削皮。

※避开塑化剂的窍门有：不用一次性塑料包装食品，少喝奶茶、奶昔等浓稠饮料，少吃或不吃膨化食品、奶油蛋糕与瓶装果汁，要吃可自己动手制作。餐具以瓷质类为优；微波炉加热食物最好用瓷器；带保鲜膜的食物不要放入微波炉里加热。

孕期吃油炸、烧烤、方便食品安全要点

油炸食品的使用油经过反复加热、煮沸，容易变质，且含有较多致癌物。方便食品的最大风险是容易遭受细菌污染。如果烧烤食品保持半生不熟的状态，很可能寄生大肠杆菌等，容易食物中毒。此三类食物孕期最好割爱，如果嘴馋难以舍弃，要遵循以下几点：

- 控制频率，最好不吃，要吃每周不超过2次。
- 晚餐不要吃此三类食物，防止因晚间活动较少而致热量蓄积过多发生肥胖。
- 吃油炸食物后多吃青菜与水果，减少油炸食物的不良影响，促进营养平衡。
- 携带方便食品要用隔热的袋子或盒子，防止路途中温度升高而致细菌增殖。
- 用微波炉或烤箱加热后食用，低温无法杀死细菌，只有彻底加热才行。
- 一次不要买得太多，应在最佳保质期内吃完。
- 烧烤时待木炭烧红，表面覆盖上一层炭灰时才开始烧烤食物。
- 炭火温度要达到70℃以上，至少烤上两分钟。烧烤过程中要频频翻动食物，并在烤架上来回移动，保证烤得均匀，一直烤到食物滚烫，肉汁已干，肉中没有夹生的红心为止。不要以为肉表面已烤焦就一定完全熟了，可用叉子或串肉扦戳一戳肉上最厚的部分，检查一下是否熟透。
- 最好事先把肉类制品用烤箱或微波炉完全烹熟，再放到烤架上烤，以获得烧烤的风味和口感。

其他食品安全要点

除上述食物外,医学专家还将下列食品列入了"黑名单",建议孕妈妈尽量少吃或不吃:

来历不明的禽畜肉别吃!应到正规市场购买新鲜肉,特点是表面有光泽、颜色均匀、紧密而有弹性、指压后凹陷很快恢复、脂肪洁白或微黄、外表微干或微湿润、无臭味。

餐馆少进!不少餐馆卫生条件差,食品添加剂多,甚至存在地沟油、瘦肉精等隐患,除非必要不在外进餐。偶尔进餐馆,应选择卫生环境与信誉皆好的餐馆吃饭。

进口食品别迷信!近年来,三聚氰胺、地沟油、致癌奶、瘦肉精等国内食品事件层出不穷,但国外食品也非"世外桃源",亚硝酸盐与细菌超标、疯牛病等事件也是纷至沓来,同样要保持警惕。

孕期用药安全方案

生病吃药,天经地义,可孕妈妈却不然。肚子里突然添了一个人,就变得不同寻常了。吃不吃药,吃什么药等简单问题,也因与孕期安全挂上了钩而复杂化了。想让复杂问题简单化吗?答案就在本节之中。

孕期常备药品

时下,不少家庭都备有小药箱,孕妈妈尤有必要。建议你的药箱里应准备以下药品,以备不时之需:

- 补血药:用于防治孕期贫血,如硫酸亚铁、叶酸、维生素B_{12}。
- 助消化药:用于防治恶心、呕吐、消化不良等,如酵母片、多酶片、复合维生素B片。
- 止吐药:维生素B_1片、维生素B_6片。
- 补钙药:防治小腿抽筋、腰背痛等,如维D钙咀嚼片、钙尔奇D片、碳酸钙片。
- 防治便秘药:乳果糖、甘油。
- 抗感冒药:感冒退热冲剂、板蓝根冲剂、双黄连口服液。
- 抗菌药:阿莫西林、黄连素、头孢拉定、头孢氨苄。

孕期常患疾病用药

如腹泻、咳嗽、尿路感染等，不可担心药物的副作用而硬抗，及时合理用药可有效保护母胎双方的安全。

※孕期腹泻：大便次数增多，性状变稀，不成形，甚至呈水样，意味着你腹泻了。以下药物可供选择：

抗泻药物：高岭土、果胶等可放心使用。

思密达：又称蒙脱石散，吸附力大，又不被母体吸收，比较安全，既可吸水，还能吸附一些致病菌，有止泻和抗菌的双重作用，值得选用。

微生态制剂：丽珠肠乐、整肠生、金双歧等，能调节肠道菌群而止泻，较为安全。

有口渴、尿少等脱水症状者，可口服补液盐（又称ORS补液盐）。

伴有细菌感染者可在医生的指导下选用黄连素、头孢菌素、红霉素等安全度较高的抗菌药。

※孕期咳嗽：轻度咳嗽不用药，可多喝水，或用食疗法，如冰糖炖梨、烘烤橘子、川贝炖梨、糖煮金桔等。中度以上咳嗽者，可在医生的指导下选择服用药性较为温和的止咳药，如蜂蜜、甘草流浸膏或糖浆等。咳嗽合并感染(如发热，咳浓痰，查血白细胞升高)，可考虑使用青霉素、头孢菌素等抗生素。

※孕期尿路感染：除多饮水外，可服用头孢类及阿莫西林等抗生素，忌用氟哌酸、氧氟沙星、环丙沙星等喹诺酮类药物，以免影响胎儿骨骼。

孕期安全用药要点

一般说来，从受孕日开始的大约3周内，孕妈妈用药大多不会株连胎儿。而怀孕2个半月到4个多月这段时间，胎儿所有重要的器官开始发育，细胞快速分化、生长，属于畸形敏感期，而不少药物就是致畸黑手，最好什么药物都不用，以保安全。非用不可者要接受专科大夫的指导，尤其要注意品种、剂量与疗程的掌握。怀孕4个半月以后，胎儿身体器官大致形成，药物一般不会造成胎儿畸形，但可能影响胎儿各器官的发育。即使在孕末三个月到分娩，危险性相对减少，但脑部和泌尿系统的细胞仍处在继续分化状态，仍保持着对药物致畸因子的敏感性，故用药依然要慎重，最好根据用药适应证权衡利弊做出选择。

美国FDA（即美国食品药物管理局）根据动物实验和临床实践经验及对胎儿的不良影响，将药物的安全性分为A、B、C、D、X五类，可供参考：

A类：据动物实验和临床观察，未见对胎儿有损害，是最安全的一类，如青霉素，孕期全程可用。

B类：动物实验显示对胎仔有危害，但临床对照观察未能证实；或动物实验未发现有致畸作用，但无临床对照观察资料，如红霉素、磺胺类等，孕期可适当选用。

C类：仅在动物实验证实对胎仔有致畸或杀胚胎的作用，但缺乏人类研究资料证实，如庆大霉素、氯霉素、异丙嗪等，孕期亦可适当选用。

D类：临床有一定资料表明对胎儿有危害，一般不用；但治疗孕妇疾病的疗效肯定，又无代替之药物，其效益明显超过其危害时再考虑应用，如苯安英钠、链霉素等。

X类：动物实验和临床资料证实对胎儿危害大，为孕期禁用的药物，如抗癌药物等。

中药里也有"杀手"，中医学认为以下品种孕妈妈不宜：

- 活血破气类药物：桃仁、红花、归尾、三棱等，可使孕妇血循环加快，胎气不固，诱发流产或早产。
- 滑利攻下药物：番泻叶、冬葵子、甘遂、大戟等，有通利泻下作用，易伤阴耗气，可使胎失所养并堕胎。
- 大毒大热药物：附子、肉桂、川（草）乌或水银、硫黄等，多热燥伤津及中毒伤胎，容易发生堕胎、腐胎等后果。
- 芳香走窜药物：麝香、草果、丁香、降香等，多辛温走窜，易发生堕胎。

现代医学则发现，以下中药应禁用或慎用：

- 白果、苦杏仁、桃仁、砒石、雄黄、密陀僧等，可能诱发畸胎。
- 长期或超量服用姜半夏、蒲黄、桑寄生、山慈姑等可引起肝区不适、疼痛、肝功能异常。大剂量服用天花粉或注射其制剂可使肝功能受损。
- 超量服用川楝子、黄药子、蓖麻子、雷公藤制剂，可致中毒性肝炎。
- 常服大黄或静脉滴注四季青注射液，会干扰胆红素代谢途径，引起黄疸。
- 五倍子、石榴皮等因含鞣质成分较多，对肝脏有直接损害作用；苍耳子易引起肝实质细胞变性、坏死等病变；菊三七碱注射液可使肝脏呈广泛急性坏死。
- 木通过量可致急性肾脏损害；木防己和厚朴含有马兜铃酸，亦可损害肾脏。

三、孕期生活篇

导语：十月怀胎，可谓非常时期，对常人来说无关紧要的一些事情，对孕妇却潜伏着看不见的风险。所以，当你喜滋滋地向丈夫报告"有了"的好消息后，可要小心翼翼，别忘记老祖宗"孕期无小事"的谆谆告诫哦。

污染要避开

规避室内污染

生活环境中的污染物，包括化学（如苯、有机汞、农药等）、生物（如病毒、弓形体等）、物理（如放射线、同位素等）在内的物质，都有导致胎儿发育缺陷的危险，而这些物质目前普遍存在于广大家庭与办公楼中。其中，对孕妇构成较大威胁的又突出表现为以下几种：

• 苯。无色，有特殊的芳香气味。主要来源于油漆、油漆涂料添加剂与稀释剂、胶粘剂、防水材料。育龄妇女长期吸入苯可导致月经过多或紊乱；孕妇常接触苯，可诱发妊娠高血压综合征、妊娠呕吐、妊娠贫血等孕期并发症。至于对胎儿的危害就更大，欧美学者的研究资料显示，与苯打交道的孕妇最易生出小头畸形、中枢神经系统功能障碍以及生长发育迟缓等形形色色怪胎来。

• 甲醛。无色易溶，室内装饰和家具常用的中高密度板、胶合板、大芯板等人工板材及复合地板等都是它的载体，游离于空气中。常见的是引起慢性呼吸道疾病、月经紊乱、妊娠综合征等。此外，也可导致劣生。

• 氡。无色无味，不知不觉中使孕妇受害。它或来源于房基的土壤，或从建筑材料中析出，弥漫于空气中，既可诱发肺癌，又能损伤造血器官、神经系统、生殖系统。

• 杀虫剂。杀虫剂的毒性成分散播到空气中，经呼吸道侵入体内，同样可损害胎儿发育，引起诸如肢体短小、面裂及先天性心脏病等畸形。

面对形形色色的室内污染，首先要学会识别，有关机构根据多年来室内环境检测和治理的实践，总结出了若干蛛丝马迹，可供参考：

※ 每天清晨起床时，感到憋闷、恶心甚至头昏目眩。

※ 虽然不吸烟，但经常感到嗓子不舒服，有异物感。

※ 家中小孩常咳嗽、打喷嚏，孩子不太愿意回家。

※ 家人常有皮肤过敏等毛病，而且常为群发性。

※ 新搬家或新装修后，室内植物不易成活，叶子容易发黄或枯萎。

※ 新搬家后，家里的宠物猫、狗等甚至热带鱼莫名其妙地死亡。

当你的房间存在上述问题之一，就应怀疑污染较重，须请有关技术人员来做检测，明确污染的程度，并及时采取改善措施。

（1）建房或装修一定要优选绿色环保型建筑材料和装修材料，并请正规的装修公司进行科学合理的室内装饰装修。入住前最好请专业检测部门进行空气质量检测，发现问题及时治理。

（2）定时开窗通风。城市空气污染昼夜有两个高峰和两个相对清洁的低谷，两个污染高峰是日出前后和傍晚，两个相对清洁的时间段是上午十点和下午3点左右，故开窗通风宜选择在这两个时间段。

（3）孕妇居室内绝对禁止喷洒杀虫剂以及其他消毒剂。

（4）勤到户外活动，每天不得少于1小时，增强机体抗污染的能力。

（5）三餐适当多安排蔬菜、水果、海带、猪血等具有一定抗污染功能的食物。

如果采取了上述措施依然不能改善，或改善不明显者，孕妇最好换住房间，以保安全。

规避辐射污染

研究资料显示，孕妇每天使用手机两到三次，就足以增加儿童在学龄期产生多动症等行为障碍、情感障碍和关系障碍的可能性；且使用手机的母亲生下有行为问题儿童的概率比不使用手机的高出54%。

另外，使用手机时，头部受到的局部电波频率暴露最高，有诱发头痛、短期记忆力减退、睡眠不佳及其他中枢神经系统症状的可能。还有一些人对电磁场高度敏感，常有头痛、失眠、麻刺感与皮疹等异常出现。

有鉴于此，孕妇最好不用手机。若非用不可，不妨减少通话时间，或者配一副耳机，距离三四十厘米以外，电磁波功率已经很小了，不足为患。

规避空气污染

闹市区或超市人太多，容易遭受病原微生物的袭击；同时机动车辆密集，排出的尾气中含有大量的一氧化碳、铅、氮和硫的氧化物等有害物。这些有害物经胎盘进入胎儿体内，干扰大脑的发育（如铅），或影响孕妇自身的造血、泌尿功能（如粉尘），出现种种不适症状。

※正确之举：尽量少去超市购物，散步忌马路，多选择幽静的林荫路、公园，或置身于返璞归真的大森林中做"森林浴"。

同时，孕妇也应注意避免参与长期处于较差空气质量的活动中，例如打麻将。麻将桌上往往烟雾缭绕、酒气扑鼻、空气不畅、喊叫争论不迭。此外，打麻将过程中持续不变的坐姿不利于胃肠蠕动，腹部的压迫又使盆腔静脉血液回流受阻，有碍于子宫血液循环和氧气供养，故易出现便秘、厌食、静脉曲张、下肢水肿等孕期并发症，还可直接累及胎儿的脑发育。

※正确之举：孕期远离麻将桌，难舍其瘾者要控制好玩麻将的时间，且注意调整坐姿，防止腹部受压，并保持淡定心态，避免紧张激动。

良好习惯要保持

静卧半小时

孕妇白天短暂静卧，可减少体内一种称为儿茶酚胺的化学物质的分泌量，降低子宫对儿茶酚胺的敏感性，有利于胎盘血管扩张，增加胎盘的血流量，改善胎儿的营养供应，胎儿发育会"更上一层楼"。

※正确之举：每天上午静卧一次，左侧卧位，持续约30分钟即可。

别当夜猫子

孕期常当夜猫子，会打乱体内的生物钟节律，给胎儿的生长发育蒙上阴影，严重时会导致生长发育停滞。同时，孕妇自身也会因大脑休息不足而引起脑组织过劳，使脑血管长时间处于紧张状态，出现头痛、失眠、烦躁等不适症状，还有诱发妊娠高血压综合征之虞。

※ 正确之举：确保晚上 10 点钟前入寝，先用温热水浸泡双足 20 分钟，再喝 1 杯牛奶后准备上床，以促进自己尽快入睡，建立起身体生物钟的正常节律。

晨昏日光浴

孕妇多接触阳光，可促使胎儿的脑发育更健康。奥妙在于人体需要阳光照射以获得更多的"日光荷尔蒙"——维生素 D，而维生素 D 对大脑健康的作用不容忽视。科学家的老鼠实验证实，在母鼠体内得不到维生素 D 的老鼠，成年后比正常鼠更容易遭受较大噪声的惊吓，这一点与精神分裂症患者一样。另外，缺乏维生素 D 的幼鼠脑室往往特别大，而精神病患者也有这个特点。

※ 正确之举：上午 8～10 点，下午 4～6 点，每次晒太阳 30 分钟。

勤做嘴唇卫生

空气中混有大量尘埃，尘埃中夹杂有不少有毒物质，如铅、氮、硫等元素，既可落在孕妇身上、脸上，也会落在嘴唇上。如果不清洗就喝水、进食或舔嘴唇，有害物即可随之"移民"到你的体内，对胎儿构成威胁。

※ 正确之举：外出时嘴唇上涂上能阻挡有害物的护唇膏，并戒除舔嘴唇的不良习惯。如果要喝水或吃东西，一定要先用清洁湿巾擦拭干净嘴唇。回家后，洗手的同时别忘了给嘴唇做卫生。

需注意的其他方面

忌洗桑拿浴

胎儿的中枢神经系统特别容易受到热的伤害，孕妇若洗热水浴尤其是蒸汽浴可使胎儿脑细胞增长受阻，甚至死亡。对 2 万名孕妇的调查表明，凡孕期 2 个月内进行热水浴者，所生婴儿的神经管缺损（如无脑儿、脊柱裂等）比一般孕妇高 3 倍，进行蒸汽浴者高 3.5 倍。

※ 正确之举：孕期尤其是孕早期 3 个月内，孕妇不可洗蒸汽浴或 45℃ 以上的热水澡，洗浴水温应限在 42～43℃ 之间。

打好防蚊战

一般说来，蚊子常于每年 4 月开始出现，至 8 月中下旬达到活动高峰，到秋天气温逐渐下降到 10℃以下时蚊子就会停止繁殖，不食不动进入冬眠，直到第二年春天复苏繁衍。所以，防蚊第一战要提前到仲春进行，战术就是做好家居环境管理，彻底消灭蚊子的繁衍与生存空间。战术有：

※清除积水。有水的环境都是蚊子的栖身和繁殖之处。清除积水可大大减少蚊子的数量。

※不要把易拉罐、矿泉水瓶、鸡蛋壳等容易积水的垃圾乱扔，最好用有盖垃圾桶。

※安装纱窗、纱门，并确保没有"破绽"。平时注意随手关门，切忌门户大开。

※卫生间抽水马桶的盖子最好盖上，洗手池、水池里的水务必放干净，杜绝蚊子产卵。

尽管你做好了上述事宜，仍会有蚊子不断滋生，做好防范工作势在必行。以下招数可供孕妈妈参考：

• 避开蚊子多的地方。孕妈妈乘凉时要尽量避开阴凉处、草丛或树丛旁。而选择四面有微风的地方。另外，有水的地方孕妈妈切不可去。

• 活动后应尽快洗澡，保持皮肤清爽。蚊子喜欢汗液的味道。另外，蚊子喜食花蜜露，如果你使用香水、化妆品、面霜、带花香味的物品，被蚊子叮咬的概率也会大幅上升。

• 穿好衣裤。蚊子喜欢暗色，尤其青睐穿黑色衣服的人，故孕妈妈最好穿颜色鲜艳的棉质浅色衣服，有驱赶蚊子的效果。

• 优选驱蚊工具。从安全角度看，电蚊拍堪称最佳灭蚊工具。如果蚊子较多，还是老办法最可靠——挂蚊帐。

• 多吃蔬菜。蔬菜中含有一些蚊子不喜欢的气味，如含胡萝卜素的蔬菜及大蒜等有辛辣味的蔬菜，会让蚊子离你远一些。

• 借助于驱蚊植物，如对人体无害的薄荷、艾叶、夜来香等，摆放在窗边、墙角或门口。

孕妇不慎被蚊子叮咬后，可抹一点苯海拉明药膏或炉甘石药膏，一般次日即可止痒消肿。不要用风油精或清凉油，因为其中的冰片有刺激孕妇诱发早产之虞。

穿对孕装

肚子日渐突出,皮肤色素增多,面部出现黄褐斑,小腿"蚯蚓"盘踞,肚皮上冒出一条条紫红色的波浪状纹路……哎,丑到家了。怎么办?建议你在衣着上下点功夫,往往可获得意外的效果。当然,孕装不能只从扮靓的角度考虑,更重要的是胎儿的安全哦。

上班穿什么?

孕期的头几个月仍要上班,在工作场合衣着既要宽松,又不要太随便。不妨翻出原来较为肥大的衣服,此时穿很可能恰到好处。另外,将丈夫的衬衫或者西装堂而皇之地穿起来,也会令众人眼前一亮,显得洒脱大方。

衣着的款式固然重要,衣料的质地更需要讲究。研究表明,普通衣裤伸缩性差,最好选择含莱卡的服装,优点是具有一定的弹性,能够随同你腹中的胎儿一起"长大"。化纤面料因容易引起皮肤过敏,故不可取。值得推荐的是纯棉、丙酸和亚麻含量低的线衣。

至于裤子,由于子宫渐渐增大,肚皮日益隆起,裤带过松容易下滑,束紧了又可能限制胎儿的生长与活动,最好改穿背带裤。若你不喜欢背带裤,一条合体的黑色细毛长裤也不错,既能在正式场合亮相,又宜于休闲,且保暖性也强。

穿鞋也有学问。鞋跟不宜过高,尤其不能穿松糕鞋,因为容易摔倒而祸及胎儿。鞋尖避免过窄,以不挤脚、行动方便为好,否则可能招致静脉曲张等疾病。此外,系带皮鞋一类也要暂时割爱,因为弯腰系鞋带会带来诸多不便,如压迫腹中胎儿等。适宜于孕期的是较为宽松的旅游鞋,穿脱方便舒适,且较美观。

在家穿什么?

孕妇在家中的穿戴可稍微随意一些,一身运动装可谓最佳选择。不过,连裤袜应该束之高阁,它会影响胎儿发育所需要的宽松环境。时下,色彩绚丽的手织线袜颇为流行,既能暖脚,又适合散步行走,孕妇亦可一试。

巧招度过性生活禁期

前面已经提及,孕期性生活以孕4~7个月的孕中期为宜,孕前与孕末3个月都属于性生活的禁期,对于正值性活跃高峰的年轻夫妻来说,一味地靠忍未免有些强人所难,而且效果也不是太可靠。一些巧招可助你过关,这也是对你关注的第三个问题(如何度过长达10个月的"爱情枯水期")的回答:

※玩点新花样。纠正"非交不性"的错误意识,借助于各种形式的爱抚,如

拥抱、抚摸和亲吻等，同样可给对方与自身带来安慰和愉快。

※酌用情趣用品，如震动器等，通过适当自慰来满足自己的性需求。

※转移注意力。好动者可多做打篮球、踢足球、郊游、跑步、拳击、登山等体育活动，将身体积聚的能量释放出来，达到缓解性欲之目的。好静者不妨把性欲的强烈能量转化到文化学习、科学研究和艺术创造等活动中，通过转移注意力来"守身如玉"。

※减少一些"催情食物"在餐桌上的比重，如芦笋、红辣椒、牡蛎、巧克力、银杏以及一些动物器官等；同时远离成人杂志、A片等性画面对视觉的诱惑与刺激，安抚对性的渴求。

电话机定期消毒

卫生机构的抽样调查资料显示，黏附在电话机上的细菌和病毒多达480种以上。当人打电话时，口腔中的病菌随唾液直喷话筒，致使话筒成了传播病菌的媒介。孕妇接触后，这些病菌通过口腔和鼻孔的黏膜和一些微小的创口潜入体内，引起多种不良后果，包括上呼吸道感染、胎儿发育不良、流产、早产等。

正确之举：

※尽量不用公用电话，不得已使用时要尽量与话筒保持远一点的距离，使用后及时洗手，并用清洁湿巾擦拭嘴唇。

※自己固定使用的办公电话及家庭电话，应定期消毒。消毒方法有两种：一种是用电话消毒膜（片），可保持1～3个月，最为快捷省时；二是选用0.2％洗必泰溶液擦拭电话机，这种消毒溶液可以杀灭电话机上98％的细菌和病毒，消毒效果可以保持10天左右。也可用75％的酒精棉球擦拭电话机的外壳部分，不足之处是酒精容易挥发，消毒效果比较短暂，需要经常进行擦拭。

电视要少看

对待电视，正确的态度是适当收看，切忌沉迷。且不说彩色电视的电磁辐射对胎儿可能产生的弊端（有专家建议孕妇最好看黑白电视），单就孩子的气质而言，也不可小视电视的影响力。

一份涉及2000多名3～7岁儿童的最新调查显示，孩子的气质与母亲孕期收看电视的时间关系密切。孕妇每天看电视时间在1小时以内者，易养型儿童（情绪积极、适应性强、生活规律、易接受新鲜事物）约占一半，难养型儿童（生活不规律、对新鲜事物与陌生人退缩、经常表现出消极情绪）约占1/3，其余为启动缓慢型儿童（对外界刺激反应强度、速度与灵活性偏低）；而难养型儿童的母亲在怀孕期间每天收看电视时间3小时以上者占7.4%，启动缓慢型占3.8%，易养型仅为1.7%。

※ 正确之举：少看电视，每天限制在1小时之内。

职业孕妇保健要点

以上阐述了一般孕妇的生活保健要点，再来说说几种职业孕妇的注意事项。

久坐一族：办公室文员、打字员、财会人员、电脑操作员等。

容易出现的问题：

※ 子宫胀大、荷尔蒙改变容易发生腰酸背痛，如果又久坐，会使腰酸背痛加剧。

※ 久坐影响腹部和下肢的血液循环，诱发便秘、痔疮或静脉曲张。

应对策略：

- 坐姿要正确。以椅子为例，要稳稳坐着，髋关节与膝关节要成直角，大腿与地面保持平行。后背笔直地靠在椅背上，防止滑脱或跌倒。
- 忌坐沙发。沙发质地太软，孕妇久坐会加剧瘀血程度，造成血液回流困难，诱发或加重痔疮。
- 多穿弹性袜，回到家中将脚部垫高，让两脚静脉回流顺畅。
- 痔疮重在预防。每天早晚分别做提肛运动，即类似于忍便的动作，每回做30遍，有助于肛门周围组织的血液循环；保持肛周清洁，每晚进行10分钟温水坐浴；有便意感及时如厕，如厕时不要读书看报。
- 在保证营养充分的基础上，适当吃些含粗纤维的蔬菜如芹菜、韭菜、萝卜等。另外，芝麻、红薯稀饭、菠萝、梨、香蕉等水果汁也可食用，以防止便秘。
- 一般坐半个小时就应站起来走动一下，使脚部得到活动。条件允许时也可把双腿抬起放在桌子上，以减少静脉曲张发病的概率。

久站一族：营业员、教师、医护人员等。

容易出现的问题：

※ 久坐易出现的问题，如腰背酸痛、便秘、痔疮、下肢水肿或静脉曲张等，也容易发生在久站的孕妇身上。

※ 肚子愈来愈大后，地心引力会使子宫下坠，有早产之虞。

※久站易使血液到达子宫的量不足，不利于胎儿发育。

应对策略：

• 站姿要规范，以保持"稍息"步态为好。即一腿在前，另一腿在后，重心放在后腿上，让前腿休息；过一阵后，前后腿交换一下，或者将重心移向前腿。目的是将身体的重心轮流放在两条腿上，促进下肢静脉血液回流到心脏，减轻静脉曲张。

• 站一阵后要适度休息，如教师可抓住课间时间休息。

• 有早产可能，如曾经早产过或有流产迹象者，应调换需要久站的工作岗位，或暂时不上班，以保证孕期安全。

脑力一族：公务员、管理人员、撰稿人、编辑、科研人员、炒股者。

容易出现的问题：脑力劳动者的工作性质是消耗脑力，且承受一定的精神压力，体力活动相对较少，常可招来以下麻烦——

※可使孕妇体内一种称为皮质醇的荷尔蒙含量明显升高，而皮质醇可抑制黄体酮的分泌，有流产之虞。

※可能导致婴儿先天缺陷，如腭裂、兔唇、听力缺陷和先天性心脏病等。

※可能妨碍胎儿生长，造成出生体重过低。长大后患心脏病、糖尿病等的风险增大。

应对策略：

• 学会调节情绪，保持心态平和，减轻精神压力。

• 适当参加文体活动。

• 多看相声、喜剧节目。

轻松一族：全职太太或怀孕后脱离工作的女性。

容易出现的问题：

※生活过于轻松、安逸，无所事事，整日躺在家中，常吃零食，造成孕妇本身与胎儿体重过重，不利于分娩。

※迷恋麻将，造成久坐，引起便秘、痔疮或下肢静脉曲张。

应对策略：美国一项最新研究表明，怀孕期间承受适当压力不仅无害，反而有益于胎儿的后期发育，如生后身体状况更佳等；相反，对怀孕感觉消极的女性所生的孩子，日后出现行为和情绪控制能力低下的情况较多。

※孕期要劳逸结合，适当做点体力活，如买菜、做饭、搞卫生等。

※合理运动。

旅行一族：各行各业喜欢旅游或出差的女性。

容易出现的问题：

※交通工具带来的不利，如汽车的震动与颠簸；乘飞机导致胎儿氧气供应不足等。

※容易遭受传染病的偷袭。

※孕早期长途跋涉容易流产，孕晚期则容易发生早产。

应对策略：孕妇最好不出差或旅游。至于非去不可者，则须做好以下几点：

• 选好时机。以孕中期（孕期第4～第6周）最为安全。一来"早孕反应"已过，二来沉重的"大腹便便"与腿脚肿胀尚未出现，为旅游的最佳时间段。

• 优选交通工具，以飞机、火车、轮船等平稳舒适安全的交通工具为妙，汽车不宜。最好选择紧靠通道的座位，便于经常起立活动下肢，防止水肿。

• 绝对不要到传染病区域旅行，以免染上传染病，威胁胎儿的发育。

应酬一族：从事公关、营销、外贸等女性。

容易出现的问题：

※频繁接触烟、酒、茶、咖啡等刺激物，给胎儿招来风险。

※经常进食高脂高盐食物，一可累及本身，诱发糖尿病、妊高症等；二可造成营养不均衡，招致胎儿维生素与微量元素缺乏。

※作息被打乱，生活失去规律，影响母胎双方的健康。

应对策略：怀孕后最好调动岗位，不再做"应酬一族"。如一时难以如愿，可采取以下防范措施。

• 以白开水、果菜汁代替各种饮料。

• 多吃粮食、蔬菜、水果类食物。

• 食用孕妇奶粉，以补偿维生素、蛋白质与微量元素的不足。

• 必要时在医生的指导下服用维生素与微量元素的药物制剂，以满足胎儿发育的需求。

劳累一族：工人、零售业、洗涤业及农村或渔村妇女。

容易出现的问题：

※劳动强度较高，易于发生腰或背部疼痛、抽筋、下肢水肿或静脉曲张。

※发生胎儿生长迟滞、流产、早产、死胎、早期破水、妊娠高血压综合征等的危险增高。

应对策略：

• 暂时调换岗位，改到劳动强度低一些的岗位上班。

• 限制工时。荷兰研究人员发现，孕妇一周工作32小时以上，给胎儿带来的风险几乎与吸烟一样大，如造成胎儿出生体重偏低等。建议孕妇一周工作时间不要超过24小时。

电脑一族：常与电脑打交道的孕妇。

容易发生的问题：

※国外发现孕妇每周使用20小时以上电脑，流产率可增加80%，甚至娩出畸形胎儿。另外，孕妇长时间使用电脑，其下一代发生听力障碍的危险增加84倍。

应对策略：尽管电脑的辐射量很小，但毕竟还是有一定的电磁辐射，从防微杜渐的角度看，强化对包括电脑在内的电器的防范措施还是需要的。具体有：

• 挑选正规厂家的名牌家电产品，尽量减少辐射量。

• 保持一定的安全距离。如使用低辐射量的屏幕、不让屏幕直接对着孕妇的腹部等；远离微波炉至少1米以外；电视机与人的距离应在4～5米；与灯管距离应在2～3米。

• 不要将家用电器摆放得过于集中，电视机、电脑、冰箱等更不宜集中放在孕妇卧室里。

• 缩短使用电器时间。孕妇连续操作电脑要限制在4小时以内。不要将手机挂在胸前。

• 有条件的孕妇可穿防辐射服装，使用电脑、电视防辐射屏，防辐射窗帘等。

四、孕期数字篇

导语：只要你翻开有关孕产的科普书刊，就会发现孕产知识里包含有不少数字。换言之，你要做一个合格的孕妇，得有一个数学家的修养，了解有关的数字及其蕴含的奥妙哦。

受孕好时节

何时受孕最好？应具备"人和"（夫妻双方身体健康，心情愉悦）、"天时"（气候）与"地利"（环境）。具体就是要做到3个确保：一是确保胎儿发育的畸形敏感期（在受孕后的半个月到2个月）要避开病毒流行的高峰段；二是确保胎儿的脑细胞增殖期（在受孕后第9～第16周，也就是孕末期3个月）要处在气候温和的季节里；三是确保胎儿的神经系统、生物电系统的功能协调完善期，恰好处在春秋两季。按照这三个条件衡量，以下时段当为受孕好时节：

了解数字：①1～2月份、4～6月份、9～10月份；②16点～19点、2点～11点；③11.5天、14天、16.5天；④24、40％、20℃。

数字解读——

第①组数字表示一年之中夫妻受孕的好时段：

※1～2月份。年初受孕，当年秋季孩子临盆。优势在于：受孕于年初的孩子，其脑发育关键期正值春暖花开，孕妇心情愉悦、日照充分，加上蔬菜、水果纷纷上市，极有利于胎儿的神经系统发育。到10、11月份出生时又值秋季，气候凉爽，也适合于新生儿的健康成长，日后患上慢性病的概率更小，也更容易拿到长寿的"入场券"。

※4～6月份。春末夏初受孕，翌年2～3月份孩子出世。优势在于：早春气温逐渐趋于稳定，病毒流行的高峰期已过，孕妈妈不太容易患上呼吸道感染性疾患，可保护胎儿顺利度过畸形敏感期。接下来的2～4个月，胎儿进入脑细胞增殖的第一高峰期，此时气温转凉；再下来进入脑细胞增殖的第二个高峰期（孕7个月到分娩），日历已翻到冬天。显然，胎儿脑细胞的两个增殖高峰期都躲过了高温的干扰，脑发育的质量优越，孩子的智商自然高出一筹。

※9～10月份。初秋受孕，翌年7、8月份胎儿呱呱坠地。优势在于：正值秋高气爽，温暖舒适，夫妻睡眠食欲不受影响，卵子与精子的质量好，加上优质水果大量上市，对孕妇营养补充和胎儿大脑发育都很有利；而预产期又恰逢翌年的春末夏初，气候温和，富含叶酸等维生素的蔬菜大量应市，加上日光充分，对婴儿的生长发育无异于"及时雨"，尤其有助于骨骼钙化，远离佝偻病等营养性疾患危害孩子。当冬季来临，孩子已逐渐长大，可避免轮状病毒肠炎等肠道传染病流行的高峰段。

第②组数字表示的是一天中的受孕好时段：

※医学研究显示：夏、秋、冬三季75%的男性在一天中16～19点精液特别集中，能快速运动的精子比例较大；与此对应的影响排卵的女性激素，也在15～19点分泌最旺盛，属于排卵高峰期，所以傍晚时分做爱较易受孕，被西方学者誉为"幸福时刻"；春季则有不同，约50%的女性排卵发生于子夜到上午11点之间，故半夜到清晨为夫妻最佳同房时间。

第③组数字表示人体的生理节律涨落情况：

※人体三大生理节律周期的中间那一天，称为临界日，临界日之前为高潮期，临界日之后为低潮期。人的体力生理周期临界日为11.5天，情绪生理周期临界日为14天，智力生理周期临界日为16.5天。夫妻同房应选在双方的临界日之前，孕育出的宝宝无论智力还是健康都会"更上一层楼"。

第④组数字表示有助于受孕的因素：

※24：研究发现，妻子的体重指数（英文缩写为BMI）接近24的女性，受孕概率是其他女性的两倍。体重指数的计算公式是：BMI=体重(千克)÷身高(米)的平方。说白了，BMI指数为24就是指微胖的身材，受孕概率最高。

※40%：最新研究发现，女性服用维生素C与维生素E，怀孕的机会较没有服用者高40%。

※20℃：一个人每天在居室逗留的时间至少8个小时，故室温对受孕概率的

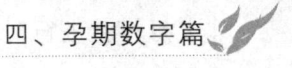

影响力也不可小视。有关专家研究显示，20℃左右的室温最有利于刺激排卵或产生大量的精子，过热（超过25℃）或过冷都会抑制受孕。

排卵期计算

医学研究表明，女性排卵后12小时内最易受孕。换言之，夫妻同房应安排在最接近妻子的排卵日，受孕的成功率最高。排卵之前过早性生活，精子在女性生殖道里停留时间过长，等到排卵时精子或已死亡，即使存活质量也变差；排卵后过迟性生活，卵子等待时间过久，待遇到精子时或已丧失活力，或活力极差，两种情况都会影响受孕或受精卵的质量，不利于优生。所以，算准妻子的排卵期非常重要。那么，具体如何测算排卵期呢？

了解数字：①10天、6～7天；②14天、3～5天、0.3～0.5℃、24～36小时。

数字解读——

第①组数字表示女性排卵期的时间，弄清这几个数字可帮助你选择最有利的受孕时机。

※10天。排卵日及其前5天和后4天加在一起，共10天，为排卵期。

※6～7天。妻子排出的卵子在体内的存活时间平均约2天（卵子受精能力最强的时间是排卵后12～24小时）；丈夫的精子在女性体内的存活期平均2～3天，最多5天，加在一起是6～7天。换言之，排卵期虽有10天之久，但有效受孕时间只有6～7天。

第②组数字表示测算排卵期的方法。女性排卵期，体内促黄体生成素飞速上升，刺激卵子排出，加上子宫颈黏液变得润滑，精子更容易和卵子相遇，受孕概率较高，故学会测算排卵期是备孕夫妻的基本功之一。有以下几种测算方法：

※14天。凡月经周期规律的女性，其排卵日与下次月经开始的间隔时间较为固定，约14天，据此测算排卵期的方法称为生理周期测算法。算法是：从下次月经来潮的第1天算起，倒数14天或减去14天就是排卵日，排卵日及其前5天和后4天加在一起为排卵期。此法简单，但比较粗略，准确性稍差。

※3～5天。女性月经周期分为干燥期—湿润期—干燥期。在月经中间的湿润期，白带较多而且异常稀薄，一般持续3～5天，其间某一天的分泌物变得像鸡蛋清样、清澈、透明、弹性强、拉丝度长，这一天就是排卵日。

※0.3～0.5℃。健康女性的基础体温与生理周期一样呈周期性变化，如月经

开始时卵泡激素分泌增加，体温会逐渐下降，到排卵时体温下降到最低点，排卵结束后又开始急速上升，前后温差可达 0.3～0.5℃。换言之，如果你发现在一个月经周期中，有几天体温有所上升，前后温差达到 0.3～0.5℃，说明已经排卵。此种测算排卵期的方法称为基础体温法。方法是：每晚睡前将体温计水银柱甩至 35℃以下，置于枕边，清晨醒来（值夜班者于白天睡眠 6～8 小时后）不作任何活动之前，将体温计置于舌下测口温 5 分钟，记录并按日画成曲线。连续测量 2～3 个月，形成基础体温曲线，就可以推测自己的排卵日。此法较为可靠，但温度差别较小，不太容易识别。

※24～36 小时。女性排卵前的 24～36 小时，尿液中的黄体荷尔蒙水平可上升到最高值，故可通过测量尿液中黄体荷尔蒙水平变化来预测排卵期，称为尿液测量法，比较准确（准确率可高达 60%～90%），但操作麻烦，需要到医院进行。

建议：你可从中选择 2～3 种方法，综合分析观察，便可获得较为准确的排卵日。

补充叶酸

叶酸是一种 B 族维生素，因最早从菠菜中分离出来而得名，对生育的最大贡献在于：一是防止胎儿发生脊柱裂和无脑畸形等神经管畸形，确保生一个健康的孩子；二是可降低早产发生概率，确保胎儿足月降生，防止孩子出生体重过轻。所以，掌握有关补充叶酸的知识，是每对育龄夫妻的基本功之一。

了解数字：①5 倍、0.3%、1.5 倍；②4 周、孕前 3 个月、孕前 1 年；③400 微克、0.77 毫克、20%～30%；④50%以上、6 种。

数字解读——

第①组数字表示叶酸与优生的关系：

※5 倍。国内外医学专家认定：孕妈妈缺乏叶酸与胎儿畸形有关联，畸胎发病率是无叶酸缺乏的孕妈妈的 5 倍。

※0.3%。调查显示，我国每年约有 10 万名孕妇生下脑部和脊髓缺陷儿，胎儿畸形率达到 0.3%，原因是我国妇女在计划怀孕和怀孕期间缺乏叶酸的现象较为普遍。

※1.5 倍。孕妈妈需要大量的叶酸来满足胎儿发育的需要，需要量大约是孕前的 1.5 倍。叶酸缺乏不仅可提高妊高症、胎盘早剥、早产等的发生率，还有导致孕妇患上贫血症、胎儿宫内发育迟缓及新生儿低出生体重之虞。可见不仅孕前，

即使孕中期也要注意补充叶酸。

第②组数字表示女性补充叶酸的时间：

※4周。医学研究发现，补充叶酸片至少需要4周左右，育龄女性体内的叶酸缺乏状态才可获得改善。故补充叶酸在时间上要有提前量，不可"临时抱佛脚"。

※孕前3个月。美国研究人员建议，从孕前3个月起补充足量叶酸，将有85%的神经管畸形胎儿得到有效预防。

※孕前1年。英国研究人员发现，若将叶酸补充提前到孕前1年，可降低孕期早产风险50%。

第③组数字表示叶酸的补充方法与剂量：

※400微克。备孕女性需每天服用400微克叶酸增补剂（如斯利安），从孕前补到孕3个月。特殊女性还应有所增加，如曾经生过神经管畸形的孩子者、家庭成员中患有神经管畸形者、比较胖者、正在服用抗癫痫病药物者，服用剂量可增大到每天500微克甚至以上，但不要超过1000微克。

※0.77毫克。如果你服用的叶酸补充剂是孕期专用的多种维生素丸，则须确定其所含的维生素A未超过每天允许的0.77毫克视黄醇当量，避免因摄入过量维生素A导致新生儿发育缺陷。如果你难以确定，务必向医生咨询清楚。

※20%～30%。美国一项最新研究表明，叶酸对男性的意义同样重大，如果男性体内叶酸水平低下，常可使精液中携带的染色体数量过多或过少，进而引起新生儿缺陷，如唐氏综合征等，并可增加妻子流产的风险。如果保证每天摄入叶酸700～1000微克，上述危险可降低20%～30%。所以，丈夫也要酌情补充叶酸。

第④组数字表示日常食物中的叶酸含量，可帮助你更好地选择食物对叶酸进行食补：

※50%以上。叶酸遇到光、热容易破坏，如蔬菜储藏2～3天后叶酸会损失50%～70%；煲汤等烹饪方法会使食物中的叶酸损失50%～95%；盐水浸泡过的蔬菜，叶酸的成分也会损失很大。所以，不要在冰箱里过长时间地保存和长时间地冲洗蔬菜，并调整烹调习惯，尽可能地减少叶酸流失。

※6种。据营养学家检测，有6种日常食物富含叶酸，以每100克食物重量计算，燕麦居首位，叶酸含量达到190微克；其余依次为蛋黄（121微克）、西兰花（120微克）、胡萝卜（67微克）、奇异果（30微克）、牛奶（20微克）等，可供你安排食谱时参考。

早孕反应

大约80%的孕妈妈都会出现早孕反应,而早孕反应不仅给母体带来不适,更重要的是可能对腹中胎儿产生消极影响。尤其是孕早期3个月正是胎儿心、脑、口、牙、耳、腭等重要器官分化的关键期,也是决定胎儿日后智力高低的非常时期。

了解数字:①5天、10天;②40~50天、4~6周、12~15周;③50%~80%、3级;④12%、30%;⑤60%、1/3。

数字解读——

第①组数字表示最早发现怀孕的时间:

※5天。一般受孕后的第5天,就能测试出你是否"有喜"了。如有可疑,医院可用更准确的测量方法为你做出判断。

※10天。凡是月经规则的育龄女性,若月经过期10天不来,应疑为怀孕;若月经过期30天不来,则应高度怀疑怀孕,须及时去医院检查。

第②组数字表示早孕反应的起始与持续时间:

※40~50天。大多数情况下,停经后40~50天出现轻微呕吐现象,随后会陆续出现头晕乏力、食欲缺乏、尿频尿急等症状。这些不适感属于生理现象,不必害怕。

※4~6周、12~15周。大多数孕妈妈的早孕反应高峰出现在孕10周左右,持续到孕12周左右,长者可到孕15周结束,历时4~6周。

第③组数字表示早孕反应的发生率与轻重程度:

※50%~80%。来自医院的信息显示,50%~80%的孕妈妈会不同程度地受困于早孕反应。

※3级。早孕反应轻重不等,一般分为3级:1级早孕反应仅有轻度恶心、食欲缺乏与呕吐。对策:少吃多餐,或吃些苏打饼干、吐司等可缓解;2级早孕反应呕吐较重,一天可吐好几次。对策:请医生给予药物处理,如服用维生素B_6或打止吐针;3级早孕反应为剧烈呕吐,常伴有缺水及电解质失衡症状,需要及时就医,必要时住院治疗。

第④组数字表示早孕反应的真相:

※12%。瑞典研究人员发现,早孕反应较重的孕妈妈生男孩的概率为44%,生女孩的概率为56%,后者高出12%,提示早孕反应越重生女孩的可能性越大。

※30%。英国研究人员观察到,孕吐可能有助于孕妈妈的健康,如可降低孕

妈妈罹患乳腺癌风险30%。

第⑤组数字表示丈夫也可出现"早孕反应"：

※ 60%、1/3。妻子出现早孕反应后，约有60%的丈夫会跟着出现晨吐、背痛、牙痛、口味改变、情绪波动、失眠、抑郁等症状。一般来说不需要就医，随着逐渐进入"父亲"的角色，这些不适感会慢慢地减轻，在孩子出生以后完全消失。

预产期计算

人们会不时从电视、广播等媒体听到某某孕妇在车上、船上甚至在飞机上分娩的新闻，之所以出现这样的意外情况，往往是孕妈妈对分娩时间心中无数的结果。如果你掌握了计算预产期的方法，就会预先做好心理与物质上的准备，从容应对，突然临产等尴尬甚至危险即可得以避免。

了解数字：① 40周、280天、85%；② 9天、3天、7天；③ 20周、22周；④ 264～268天、38周；⑤ 6周、34周；⑥ 5周、7周。

数字解读——

第①组数字表示计算预产期的起点时间。

※ 医学规定，以末次月经的第一天起计算预产期，整个孕期为40周、280天、10个妊娠月（每个妊娠月为28天）。不过，40周或280天仅仅是胎儿宫内发育的大概时间，并不代表它一定会准时出生，实际上按计算的预产期准确分娩的情况极少，85%以上的计算预产期都与实际预产期有1～2周的出入，属于正常现象。因此，当你到了预产期还没有临产征象不要过分担心，与医生保持联系即可。

第②～第⑥组数字表示的是几种计算预产期的方法：

※ 9天、3天、7天。这是根据末次月经计算预产期的方法：末次月经日期的月份加9或减3，为预产期月份数；天数加7为预产期日。此法目前较为常用，准确度约95%（月经日期精准者可达100%）。举例：你的末次月经第一天是2月10日，那么2加9是11月份，10加7是17日，预产期为11月17日；如果11月20日是你的末次月经第一天，那么11减3得8，20加7得27，翌年8月27日为预产期。注意：此法只适用于月经周期规律，且很清楚自己的月经日期之女性，否则推算结果误差大。

※ 20周、22周。这是根据胎动日期计算预产期的方法：初产妇为胎动日加20周；经产妇为胎动日加22周。缺点是有些孕妇的胎动很明显，有些并不明显，

是否为第一次也难断定，故准确度只有58%左右。

※264～268天、38周。这是根据基础体温曲线计算预产期的方法：将基础体温曲线低温段的最后一天作为排卵日，从排卵日向后推算264～268天，或加38周。准确度约80%，比较适用于有记录基础体温习惯的孕妈妈。

※6周、34周。这是根据孕吐反应出现日期计算预产期的方法：孕吐反应一般出现在孕6周末，由此向后推算至40周为预产期，即早孕反应出现日期+34周。但孕吐开始时期因人而异，每个人的感觉也不一样，所以准确度也只有58%。

※5周、7。这是根据超声波检查数据计算预产期的方法：如超声波检查可照出"胚囊"，代表怀孕已有5周；若可照出"心跳"和"胚胎"，则表示已有7周孕龄了；然后向后推算到40周，即为预产期。准确度高达98%，是目前医学上判定预产期最准确的方法，但也有前提，那就是做超声波检查的医生操作要仔细，观察要可靠，否则准确度就会打折。

胎宝贝成长

了解数字：①7周、1.2厘米、150次；②12周、7.5厘米；③16周、16厘米、150克；④20周、25厘米、300克；⑤24周、30厘米、700克；⑥28周、35厘米、1000克；⑦32周、40厘米、1700克；⑧36周、45厘米、2500克；⑨40周、5%、2周。

数字解读——

第①组数字表示孕7周时的胎儿发育情况：

※整个胚胎约1.2厘米大小，胎心音达到每分钟150次。头部特别大，眼睛仅为两个黑黑的小点；鼻孔开始形成；耳朵仅微微凹陷；四肢成长，手指发育启动；心脏开始划分成心房与心室。

第②组数字表示孕12周时的胎儿发育情况：

※胎儿达到7.5厘米左右，头部几乎占了全身的一半；手指与脚趾已全部分开；关节雏形形成；膝盖、脚跟清晰可见，四肢可活动；外生殖器发育启动；甲状腺开始分泌甲状腺素。

第③组数字表示孕16周时的胎儿发育情况：

※胎儿身长约16厘米，体重约150克；胎儿可做伸手、踢腿、展身、揉脸、吃手、打哈欠等动作；肾脏、输尿管形成，肾脏已能分泌尿液；听力开始形成，

可悄悄倾听你的各种声音；你已有胎动感。

第④组数字表示的是孕 20 周时的胎儿发育情况：

※ 胎儿已有 25 厘米长，重约 300 克；感觉（如味觉、嗅觉、触觉、听觉）发育启动。

第⑤组数字表示的是孕 24 周的胎儿发育情况：

※ 身长约 30 厘米，体重约 700 克，已很接近出生时的模样了；睫毛、眉毛长出；五官更清晰，已有微弱的视觉；胰腺及激素分泌也在稳定地发育之中。

第⑥组数字表示的是孕 28 周时的胎儿发育情况：

※ 身长约 35 厘米，体重达到 1000 克；头发长出，眼睛睁开；出现呼吸动作；脑发育加速，脑活动活跃，开始会做梦了。

第⑦组数字表示的是孕 32 周时的胎儿发育情况。

※ 身长 40 厘米，体重 1800 克；肌肉、神经已很发达；生殖器官发育渐趋成熟，男胎睾丸已经入阴囊，女胎大阴唇明显隆起且左右紧贴。

第⑧组数字表示的是孕 36 周时的胎儿发育情况。

※ 身长约 45 厘米，体重 2800 克；心、肝、肾、肺、胃等器官发育已经成熟，可以独立生存了。

第⑨组数字表示的是孕 40 周时的胎儿发育情况：

※ 大多数胎儿将在这一周诞生，但真正能准确地在预产期内出生者只有 5%，提前或延后两周出生皆为正常；如果延后 2 周尚无临产迹象需要采取措施催产，否则胎儿会有危险。

数胎动

数胎动可以帮助孕妇监测胎儿是否存在宫内缺氧等异常情况，以便及时应对。

了解数字：①孕 4～5 个月、30～40 次、孕 28～38 周、3～5 次、100 次以上；②3～30 秒、1～15 秒、1 秒以内；③1 个小时、30 次、20 次、10 次；④20 分钟、孕 2～3 个月、孕 7～8 个月。

数字解读——

第①组数字表示胎动的规律：

※ 胎动有一定规律，表明胎儿在子宫内睡觉与苏醒的转换。孕 4～5 个月指孕妇最早感觉到胎动的时间，12 小时应为 30～40 次，多者达 100 次；孕

28～38周指胎动最活跃的时期，此期间每小时胎动不少于3～5次或以上，都是胎儿情况良好的表现。

第②组数字表示不同胎动类型持续的时间：

※孕妇感觉到的胎动有几种不同类型：整个胎儿躯干的运动，如翻身；肢体运动，如伸伸胳膊、扭一下身子；下肢运动，如踢腿等。3～30秒指的是胎儿翻身动作的持续时间，较长且力度较强；1～15秒指的是胎儿肢体运动的持续时间；1秒内指的是胎儿踢腿的持续时间，动作较快，力度较弱。

第③组数字表示胎动次数以及是否正常：

※每天早中晚餐后，孕妇坐下或躺下（侧卧最好）数胎动，每次数1个小时，之后将3次数到的胎动数目加起来，再乘以4。乘数在30次以上，说明胎动良好，不存在宫内缺氧问题；如果在20次左右，为胎动可疑，应怀疑存在胎儿宫内窘迫、缺氧问题，须到医院做胎心监护；乘数少于10次，属于胎动减少，应立即上医院检查。

第④组数字表示胎教的时间与时机：

※20分钟指胎儿到孕28周以后，逐渐形成规律的醒睡周期，大多为20分钟一个周期。孕2～3个月与孕7～8个月是胎教的最佳时期，孕2～3个月孕妇的情绪可以通过内分泌改变影响胎儿的发育，故保持愉悦的心情是这一时间段胎教的关键；孕7～8个月是胎儿大脑发育的第二个高峰期，胎儿听觉系统发展迅速，孕妇可有意识地用声音对胎儿进行听觉训练。

早产预防

了解数字：①37周、5%～8%、12.7%～20.8%；②24～28周、90%；③3个、10分钟、1次、30秒、28周。

数字解读——

第①组数字表示早产的界定与危害：

※早产指妊娠不到37周（大于28周）前胎儿娩出，国内早产的发生率为5%～8%，死亡率为12.7%～20.8%，胎龄越短、出生体重越低，死亡率越高，死亡原因与围生期窒息、颅内出血、畸形等相关。

第②组数字表示早产的危险因素。

※以生殖道感染为首，如细菌性阴道病、滴虫性阴道炎、衣原体感染、淋

病、梅毒等。临床统计显示，孕24～28周发生的早产90%以上，30周前的早产80%以上，34～36周的早产15%左右等，皆是"拜感染所赐"，所以预防感染便成为防止早产的重要举措。

第③组数字表示早产的信号：

※早产是可以预防的，成败在于是否早期发现、及时处置。早产先兆有3个：一个是即下腹部反复变软、变硬，且肌肉也有变硬、发胀的感觉，至少每10分钟有1次宫缩，持续30秒以上，伴有宫颈管缩短；另一个是阴道少量出血；再一个是破水，即温水样的液体流出。出现其中任何一个信号，即应到医院检查处理，不可耽误。

分娩信号

了解数字：①5～6分钟；持续30秒以上；②12～18小时、3厘米；③30秒以下；④阵痛前24～28小时；⑤12%。

数字解读——

第①组数字表示宫缩的界定：

※临产的主要标志之一是宫缩，5～6分钟指的是宫缩的间隔时间，即每隔5～6分钟发生一次，且每次持续30秒以上，意味着你的宝贝即将问世。

第②组数字表示去医院待产的信号：

※12～18小时指第一胎生产（即产程）的时间，当子宫口开到3厘米后，产程的进展会大大提速。尤其是当宫缩每到5～6分钟即出现一次，并持续1小时以上，你就该上医院了。

第③组数字表示假临产，你需要认真识别：

※假临产的表现是宫缩不规律，几分钟或半小时才来一次，每次宫缩的持续时间不到30秒钟，且无逐渐增强之势，反而逐渐减弱而消失，宫颈也未开大，谓之假临产。你应在家好好休息，积蓄精力与体力。

第④组数字表示见红时不要太着急：

※一般见红在阵痛前的24～48小时出现，但也有在分娩前几天甚至1周前就反复出现见红，是分娩即将开始的较为可靠之征象。一般见红的血量少于平时的月经量，只是淡淡的血丝，量不多，孕妇可在家休息观察。如果流出的血量超过月经量，或伴有腹痛感，应马上上医院。

第⑤组数字表示一旦破水，要即刻上医院：

※大部分孕妇分娩信号以宫缩为先，但有12%的孕妇在分娩过程前即破水，如果破膜时间超过24小时仍未分娩，感染的危险性将大大增加，故无论在任何事件下的破水，都要尽快去医院，以保证母胎双方的安全。

产后护理

数字公示：①产后30分钟，不超过6小时；②42天；③1～2厘米、10天～2周；④7～10天、4周；⑤3周、3～4厘米、6～8周。

数字解读——

第①组数字表示产后开奶的时机。一般宝贝出生后30分钟，吸吮反射最为强烈，应让他尽快吸奶。如果是早产儿、虚弱儿，或产妇有特殊原因，可适当推迟开奶，但最晚不要超过产后6小时。

第②组数字表示产后到医院复查的时间与注意事项。42指产后42天一定要到医院复查，切不可漏掉，对于了解孕妇的子宫恢复情况、健康状态以及对宝贝健康的影响，能及时发现孕妇的多种疾病，还可帮助孕妇采取合理的避孕措施。

第③组数字表示产后子宫高度的复原情况，如子宫底高度可每天下降1～2厘米，在产后10天至2周左右降入股盆内，腹部就摸不到子宫了。

第④组数字表示子宫颈的复原情况。一般7～10天，子宫颈内口关闭，产后4周左右，宫颈恢复到正常大小。

第⑤组数字表示子宫内膜的复原情况。产后3周左右，除胎盘附着面外，其他部分的子宫腔会全部被新生的内膜所覆盖。至于胎盘附着部分的子宫壁面积，刚分娩后约手掌大，到产后两周，直径缩小到3～4厘米，产后6～8周完全修复。

五、孕期护理篇

导语：孕期是个特殊生理时段，母体从外到内都会随荷尔蒙的变化而发生许多生理改变，并影响到各种组织与器官，甚至出现不适感，做好必要的护理事宜刻不容缓。

眼睛也有"妊娠反应"

恶心、呕吐、厌油腻、嗜酸……这些都是人所共知的妊娠反应。其实，作为全身一部分的眼睛也不例外，也含有"妊娠反应"。常见有以下几种：

• 眼干涩，眼屎增多。见于孕初期3个月。此时切忌盲目地误认为眼睛发炎而动用抗生素眼药水，明智之举是到医院眼科检查，当医生确认为怀孕所致"干眼症"后，不妨多安排一些富含维生素A以及欧米伽-3脂肪酸的食物，包括胡萝卜、柑橘、亚麻籽油等。

• 看东西有朦胧感，或东西变小、扭曲，或眼前出现波浪状的线条或有"星星"晃动。原本有近视的孕妈妈，会感觉到孕前戴的眼镜的度数不够用了。见于孕晚期（孕7～9个月）。此时应顺其自然，一般到分娩后6周，视力会恢复到孕前水平。特别要提醒打算换眼镜的孕妇，不要着急，也别凑合着用，不妨暂时先配一副舒适的"孕妇眼镜"。

• 眼周色素加深，黑眼圈或孕斑"闪亮登场"。见于孕中晚期。孕期色素沉积是一种生理反应，大多会在分娩后慢慢变淡，故不要刻意使用药物或特殊美容品进行修复，以免对胎儿产生不良影响。适当补充一些维生素E和维生素A，可能有所帮助。

● 眼睛出现酸痛感。较轻的眼睛胀痛可通过适当休息来恢复，如果眼睛胀痛的同时有眼红、怕光、视力下降等症状，须疑及虹膜睫状体炎临身；眼球转动疼痛伴随视力明显下降，要当心攀上了视神经炎；眼痛、视觉异常伴头痛要警惕颅内疾病。凡遇到这些情况之一，务必及时去医院看医生。

减轻眼部的"妊娠反应"，加强眼部护理是关键。建议孕妈妈抓住以下要点：

（1）将眼科检查列为孕前与产前检查的必检项目之一。孕前发现眼病及时治愈，暂时不能治愈的也要控制好病情再考虑怀孕。进入孕期后，最好每隔2个月看一次眼科医生。

（2）均衡饮食，多安排富含维生素 A、维生素 C 与叶黄素的食物，防止视力下降，如柑橘、胡萝卜、芒果、甘薯、杏子、哈密瓜等。

（3）孕期的眼部变化已不适宜再戴隐形眼镜了。如果勉为其难，容易发生缺氧而诱发或加重眼角膜水肿，甚至造成严重的后果。所以，至少在孕晚期3个月停戴，待分娩后6～8周（最好3个月）再重新佩戴。

（4）调整生活方式，如减少阅读；缩短看电视及看电脑等的用眼时间；勤洗手，勿用手揉眼睛，夏秋季节注意防晒，并尽量少在干燥的环境中逗留，少用吹风机等。

（5）热敷眼睛。方法：将毛巾浸泡于40～50℃的温热水中，取出拧半干，趁热敷在额头及双眼部位。也可用茶壶盛满热水，两眼轻闭，接受来自壶嘴冒出的热气熏蒸。每天3～4次，每次5～10分钟。

（6）安全使用眼药水。使用前须向医生咨询，尤其是在孕早期和即将临产的阶段，不可随意擅自应用。

（7）三种孕妇要特别注意护眼。一是患有妊高症的孕妇要当心眼底病变；二是高度近视的孕妇要当心视网膜脱离；三是糖尿病孕妇要控制好血糖，防止高血糖损害眼睛及视力。

孕期护好双耳

孕妈妈全身水量猛增约4升，这些水分主要潴留在组织间隙，耳朵也在其中，所以易发生症状。

● 听力减弱。孕妈妈体内的细胞内外液中雌激素浓度差异较大，可引起渗透压改变，导致内耳水钠潴留，进而影响听力。

- 耳病。包括分泌性中耳炎、姜尼尔综合征、耳鸣等。

护耳要点：孕期听力下降幅度一般都在生理限度以内，待到产后3～6个月可恢复正常。耳鸣也可随着孕期结束而逐渐恢复正常。可做做护耳操（方法：定息静坐，咬紧牙关，以两指捏鼻孔，怒睁双目，使气窜入耳窍，至感觉轰轰有声为止。每日数次，连做2～3天）。若得了分泌性中耳炎，宜多做吞咽动作，必要时到医院耳鼻喉科治疗。

护耳举措：

（1）补足营养，如富含维生素A、叶酸、维生素B_{12}的食物，包括鱼、动物肝、蔬果等。

（2）根据孕期以及妊娠反应的程度，合理安排工作、活动与休息。

（3）少听耳机，听时音量适中，时间不要太长，每隔半小时休息一下。

（4）严防感冒，杜绝中耳炎发生。

孕期护好鼻子

孕期鼻子易出现的问题：

- 常流鼻血。尤其是孕7个月后，血液中的雌激素浓度可超出孕前20倍以上，促使鼻黏膜发生肿胀、软化、充血，加上鼻腔血管壁脆性增加，容易破裂而引起鼻出血。

- 妊娠期鼻炎（又叫血管舒缩性鼻炎）。雌激素水平增高，引起鼻黏膜的超敏反应，导致小血管扩张、组织水肿，约20%的孕妈妈可受累，分娩后可痊愈，且不留后遗症。

护鼻要点：一旦鼻子出血，应迅速坐下，用拇指和食指压住鼻翼根部，持续5～10分钟，并用冷湿毛巾敷额或鼻部，一般出血可止住。如果出血严重，应在医生的指导下合理使用黄体酮药物，降低雌激素对鼻黏膜的刺激作用而止血。妊娠期鼻炎一般不用药物治疗，症状较重而血压正常者可适当用点血管收缩剂，如1%麻黄素液滴鼻，疗程不超过3～5天。如无效时，可在清除鼻腔分泌物后，酌用鼻腔喷雾剂，或采用下鼻甲黏膜下注射给药，症状改善可保持3～6周。

护鼻举措：

（1）多吃富含维生素C、维生素E、维生素K的食物，如青菜、红豆、瘦肉、蛋类等，以增强血管弹性，改善鼻腔黏膜的血流循环，减低鼻出血或罹患鼻炎的概率。

（2）改善环境，如定时开窗换气，勤洗浴，远离"二手烟"以及污浊的空气，减少对鼻黏膜的恶性刺激。

（3）重视鼻腔卫生。每次洗脸结束时，不妨用湿毛巾洗洗鼻腔；保持口鼻的温暖湿润，减少干冷空气的刺激；避免过度刺激的气味，如蚊香、烧香、油漆、清洁剂等。

（4）预防感冒。秋冬寒冷季节或感冒流行期间，尽量少去公共场所，室内可用白醋熏蒸的方法来进行空气消毒。如果不慎受凉，可服用生姜红糖水以驱除"寒邪"，减少鼻炎发病。

孕期护好咽喉

孕期咽喉问题：一般从孕3、4个月开始，咽喉部、声带等部位可出现水肿、松弛、疼痛、声音嘶哑甚至失音，容易误诊为急性咽喉炎。可累及20%的孕妈妈。

护咽喉要点：大多数孕妈妈的咽喉症状，都会随着胎儿的降生而逐渐恢复正常，故轻症不必处理，较明显者也只做对症处理。若较重者需要动用药物（包括中药），一定要接受医生的指导。

护咽喉措施：

（1）严防感冒。

（2）讲话不要太频繁，避免大声喊叫与哭闹。

（3）多喝开水，有咽喉不适感时可适当含服一些清凉含片。

（4）防止胃食道反流。已有胃食道反流者应积极就医治疗。

打好口腔保卫战

口腔问题轻者妨碍人际交往（如口臭），重则影响、干扰妊娠的正常进行，给母胎双方的健康蒙上阴影。请看"罪行录"：

- 孕妈妈可因牙痛而致咀嚼力减退，失去正常的进餐习惯，致使有一定硬度的食物被排斥在餐桌之外，造成营养不均衡，直接影响胎儿发育的营养供给。
- 早产儿和低体重儿的出生概率增加。美国研究发现，孕妈妈患有牙周炎，其胎儿发生早产或低出生体重的风险增加7.5倍；孕期牙周病变加重的孕妈妈，其风险可增加10倍或以上。

• 孕妈妈口腔黏膜或牙龈组织因炎症而减弱抵抗甚至无法阻挡牙菌斑中的细菌潜入血流，从而干扰胎盘吸收营养。侵入胎儿的细菌可触发免疫和炎症反应，给胎儿健康招来风险。

• 胎儿出生后，妈妈的亲吻、喂食等亲密动作，可将牙周致病菌通过唾液传给宝宝。

保卫战武器大展示

打好口腔保卫战，必须备好口腔护理用品。让我们逐一认识一番：

※ 牙刷。孕妇牙刷的清洁能力应比普通牙刷更强，且拥有柔软的刷毛。

※ 牙膏。孕妈妈以普通牙膏为安全。药物牙膏可能含有不利于胎儿健康的药物成分，使用前一定要咨询医生。

※ 牙线。值得推荐，能方便地到达刷牙漱口难以到达的狭窄牙缝，有效去除食物残渣与牙菌斑，且不损伤牙龈。

※ 牙签。功能类同于牙线，能剔除牙缝间的食物残渣，弊端是有刺伤牙龈的风险，孕妈妈要尽量少用。

※ 木糖醇口香糖。餐后咀嚼能有效刺激唾液分泌，抑制细菌，清洁牙齿，清除口腔异味。医学研究显示，每逢餐后和睡觉前咀嚼一片，每次至少5分钟，可以减少70%的龋病发生率。

※ 漱口水。漱口水可能含有某些不利于十月怀胎的成分，孕妈妈应最好不用，以清水或淡盐水作为漱口水最安全。

口腔保卫战五大战术

要打好口腔保卫战，必须践行"全面口腔清洁"新理念，五大战术并举，并贯穿于"十月怀胎"的全过程中。

战术1. 刷牙与漱口。除每天早晚各刷一次外，每餐及吃过甜点后都应刷牙。使用温水并选择合适的牙刷与牙膏。进食后若不刷牙，必须漱口。

战术2. 使用牙线。取约30厘米长的牙线，切入牙间隙，紧贴牙面成"C"字形，缓缓地从牙根向牙冠方向移动，用力不要过大，以免损伤牙龈；每清洁一个牙间隙要移动一段牙线，直到清洁完毕。

战术3. 孕中期到医院牙科洗牙。刷牙、漱口、牙线也有鞭长莫及的地方，最好在孕中期到医院牙科做一次洁牙术，即俗称的洗牙。

战术 4. 纠正以下不良习惯，堵塞每一个损牙细节：

• 中午不刷牙。白天的口腔细菌多于夜间，故应增加一次中午刷牙。刷牙最好安排在饭后半小时，以免损伤牙釉质。

• 吃夜宵或夜间吃零食。晚上吃东西的人要比不吃者牙齿脱落更厉害，故最好戒除。

• 用嘴呼吸。鼻子不通气或运动时习惯用嘴呼吸，会损失更多唾液，增加患龋齿的概率。

• 不用吸管喝饮料。饮料中含有果汁、苏打等酸性物质，频繁与牙齿"亲密触碰"会提升罹患龋齿的风险。

• 泡游泳池。游泳池里的水经过氯气杀毒处理，氯元素能腐蚀牙齿。

• 嚼冰块。夏秋季节嚼冰块解暑，有导致牙齿疼痛、断裂之虞。吃冰块时最好碾碎。

战术 5. 及时治疗口腔疾患。有些孕妇担心药物会影响胎儿而不愿意用药、拔牙或做其他治疗。其实，普通的洗牙、根管治疗、牙齿修补在孕期是可以进行的，就是拔牙也可在比较稳定的孕中期实施。

孕期护好乳房

自你受孕的那一刻起，在体内荷尔蒙的驱动下，乳房就拉开了"七十二变"的序幕，但要有明显感觉则须待孕 1 个月左右。随着孕期的进展，乳房的变化会越来越显著。

孕期乳房问题一箩筐

随着乳房的显著改变，将会出现一系列让孕妈妈困扰的问题：

（1）溢奶。乳头有少量淡黄色稀薄液体流出，属于妊娠生理现象。对策：溢奶不多无须特殊处理，只要及时用温水清洗，并用柔软的干毛巾擦拭干净即可。如果溢奶较多或持续时间较长，要有意识地减少液体食物的摄入，如汤、水、粥等。到了炎夏，不妨在胸罩内垫上防溢乳垫，以免出现浸湿衣服的尴尬景观。

（2）乳房变大。这是孕妈妈在为产后哺乳做准备的又一种妊娠生理现象。对策：无须进行特别处理，只要根据乳房的增长幅度及时更换合适的文胸即可。

（3）乳房胀痛。乳房受挤压时胀痛或刺痛感更加明显。对策：换穿宽松内衣或文胸；生活中，尤其是在洗澡时擦洗动作要轻柔；酌用热敷、按摩等方式缓解痛感；如果乳房出现红肿热痛、乳头龟裂、乳头有血丝性分泌物等异常征候，要及时看医生，提防急性乳腺炎甚至乳癌偷袭。

（4）乳头发黑。乳头颜色由原来的粉红色变成黑色。对策：此变化乃是妊娠期的必然改变，大部分色素在分娩后会有程度不等的减退，但完全消失的可能性很小。

（5）副乳。属于乳房发育畸形，常为发育不全的乳腺组织。对策：副乳如果没有症状(如分泌乳汁、胀痛等)者可不治疗，如果副乳体积过大，或出现疼痛等症状可到医院进行切除。

（6）乳头凹陷。乃是先天形成，与怀孕没有必然联系，但可能妨碍给宝宝哺乳，应提前予以矫正。对策：宜在孕末期（孕36周后）进行，操作要轻柔，时间要短，一旦子宫出现频繁收缩立即停止，有早产、习惯性流产者不能采用这些方法，只能放在孕前或分娩后处理。具体有以下几种方法，可供参考：

• 用手指轻轻将乳头向外牵拉，同时捻转乳头，再用70%酒精擦拭乳头。每天牵引并擦拭2～3次，每次20～30分钟。等到乳头皮肤坚韧后，乳头就不容易内陷了。

• 借助于吸奶器。将橡皮玻璃吸奶器的玻璃罩去掉，捏紧橡皮球挤去球内空气，用开口处吸住乳晕，利用负压作用吸引内陷的乳头。一般持续10分钟后取下橡皮球，再牵拉、捻转乳头，坚持一段时间乳头会逐渐突出来。

• 将橡皮乳头和乳房皮肤接触处固定，待2～3个小时乳头就会突起，巩固一周左右即可。

做好乳房养护功课

孕期养护乳房至少要达到3个目标：一是尽量减轻乳房的不适感，助你顺利度过"十月怀胎"；二是让乳腺充分发育（乳腺发育越充分，日后分泌的乳汁就越多），为未来的小宝宝准备充足的"食粮"；三是防止"一朝分娩"后乳房滑坡。为此，建议孕妈妈抓住以下要点：

※ 整个孕期都要适当多安排富含蛋白质与维生素、矿物质的食物，如禽肉、水产品（鱼虾、牡蛎等），以及水果、蔬菜等。

※ 选好内衣。据统计，到分娩时胸部大致会晋升2～3个罩杯。建议从孕4

周起着手对文胸"推陈出新",到孕7个月时最好换用哺乳文胸。

※呵护好乳头。首先要合理清洗,乳汁易在乳头上凝固结痂,不可强行清除,宜先用植物油(麻油、花生油或豆油)涂敷,使之变软后再用温水清洗。到孕4、5个月后,常用干燥柔软的小毛巾轻柔地擦拭乳头皮肤,增加乳头表皮的坚韧性,使其趋于结实耐磨,经得起日后宝宝的吸吮。

※按摩乳房。按摩可促使乳腺管畅通,增加乳汁流出的通畅性,有助于产后哺乳,并可有效防止产后乳房下垂。方法有:

①热敷按摩:用干净的毛巾蘸些温开水,由乳头中心往乳晕方向成环形擦拭,两侧轮流热敷,每侧各15分钟,同时配合环形按摩(双手置于乳房上、下方,以环形方向按摩整个乳房)、螺旋形按摩(一手托住乳房,另一手食指和中指以螺旋形向乳头方向按摩)、指压式按摩(双手张开置于乳房两侧,由乳房向乳头挤压)、横向按摩(活动乳房的基底部,目的是使乳房内维持良好的血液循环状态)。

②乳房按摩:首先用温热毛巾对整个乳房热敷,然后将一只手横放在另一侧乳房上,另一只手压在该手上,双手重叠向胸中央推压乳房,再将双手手指并拢放在乳房斜下方,从乳房根部振动整个乳房,并用双手将乳房向斜上方推压按摩,最后从下面托起乳房,用双手向上推压乳房。注意:按摩时双手必须握住整个乳房,动作幅度稍大点,但严禁胡乱揉捏,以免误伤乳腺。

③乳头按摩:先洗净双手,用肥皂水将乳头外以环形法擦洗至乳房基底部(锁骨处),分别清洗左、右侧的乳房。乳头避免用肥皂清洗,以免洗去外层的保护性油脂,同时注意清洗痂皮。清洗后用手托住乳房,自锁骨下乳房基底部,以中指和食指向乳头方向按摩,以拇指和食指揉捏乳头,以增加乳头韧性。两手拇、食指自乳房根部向乳头方向按摩,每日2次,每次20下;也可用钝齿的梳子自乳房根部向乳头轻轻梳理,使乳腺管通畅,有利于产后哺乳。注意:孕中期的乳房还不宜过度按摩,尽量轻一点,一旦出现下腹部疼痛,应立刻终止。

※睡眠宜侧卧或仰卧。俯卧容易挤压乳房,导致血液循环不畅,妨碍促使乳腺发育的激素运送,累及乳腺发育,要尽量避免。

孕期护好胃肠

护好胃肠的关键举措在于调整三餐食谱,优选食物,以下三类应在必吃之列:

- 养胃护肠的食物,包括番茄(促进胃肠蠕动,清理肠胃)、蜂蜜(可帮助人体消化、吸收并加强新陈代谢，清除肠胃垃圾）、坚果（可修复肠胃，且能润肠通便）、面条（主食中最养胃的食物）等。

• 富含膳食纤维的食物，包括蔬菜、水果及杂粮，如木耳、韭菜、豆角、荔枝、樱桃等，有助于防止便秘与痔疮。

• 富含益生菌与益生元的食物。双歧杆菌等益生菌既能促进食物消化与养分吸收，还能调节肠道蠕动，促进排便。食物有酸奶、干酪、发酵豆乳、发酵蔬果汁、胡萝卜及大豆等。

具体谋划食谱时，首先，应根据季节变化而有所调整，如春天多吃点山药、香蕉、大枣等甜味食物，以养脾气；夏天多吃豆类以健脾利湿；立秋后多喝粥；冬季气候寒冷，宜多吃一些暖胃食物，如小米、萝卜、大枣、南瓜、红薯与鱼等。

其次，合理烹饪，把握进食温度。多食粥、汤等。温度以不烫不凉为佳，在 35～50℃之间。

另外，进食的速度也有讲究，每口饭菜至少咀嚼 30 下，既可刺激口腔分泌更多的唾液，又有利于消化食物、杀灭细菌，清除致癌物，对胃黏膜也是一种保护。

最后，做好饮食卫生。如不吃或少吃剩饭剩菜，特别是夏天。如果非吃不可，须用火煮开或者上火蒸 10 分钟，用高温彻底消毒。不可直接食用从冰箱拿出来的食物，冰箱中有一种耶尔细菌，广泛存在于牛奶、肉、鱼、禽和蔬菜等食物中，在零下 4℃的低温中仍可生长繁殖，误食可能引发肠炎。所以冰箱一定要生食、熟食分开存放，食用前要煮沸消毒。

及时化解胃肠问题

刚才说过，孕期胃肠容易出现不适感甚至问题，为尽量减轻其对母胎双方的影响，一旦有问题苗头显露，即应在医生的指导下予以化解。

• 孕吐反应：孕妇可遵循"随心顺口"的饮食原则，少吃多餐，多吃维生素丰富的蔬菜与水果，如生姜、柠檬等。

• 胃口改变：胃口变好者要管好嘴，否则可导致孕期体重增长过多，进而造成孕期糖尿病等问题。胃口变差者应选择适合的食物来补充足够的营养，以免影响自身以及胎儿的发育。

• 口味变化：如爱吃酸食等，但吃酸要有选择，人工腌制的酸菜、醋制品含有较多的亚硝酸盐等致癌物，孕妇不宜。山楂中养分倒是不少，但有致流产之弊，孕期更要"敬而远之"。

●便秘问题：孕妇肠道的食物传送时间会随着孕期的延续而延长，所以约40%的孕妇可出现便秘。此时可适当增加富含膳食纤维的食物；多喝水；坚持固定的如厕习惯。

●胀气问题：可酌情少吃些产气食物，如杂粮中的玉米、芋头、红薯等；蔬菜中的洋葱、花椰菜、韭菜等；水果中的苹果、西瓜、香瓜等。另外，可搭配一些能预防或减轻胀气感的食物，同时增加散步的次数，促进肠道运动等。

给心脏以切实的关爱

孕妈妈或轻或重会感到心慌，多与心跳加快或心律不齐有关。这两种情况虽说感觉难受，但都是正常的妊娠反应，且健康孕妇完全能通过代偿来接受并适应心脏生理极限的挑战，大可不必紧张担忧，可酌情采取一些缓解措施来减轻不适感：

一是到医院做一次心电图检查，了解心率的变化以及有无心律不齐或确定心律不齐的类型，评估对母胎有无影响以及是否需要治疗，以便及时解除忧虑，轻松怀孕。

二是调整生活方式，如放松心情，保护愉悦恬静的心态，远离咖啡、浓茶，少吃辛辣刺激食物，睡好觉等，心慌或早搏症状可获得一定程度的改善或消失。

提防妊娠心脏病临身

并非所有的心慌或早搏都是生理性的，尤其是那些稍微运动就会出现，且休息之后总不减轻者，需要高度提防妊娠心脏病临身。这是一类因妊娠而诱发的心脏病，如妊高症心脏病、围生期心脏病等。

健康的心脏为何会与心脏病结缘呢？以妊高症心脏病为例，好发于孕20周左右，主要有高血压、水肿与蛋白尿等三大症状。其基本病理变化是全身小动脉发生痉挛，血管的阻力随之增加，进而引起各个生命器官的供血量减少，包括心脏，而心脏一旦缺血就可能发生心力衰竭等病变，心脏病就"应运而生"了。

防治要点：

●加强孕期监护，减轻心脏负担，如减少活动，增加休息或卧床时间等。

●按时孕检。一般孕20周前至少每2周检查一次，孕20周以后每周检查一次。除观察产科情况外，还要做心电图、超声心动图检查，全面了解心脏功能。若发现异常或有心力衰竭先兆，须立即住院治疗。

• 及早入院待产。最好在距预产期前 2 周入院，既能充分休息，也便于医生检查观察，防止种种意外发生。

关爱心脏从细处做起

为最大限度地减轻心慌、心跳等不适感，特别是要确保心脏不受妊娠心脏病之害，务必给心脏一份切实的关爱，请抓住以下要点：

做好孕前检查是基础，除要仔细检查心脏外，口腔、血常规检查也别漏掉，因为牙病、贫血等都是妊娠心脏病的诱发因素，务必治愈后再考虑怀孕不迟。

孕期适时做心电图检查。孕期有两个时段是心脏负担的高峰期：一个是刚才已经提到的孕 32～34 周；另一个是分娩时，由于血液瘀滞度上升，导致外周循环阻力增加，有诱发心脏功能不全甚至心力衰竭之虞。所以，在这两个时间段内做心电图检查，及时了解心脏的负担情况很有必要。

积极防治妊高症，消除产生心脏病的病理基础。措施有：孕妇注意休息，每日至少保证 10 小时睡眠；定时测量血压；观察下肢有否水肿，若有异常及时向医生求助等。当孕妇出现心慌、憋气、不能平卧、四肢乏力等症状时可能就是心衰的早期信号，随时可能危及母婴安全，应及时到医院进行检查治疗。

做好孕期保健。如供足蛋白质、维生素等营养素，防止贫血或营养不良；饮食应适当少盐，每天的吃盐量不超过 5 克等；适当多安排一些有护心作用的好食物，包括杏仁、木耳（预防血液凝结）、薏仁、黄豆（降低胆固醇）、黑芝麻（防止血管硬化）、菠菜（富含叶酸，能预防心血管疾病）；睡好觉等。

爱肝从护肝开始

孕期，你的肝脏至少增添了两副担子。首先，体内平添了一个"小生命"，且在一天天长大，对营养的需求量增多，你的肝必须生产更多的蛋白质、脂肪与糖类等养分来满足胎儿发育的需要。同时，与妊娠有关的荷尔蒙，如雌激素、孕激素及胎盘分泌的各类激素水平上升，也都需要在肝内分解，无异于为肝脏再压上一副担子。两副担子使你的肝脏负担较孕前大大增加，迫使肝的体积增大（医学称为代偿性增大），功能也轻度异常，化验血液可见胆红素、转氨酶升高，白蛋白下降。这是顺应妊娠而发生的正常改变，不会对母胎双方构成任何实质性的

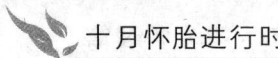

威胁，一旦分娩则恢复正常，不必担忧。

记住，肝的孕期生理性变化有三大特点，并可据此与病理性变化区别开来：

- 一般都发生在孕后期3个月，孕早期和孕中期不会出现。
- 改变的概率较低，如胆红素升高的孕妈妈仅占正常妊娠的8%，转氨酶升高者更低，只占7.3%。换言之，90%的孕妈妈肝功能仍旧是正常的。同时，改变的幅度也较轻微，以转氨酶为例，不会超过正常值的1倍。
- 分娩后胆红素、转氨酶与白蛋白等肝功能指标都会迅速恢复到正常范围。

特发性肝病及时看医生

与生理性变化大相径庭的就是病理性变化了，称为孕期特发肝病。虽然也多见于孕晚期，但对母胎双方的影响却有质的区别，百分之百地属于疾病了，需要慎重对待。

急性脂肪肝就是孕期特发肝病之一。此外，还包括肝内胆汁淤积症、剧吐肝损害、妊高症肝损害等。

先说急性脂肪肝，又称妊娠特发性脂肪肝，多发生于孕36～40周，合并妊高症的孕妈妈和怀有双胎或男胎的初产妇尤为高发。多于上呼吸道感染后起病，以恶心、呕吐、喜冷食开始，继之出现乏力、尿黄及严重水肿，黄疸迅速加深，伴有出血倾向及肾功能衰竭，危及母胎生命。应对要点：早看医生，诊断明确后即做剖宫产手术结束孕期。

再说孕期肝内胆汁郁积症，俗称胎气病，多发生在孕7、8个月后。患上胎气病的孕妈妈往往有全身瘙痒与皮肤发黄两大典型表现。对于胎儿，可增加发生宫内窘迫的概率（可达32%～65%）与死亡率（比正常孕妇高4倍）；对于孕妈妈，诱发早产、产后出血等的风险也增大。应对要点：定期到妇产科检查，临产期更不可大意，发现异常加强监护，预防早产，并适时结束孕期。只要孕期一结束，孕妈妈的黄疸与瘙痒等症状可迅速消失而恢复正常。

剧吐致肝损害主要见于孕吐反应频繁且较久的孕妈妈。由于较重的呕吐引起营养不良，导致肝糖原的合成和储备减少，进而造成肝细胞脂肪变性甚至坏死等肝脏实质受损。随着妊娠呕吐的控制与缓解，肝功能损害可以完全复原。应对要点：住院治疗，及时止吐，迅速补充液体和能量，待热量及营养物质补足后肝损伤即可消失。

最后说说妊高症肝损害，见于妊高症较重的孕妈妈。主要是妊高症造成全身小动脉血管痉挛，肝脏因供血不足而出现损害。孕妈妈首先有妊高症的表现，如血压升高、水肿、蛋白尿等，在此基础上出现肝区不适或疼痛、黄疸以及出血倾向等异常。应对要点：积极治疗高血压，加强临产护理，待病情平稳后尽快终止妊娠，并做好新生儿抢救的准备。

孕期爱肝抓好细节

孕期如何关爱你的肝呢？首先，要做好孕前准备。准备之一是接种疫苗，防止孕期遭受肝炎病毒偷袭；准备之二是做好孕前检查，切忌将肝病带入孕期；进入孕期以后，要定期做孕中检查，积极防治孕吐反应、妊高症等孕期合并症，确保肝脏不受干扰或伤害。

其次，要合理安排孕期三餐，突出富含蛋白质与维生素食物的地位。同时要注意防范食物污染，食物污染虽然在短时间内不致造成危害，但长期慢性毒害作用的积累完全能使肝脏功能受损。

再次，要合理运动。不过，孕期毕竟不同于孕前，应在妇产科医生的指导下进行项目选择与锻炼。

最后，还应注意其他细节：不随便用药，尤其是口服药，其几乎100%通过肝脏处理，故即使是营养药或补药，也要接受医生的指导。多喝白开水，白开水可增加循环血量，增进肝细胞活力，有利于代谢废物的排除而收到护肝之效，但要保持新鲜。学会自我调节情绪，尽力做到心平气和，心胸舒畅，乐观开朗，保持好心情，并随时提醒自己：生气不要超过3分钟。

把护肾功课做到位

当你如愿进入孕期以后，出于胎儿生长发育以及母体健康的生理需求，你的身体会围绕着内分泌代谢与血流动力学发生一系列变化，以肾脏为核心器官的泌尿系统也不例外，形体与功能都会出现一些与孕前的不同之处：

• 血液循环变化。表现为肾血流量与肾小球滤过率增加，到孕中期时较孕前增加35%～50%。

• 肾脏变化。表现为体积稍有增大，长度增加1～2厘米，重量增加不明显。

• 尿路变化。表现为肾盂、输尿管扩张，输尿管增粗、变长、屈曲等，导致尿液排出不畅，肾盂与输尿管可有少量尿液潴留，医学谓之"肾积水"。

- 膀胱变化。孕早期容量减少；孕中、末期向上移位；临产前待胎儿头部向下进入盆腔后，压力显著上升。
- 小便变化。如尿频，甚至漏尿，尤其是夜尿增多，以孕早期与孕末期3个月最为突出。
- 血液变化。血肌酐、尿酸水平降低。
- 尿检变化。尿中可查出微量蛋白、糖分，尿素、肌酐、肌酸等排泄增多。

尿频的成因和程度则与孕月密切相关。随着孕月增加，子宫因胚胎发育而逐渐变大，造成盆腔内的器官位置发生变化，导致膀胱承受的压力增加，容量减少，即便只有很少的尿液也会刺激尿意。孕中期子宫开始从盆腔向上移位，膀胱所受压力减轻，夜尿增多现象有所减轻。进入孕晚期又会加重，遭受尿频困扰的孕妇可增至八成，除了胎儿头部开始下降、膀胱再次受压外，就是缘于母体的代谢产物增加，肾脏的负荷加大，尿量自然增多。

可以告慰孕妇的是：上述变化皆为孕期的生理现象，无须处理。对于尿频，除了勤如厕，还需注意睡前1～2小时内不要喝水，晚餐少吃西瓜、蛤蜊、茯苓、昆布等有利尿作用的食物；白天为防"突发事件"，可酌用护垫，护垫须经常更换，防止细菌感染。

肾脏摊上事儿怎么办

孕期也是肾脏最脆弱的时段之一，任何致病因子的偷袭都可能摊上事儿，医学谓之妊娠合并症。而肾脏一旦罹病对母胎双方将构成威胁，对胎儿可致早产、胎儿体格和神经发育迟缓、死胎等；对孕妇可诱发肾脏疾病或导致原来的肾病加重，严重者还可能出现肾功能衰竭而致命。那么，一旦摊上了事儿该怎么办呢？

摊上肾积水怎么办？及时到医院进行正规诊治。

"肾积水"特点是：常发生于右侧，无明显疼痛，调整睡姿可改善，分娩结束后很快恢复正常。但也有少数可能为病理性，表现为尿液越积越多，一方面可压迫肾脏致其萎缩，影响其功能；另一方面可诱发感染，引起肾盂肾炎等泌尿系统炎症疾患临身。孕妇可感到腹部有肿块或腰部肿胀，并有疼痛（重者表现为肾绞痛）、恶心、腹胀、少尿等症状，B超检查可获确认。

摊上妊娠中毒性肾病怎么办？力争早发现、早诊断、早治疗。

中毒性肾病多见于孕中晚期。此病是造成孕期肾衰竭的最常见凶犯，对母胎的危害最严重，发病率也较高，尤以年轻的初产妇和高年初产妇多见。另外，羊水过多、多胎、葡萄胎、高血压等也可成为此病的"始作俑者"。主要有水肿（见于双下肢、足背处，卧床休息不能减轻）、血压升高、蛋白尿等表现，重者可伴有头痛与视物不清、呕吐、抽搐、昏迷等。一般在孕 6 个月左右，若孕妇出现两下肢、足背水肿，应立即去医院查尿。确诊后要卧床休息，严密观察水肿、血压、蛋白尿发展情况以及肾功能；适当限制饮水量和食盐；加强营养，补充多种维生素；按照医生要求进行有效降压治疗。病情严重者须住院治疗。

摊上肾结石怎么办？尽量采用非手术治疗。只要没有反复发作，应等待分娩后再进行排石治疗。

孕期内分泌变化，使得肾盂、输尿管的收缩蠕动作用减退，尿流变缓，尿液中的结晶物质很容易沉淀下来形成结石。另外，增大的子宫压迫输尿管，使输尿管发生一定程度的扩张和积水，也是肾结石形成的一个诱因。表现为右腰部疼痛（结石多发于右侧肾脏），痛感可向大腿放射，查尿可见红细胞。有生育计划的女性，孕前进行全身体检，一旦发现结石，应先做处理再考虑怀孕。

将护肾功课做到位

护肾功课并非一朝一夕之计，须贯穿于整个孕期，抓住以下细节，切切实实做到位：

首先要做好肾脏检查。孕前、孕中及产前检查都不要漏掉肾脏。如孕前检查能发现可能存在的肾病，并进行正规治疗，待病情痊愈或得到良好控制之后（如血压、肾功能正常，尿蛋白定量小于 3.5 克，无严重的小管间质和血管病变），再将怀孕提上日程（患有糖尿病肾病、慢性肾衰或正在进行透析治疗的女性不能怀孕）。进入孕期后最好每月到医院检查一次。

其次要吃好孕妇餐。在确保食物品种多样、营养均衡的前提下，可适当向瘦肉、胡萝卜、番茄、莲子等具有护肾养胎功能的食物倾斜，白天适当多喝水多排尿，发挥冲洗尿路的作用。烹调宜清淡，少盐，少油腻，少高嘌呤食物（如动物内脏、虾蟹、香菇、大豆制品等）等。

再次要坚持适度运动。

最后要多按摩。每天晨起与晚睡前做适当按摩，只要持之以恒，便可获益。

孕期学会护阴

女性一旦进入孕期,便意味着阴道变化的序幕已经拉开,目的在于为"一朝分娩"做准备。但生理改变也会带来某些"副产品",最突出的当数阴道分泌物了。孕早期可在宫颈部形成一道保护屏障,称为宫颈黏液栓。随着怀孕月份的增加,分泌物也越来越多。以后宫颈逐渐变薄和张开,分泌物即可向阴道外排出,使你产生会阴部总是湿漉漉的不舒服感,但不痒也不痛。细看分泌物或清澈或淡黄,类似于鸡蛋清或人在冷天流出来的清鼻涕,有时黏液栓也可能流出来,如同一大团凝胶,且略带血色。

除了生理性改变外,病理性变化轻者也会给你招来不适感,较重者可危害优生,如引起孕期并发症(如孕期绒毛膜羊膜炎、早期破水、流产或早产、胎儿出生体重低下、产褥感染等)、破坏生殖健康(如诱发子宫颈炎、子宫内膜炎、输卵管炎和盆腔炎)、株连未来的小宝宝(如霉菌性阴道炎可感染新生儿的口腔,引起鹅口疮,导致喂食困难)等。

必须明白,孕期阴道的生理性变化难以避免,但可通过良好的护理减轻其带来的不适感;病理性变化虽有害于妊娠,也可通过正确的护理加以防范或及时处置,将其扼杀在萌芽状态,或把危害减到最低程度。如何践行正确的护理举措呢?

做好综合护理

做好孕前准备,如优生咨询,全面检查身体,包括阴道检查,若查出阴道炎须积极治疗,待痊愈后再计划怀孕不迟,防止将炎症带入孕期。

做好会阴部清洁卫生。如每天早晚用清水清洗(被医生誉为最好的清洗方式),以保持外阴的干爽与清洁,可在清水中加入少许食盐,但不得随便动用清洗液来冲洗阴道,目的是尽量减少对外阴的不当刺激,以免破坏阴道内的菌群平衡。另外,阴毛过为浓密者可做修剪。

做好肛门清洁,防止肛门处的细菌向阴道迁徙,大便后要用清水洗净。不要随意搔抓,勤剪指甲,勤洗手,避免将寄生在指甲、肛门等处的致病菌带入阴道。

多吃一些富含维生素(尤其是维生素C)的食物,如蔬菜与水果;少吃辛辣、甜腻食品,保持血糖水平处于正常范围。

以孕育大业为重,勿盲目赶潮流、追时尚,如气泡浴、温泉浴等。也不要裸睡,因为真菌无处不在。洗澡尽量避免盆浴。内衣裤应选择棉质品以维持会阴部的通风与干爽。换下的内裤用60℃以上的热水浸泡或煮沸消毒。避免与家人共用毛巾、浴巾、浴盆。用过的浴巾、毛巾、浴盆等均应用开水烫洗，置于太阳下暴晒而非晾晒，或煮沸消毒5～10分钟。

留意阴道分泌物的变化

分泌物由水分、蛋白质、糖蛋白、腺体分泌物及其阴道良性细菌、代谢物所组成，透明、稍微黏稠、无味。怀孕早中期稍有增多，孕晚期增加较明显，类似于非孕期的排卵期，或更多一些。一旦分泌物的量异常，并有异常颜色及气味，提示出现了问题，应积极寻找原因。其大致可概括为3种情况：

一是：孕37周前，阴道分泌物变得稀薄，像黏液一样，或者有血色（也可能是淡粉色或暗褐色），可能是早产的信号。

二是：阴道分泌物变得黏稠，如同奶酪，或是绿色、黄色、灰色，呈豆腐渣状或泡沫状，味恶臭；阴道、阴唇出现瘙痒、刺激、疼痛、烧灼感和发红、肿胀；排尿时有烧灼感等，应怀疑微生物感染，可能患上了阴道炎。

三是：孕37周后，阴道流出稀薄、透明的液体，应想到可能是羊水流出，此乃分娩征兆。两者的最大差异在于酸碱不同，阴道分泌物呈酸性，用试纸检测会维持黄色；羊水为碱性，会使试纸变为蓝色。鉴别方法虽不难，但不建议孕妇在家自行检测，因为孕妇非专业人员，取标本时易沾染阴道分泌物而影响检测结果，及时向医生求助为上策。

正确处置阴道炎

阴道炎有多种，孕期多见的主要有霉菌性阴道炎、滴虫性阴道炎以及细菌性阴道炎等3种，各有其病原、表现与应对举措，孕妇应有所了解，以便做到临阵不慌。

首先是霉菌性阴道炎，乃是孕妇最易感染的妇科炎症，发病率约为非孕期的3倍多。阴道炎可发生于孕期任何阶段，表现为阴部发痒、发红，有灼痛感，分泌物呈白色豆腐渣状或凝乳样，排尿时疼痛，伴有尿急、尿频，容易反复发作。处置要点：一般在孕3个月后着手治疗，忌用口服药物（有致畸胎的危险），常以凯尼丁栓剂、达克宁栓、米可定泡腾阴道片或制霉菌素栓剂等阴道塞剂为主，同时于外阴部涂抹止痒药膏（3%硼酸液湿敷）。

其次为滴虫性阴道炎，孕妇感染率在1%～2%之间。病原体为阴道毛滴虫，表现为会阴瘙痒、灼热、疼痛,比霉菌感染更甚;阴道分泌物呈水样且有泡泡,伴有臭味,严重者白带混有血液;当炎症侵及尿道后,可出现尿频、尿急、尿痛及尿血等尿道刺激症状。处置要点:甲硝唑等治疗滴虫病的特效药有导致胎儿畸形之虞,不宜在孕早期3个月使用,一般主张孕20周以后再用。用法:每晚睡前清洗外阴后,将甲硝唑栓剂1枚,或甲硝唑片200~400毫克,置入阴道深处,10天为1个疗程。

最后是细菌性阴道炎,乃是寄生在阴道内的正常菌群平衡失调引起的阴道感染性疾病。以美国为例,平均每6个孕妇就有一个中招者。国内数据显示,孕妇中招率约为12.5%。病原体为厌氧菌、加德纳菌及支原体。表现为外阴瘙痒或不痒,严重者阴部红肿,阴道分泌物呈灰黄色,有氨臭味(像臭鸡蛋的气味)。处置要点:请在专业医师的指导下根据症状轻重及孕妇状况决定治疗措施,以阴道抗菌素塞剂及口服抗菌药为主。

配合做好阴道检查

孕期一般要做1~2次阴道检查,有两个目的:一是确定孕期子宫的大小是否与孕月相对称,并以此来推断预产期;二是了解卵巢、输卵管、子宫颈等有无异常情况,如果有应及时处理。

另外,孕检常用腹部超声检查,但有时通过腹部检查看不太清楚,需另辟蹊径,即经过阴道进行超声检查。但部分孕妇对此不太理解,害怕流产,不愿意配合。其实,经阴道超声检查是不会产生流产风险的。当然,为保证安全,须选择正规医院的产科施行。

肛门也要精心呵护

孕期肛门病,首当其冲的当推痔疮。发病率高达90%,尤其是在孕后期28~36周。常给孕妈妈招来肛门坠胀、瘙痒、疼痛等不适感;严重者可株连腹中胎儿,造成发育迟缓,出生体重低等不良后果,或者诱发流产、早产及其他产科并发症。

其次则数肛门直肠脱出,简称脱肛。一来孕期盆腔内血液增加,日渐增大的子宫压迫静脉血管,造成血液回流阻力加大;二来孕激素引起盆腔组织松弛,两者叠加导致脱肛形成。值得庆幸的是,与痔疮不同,当孕妈妈"一朝分娩"后,随着上述致病因子的解除，脱肛的症状可自然地逐渐改善，甚至消失。

再次是肛裂。孕期容易发生便秘，以致一些孕妈妈因害怕肛门疼痛而减少了排便的次数，粪便所含水分被肠黏膜充分吸收从而变得又干又硬，强行通过肛门时撕裂肛门瓣和肥大的肛乳头，或损伤肛窦，肛裂便告形成。排便过程中出现撕裂样、烧灼样或刀割样疼痛、大便带血或滴鲜血以及瘙痒等为主要症状，虽不至于影响分娩，但会给孕妈妈带来痛苦，影响情绪与心理。

孕期患上了肛门病也别紧张，可在医生的指导下采用对症疗法，以减轻症状：

①熏洗坐浴，可促进肛门部位的血液循环，消散痔核淤血，起到消炎、止痛的作用。适合于痔疮、肛裂等疾病。方法是选用大黄、黄柏、黄芩、苦参、艾叶等中草药煎水，每日便后或早晚两次，趁热先熏后洗患处，然后坐浴，每次15～20分钟。坐浴后可酌情涂抹痔疮宁栓等外用药物。

②调整饮食，多吃点含膳食纤维、能润肠通便的蔬菜和水果，如菠菜、黄花菜、木耳、苹果、香蕉、瓜类等食物。排便困难者，可食用蜂蜜或含植物油的食物，如芝麻、核桃仁等。记住：辛辣刺激之品应暂时远离，避免对患病肛门的刺激。

③针对性地做一些应急处理。如时间较久的肛裂，可用20%的硝酸银局部烧灼，再用沾有生理盐水的棉签擦去多余的硝酸银，每天一次；较重的脱肛可多做缩肛运动，方法是先用力收缩肛门，然后放松，使肛门一紧一松，重复做20遍，以增强肛门括约肌的力量；痔疮若有脱出，可先用热水洗净，再用手指将痔轻轻地推入深处，然后塞进一颗刺激性小的肛门栓。必要时可在肛门口用多层纱布抵住，外加丁字带固定。

提醒孕妈妈：症状加重时，一定要及时到正规医院的肛肠门诊就医，在医生的指导下使用对胎儿没有影响的药物，如外涂太宁乳膏等。手术最好在分娩以后考虑，如痔疮切除、肛裂套扎、冷冻或激光治疗等，皆有一定风险。只要不是大量或频繁出血，应尽量在保养上下功夫，挨过孕期再进行彻底治疗为上策。

孕期护肛金点子

将护肛作为孕期保健的一个重要策略，贯穿于你的十月怀胎过程中，有助于你免受肛门疾患之灾，平安度过孕期。以下7招值得你参考：

1.孕前治好肛门疾病，如痔疮、肛裂、脱肛等，别带病怀孕。

2.吃好三餐。膳食原则是一忌三少两多，即忌烟酒；少食辛辣葱蒜、油炸炙烤、不易消化的食品；多吃富含纤维素、有润肠通便作用的芹菜、香蕉、韭菜、芝麻、核桃等，多喝水。进餐细嚼慢咽，少说话，防止把鱼刺等异物吞入。医生曾发现有鱼刺、鸡骨、缝衣针、芦柴片等异物刺在肛门部引起感染的病例，当引以为戒。

3. 定时如厕。早餐前后为最佳时间，如厕采用坐式，保持一天排便1～2次。

4. 防治便秘。差不多所有肛门直肠疾患都与便秘有某种渊源，推荐食疗法，如白木耳25克炖冰糖，睡前吃；或金针菜、红砂糖各60克，水煮后食用之。排便困难时可考虑动用润肠通便药物，但不宜用泻药，更不可用灌肠法，因为压力太大有造成流产或早产之虞。

5. 温水坐浴。将肛门置于温水中浸泡，既可洗净肛门皮肤皱折内的污物，还能促进局部血液循环。做法是，排便后或每天晚上睡觉前坐浴一次，每次掌握在10分钟左右，用温热水，不能太烫，以免烫伤皮肤。坐浴时可配合使用药物，如肛门部潮湿，或分泌物较多，可用千分之一的高锰酸钾水或稀明矾水坐浴。肛门喜干不喜湿，坐浴后要用干布或吸水纸将局部擦干，有条件者上一点扑粉更好。

6. 适时热敷。热敷能改善肛门部的血液循环，降低局部张力，与坐浴有异曲同工之效。热水袋质地柔软，可以敷到凹陷于臀内的肛门部，对痔疮引起的肿胀、疼痛及其他不适感均有一定的缓解作用，对肛门坠胀（里急后重）的效果也不错。热敷有两个技巧：

（1）热水袋装水不能太满，要留三分之一左右空隙，并拧紧口塞，以防漏水和损坏热水袋。

（2）防烫伤。水太烫时可在热水袋外包一层布或做个套子，每次热敷时间一般不要超过1小时，每天可热敷2～3次。

7. 坚持做运动（除非有活动禁忌证），如散步、做操及打太极拳等，防止久坐不动。

六、孕期症状篇

导语：刚才说过，孕期身体各组织与器官会受到妊娠生理变化的影响，出现若干不适症状。但别紧张，只要采取一些合理的应对举措，便可减轻甚至消除，顺利走完十月怀胎的旅程。

常见症状1. 孕吐

孕早期孕妇出现食欲减退、恶心、呕吐等症状，其实就是向你发出新生命已经诞生的通知。约有80%的孕妇会出现程度不等的孕吐反应。一般从孕5～8周开始，持续4～6周。

孕吐反映是胎儿自我保护的一种本能。日常食物含有的轻微毒素使小生命难以接受，因此分泌大量激素来增强孕妇呕吐中枢神经的敏感性，使其易产生呕吐症状，最大限度地将毒素拒之身外。此外，孕吐使得孕妈妈不得不对三餐做出相应调整，以适应腹中胎儿的需要。一个典型的变化就是你对酸味食物更有感情了，而酸味能刺激胃液分泌，增加食物的消化与营养吸收，这恰恰顺应了胎宝宝对营养素要求增多的实际情况。

孕吐反应分为轻、中、重三度，大多数孕妈妈为轻、中度反应。至于重度反应，表现为持续性呕吐，无法进食或进水，呕吐物除食物外，还有黏液性泡沫、胆汁甚至血性物的情况，很少见。

孕吐利大于弊勿担忧

调查显示，那些孕吐反应较大的妈妈，生下的宝宝在智力测试、记忆和语言能力方面得分更高；即使母亲服用药物减缓妊娠反应也不会减小这种效果。当然也有弊端，但总体说来，孕吐反应利大于弊，尤其是轻中度恶心、呕吐不会影响胎宝宝健康。即使是呕吐较重的住院孕妇，只要能确保孕期增加7千克以上体重，也不会造成不良后果。

减轻孕吐反应有招

不管怎么说，恶心、呕吐总是一种令人不舒服的感觉。除了极少数呕吐较重者须及时住院治疗外，大多数孕妈妈可采取以下措施改善：

- 调整饮食。孕早期三个月食谱安排可遵照口杂、少量、多餐等六字诀，多喝水，多吃蔬果等富含维生素的食物，防止便秘（便秘可加重孕吐反应）。
- 调整运动。适当做一些散步、慢跑、骑自行车、跳交谊舞等运动。运动场所以花草茂盛、绿树成荫处为宜；时间以每天下午4～7点之间为佳。
- 放松心理正确认识孕吐反应，多与周围的妈妈交流，必要时向医生咨询。
- 吃点零食。波士顿营养学家推荐两种食物，一种是柠檬汁，另一种是油炸土豆片。另外，苹果柠檬汁（苹果、柠檬比例为10∶1）、火龙果雪梨汁（火龙果、雪梨比例为1∶12）等其他水果汁也有帮助。

常见症状2.抽筋

半数孕妇在孕4、5个月时会发生抽筋现象。多发生在小腿肚部位，次为脚部，好发于夜间，次为清晨。对于孕妈妈来说，孕期抽筋不是自然生理反应，而是你的身体可能存在某些异常，要认真对待。

最常见的原因是体内钙质缺乏。与白天比较，夜间更容易出现血钙低落情况，这便是抽筋多在夜间发作的症结所在。另外，其他因素也不可漏掉：如三餐荤食过量，而荤食中蛋白质丰富，影响碳水化合物的正常代谢，导致酸性代谢产物堆积，刺激肌肉收缩而诱发抽筋等。

所幸的是上述情况一般不要紧，唯有一种情况例外，那就是某些疾病引起的抽筋。以妊高症为例，抽筋发作时孕妇烦躁不安，全身肌肉绷紧，四肢阵发性痉挛，有时甚至会摔下床来，或咬伤自己的舌头，医学谓之妊娠子痫，需要马上到医院紧急处理。

正确应对孕期抽筋

孕期抽筋发作突然，且多出现在夜间，故孕妇及丈夫应懂得一些急救之道：

丈夫可对孕妇的抽筋部位进行揉捏按摩，小心地舒展、拉长抽筋部位的肌肉（注意动作力求轻柔舒缓，千万不要强拉硬扯，以免拉伤肌纤维），使其保持在伸展状态，或用热毛巾热敷抽筋部位等。

孕妈妈亦可自疗，分3步操作：第一步，立即改为坐位，将脚趾用力向上翘，或用力将足跟向下蹬，使踝关节过度屈曲，腓肠肌拉紧。第二步，将抽筋的腿伸直，用手紧握前脚掌，向外侧旋转抽筋小腿的踝关节。第三步，轻柔地按摩抽筋部位。也可掐压穴位，如合谷穴（手上第一掌骨与二掌骨中间陷处）、人中穴（上嘴唇正中近上方处）与太冲穴（位于第一趾与第二趾的趾缝上2寸处），每穴持续20～30秒，促使肌肉松弛，疼痛感遂得以缓解，配以热敷效果会更好。另外，也可用大拇指强力按压膝盖后窝两边硬而突起的肌肉主根，使兴奋的神经镇静下来，抽筋也会很快停止，剧痛感可减轻或消失。

待抽筋所致疼痛消失后，应深入查找原因，针对病因处理：

妊娠子痫应及时入院救治，医生会紧急给予硫酸镁静脉滴注以控制抽搐，并及时分娩，必要时可紧急实施剖宫产，以确保母胎双方安全。

若因缺钙所致，则应确保每天有1000～1200毫克的钙摄入量。首选食补法，如芝麻、牛奶、虾皮、绿色蔬菜等，并适当多晒太阳以促进钙的吸收与利用。必要时在医生指导下购服钙剂：

※ 看清药瓶标签上的钙含量，保证每天额外补充元素钙600毫克左右。

※ 纯净、高浓度的碳酸钙较为理想，既不含糖、钠、脂肪、胆固醇等成分，也无重金属污染，很安全。

※ 搭配适量维生素D。可减少肾脏钙离子的排出，促进钙离子沉积于骨骼中。研究资料显示，缺乏维生素D可使钙的吸收率降至10%以下。

※ 服用钙剂后如果出现大便干结，可饮用适量蜂蜜水润肠通便。

另外，酌情调整食谱（如减少肉量），睡眠要充足，减少活动量等，也有一定帮助。

常见症状3. 头晕

孕期为何易发生头晕？哪些因素与头晕有关？如何应对与防范方能扫除心中

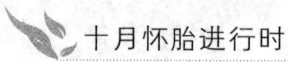

的阴影呢？且听笔者为你细细道来。

头晕原因 1. 血压减低

育龄女子体内平添了一个小生命，通过胎盘来分享母体的部分血液，致使母体的有效循环血量减低；加上逐渐增大的子宫压迫下腔静脉，回流到心脏的血量减少，于是脑细胞被置于了缺血、缺氧的处境中，头晕症状应运而生。另外，妊娠激素大量分泌导致孕妇的自主神经系统失调，调节血管的运动神经不稳定，当体位突然发生改变时，更容易发生脑部的短暂缺血而出现头晕感。

头晕特点：常于孕 2 个月左右出现，到孕 6～7 个月时逐渐减轻。多在突然站起、长时间站立、乘坐电梯或拥挤的人流中发生，并伴有恶心、呕吐、胸胀、困倦等早孕反应症状。

对策：此种血压减低乃是妊娠生理变化的结果，故所致头晕谓之生理性头晕，不必过虑。建议你抓住以下几点：

- 及时去医院检查，确认是否怀孕，并排除贫血等疾病因素。
- 减慢活动速度，如不要突然从床上坐起，尽量少去人多拥挤之处。
- 头晕发作时应据情况立即蹲下或坐下（将头部放于膝盖上）。平时注意多休息，听听音乐，可减轻头晕感。
- 学会调控情绪，避免过度兴奋、紧张与劳累。
- 不要自行驾车，以免头晕发作导致车祸发生。

头晕原因 2. 血糖下降

孕妇体内代谢加快，造成体内血糖（尤其是空腹血糖）相应偏低而致头晕。另外，早孕反应引起进食量减少，养分吸收减少，亦可诱发或加重低血糖症状。

头晕特点：多在进食少的情况下发生，伴有心悸、乏力、手颤和出冷汗等其他症状。

对策：关键在于维持血糖值于正常范围内。措施有：

- 合理安排孕期三餐，尤其要吃好早餐，可适当多安排一些高蛋白与高糖食物。
- 为减少孕吐反应，可将 3 餐分解为多餐，每 3～4 小时一次，对于缓解低血糖头晕有较好效果。
- 孕妇不妨随身带些糖果、水果等零食，以备头晕发作时食用。

头晕原因 3. 颈椎病

颈椎病是颈椎骨关节炎、增生性颈椎病、颈神经根综合征、颈椎间盘脱出症的总称。原是一种老年病，但随着现代人生活方式的改变，发病人群逐渐年轻化，成为孕期头晕的一个诱发因素。

头晕特点：与头颈部的转动或侧弯有关，当患者的头部转向颈部健康一侧时出现头晕（病侧的椎动脉受压而造成脑供血不足）。同时伴有手臂麻木，颈肩僵硬，活动受限等症状。

对策：应及时请医生诊断是否为颈椎病作祟。确为颈椎病者，可酌情采用一些不影响怀孕的方法治疗，如按摩、牵引等。平时避免长期保持一个姿势，尤其是低头工作学习。

头晕原因 4. 耳病

某些耳病可引起头晕，最典型的莫过于梅尼埃综合征。头晕一般先有耳鸣等先兆，发作时出现突然旋转性头晕眼花，并向患侧方向旋转或晃动，不能站立，重者可出现恶心、呕吐、面色苍白、出冷汗，甚至突然晕倒在地，但神志清楚。发作时间由数分钟到数日不等，很少超过1～2周，症状逐渐减轻，直到完全消失。

对策：头晕频繁或者有眩晕感的孕妇须及时看耳科医生，以便明确或排除耳病。确诊为梅尼埃综合征者应有专人看护，并注意多休息（必要时卧床休息），防止突然摔倒而发生意外。

头晕原因 5. 仰卧综合征

随着子宫的增大，当你仰卧或躺卧坐时，沉重的子宫便压在子宫后面的下腔静脉上，使下半身的血液不能及时返回心脏，致使回心血量大幅减低，心搏出量随之减少，造成脑供血不足而发生头晕。

头晕特点：多见于孕晚期，当孕妇长时间仰卧在沙发中时发生头晕，而侧卧或站立时不会发作。除了头晕外，还可伴有脚踝部水肿、静脉曲张、痔疮等。对策：孕妇应避免长时间仰卧或半躺坐，最好经常到户外散步。仰卧综合征一旦发生，须立即改为侧卧，再缓慢平坐。

头晕原因 6. 环境缺氧

孕妇对缺氧十分敏感，其耗氧量可比孕前增加10%～20%。如果环境缺氧，

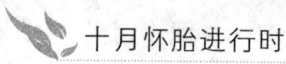

则可导致孕妇及胎儿出现缺氧症状，如头晕、胎动增加等。

头晕特点：常发生于低氧环境，如小包间、电影院、地铁等人员嘈杂的地方。除头晕外，还可有上不来气，腹中胎动频繁（胎儿缺氧）等表现。

对策：孕妇应避开上述缺氧场所，多到公园、郊外等空气流通，氧气充足的地方活动。也可尝试多打哈欠，打哈欠时呼吸加深，可吸入更多的氧气，使头晕症状改善。

几句结语

大多数孕期头晕都属于生理性，无碍于大局。但少数症状严重者，由于某些疾病暗中作祟（如妊高症、缺铁性贫血），当以及时看医生为上策，切莫延误。

常见症状 4. 气短

孕期气短有两种情况：一种是怀孕的生理变化所致，待胎儿呱呱坠地以后即可消失，对胎儿也无甚影响，称为生理性气短；另一种则为某些疾病作祟，谓之病理性气短，对妊娠很不利，需要及时看医生哦。

生理性气短不足为虑

大多数孕妈妈的气短感都属于生理性气短。总体说来不影响优生，待胎儿一问世便万事大吉。如果你对气短这种不适感太敏感，也可酌情采取一些措施予以化解：

• 三餐营养均衡，如饮食全面，适当多吃点富含蛋白质、铁与钙的食物，防止妊娠反应与缺铁性贫血发生。高脂肪、高盐和高糖食物则应适度限制，避免体重增加过多。多喝水，以白开水为主，少喝或不喝含咖啡因的饮料。

• 减慢生活节奏，做到劳逸结合，否则会加重气短感。

• 调整心态，放松情绪，保持机体的生理代谢处于最佳状态，这样可反馈性地增强大脑细胞的活力，改善神经功能，缓解气短感。

• 保持一个好姿势，无论站或坐，上身都要挺直，两肩尽量向后展开，让胸部尽量扩展。睡觉采用左侧卧，或将枕头垫高一点，避免影响呼吸。

• 做好环境卫生，不要在尘埃多、有烟气的地方停留或活动。

• 气短发作时可试着做做深呼吸，或用家庭吸氧机吸氧。

病理性气短及时就医

病理性气短较为少见，但后果严重，需要及时就医。来自医院的信息显示，缺铁性贫血、心脏病、哮喘等疾患都可导致孕妇气短。怎么知道气短是疾病所为呢？一是看气短发生的时机，如若气短出现在轻度活动或静止状态时，则须虑及病理性气短；二是看轻重，生理性气短多较轻，经过深呼吸、吸氧等可减轻或消失，如果气短较重，应疑及疾病作祟；三是看气短是否伴有下列症状：

※ 哮喘加重。

※ 心跳加快，心悸或眩晕。

※ 胸部疼痛，或呼吸时有疼痛感。

※ 嘴唇、手指或脚趾附近发紫，或者脸色苍白。

※ 感到自己缺氧。

※ 持续咳嗽，或咳嗽时伴有发热或寒战，或咳嗽带血。

疑为病理性气短的孕妇也不要紧张，及时在家人陪护下上医院妇产科诊治。

常见症状 5. 疲劳

孕期疲劳，究其根本在于孕期体内激素发生了改变，一种称为黄体酮的孕激素（又称为孕酮）分泌增多，黄体酮有类似麻醉剂的功效，使你产生疲劳的不适感。

在最初怀孕的几周里，无论昼夜，绝大多数（90%）孕妈妈都会感觉到懒散与浑身无力。到了孕中期，你可能会出现前所未有的轻松感，感觉自己已恢复正常了。但到了孕 7 个月左右，你又开始打不起精神来。症结在于你的体重有了大幅增加，孕晚期的一些不快感，如烧心、腿抽筋、尿频等又来干扰你的睡眠，疲劳感卷土重来也就是顺理成章的事儿了。

那么，该如何应对这种不适感呢？首要一条是要排除某些病理因素。如果整个孕期，尤其是孕中期都有较严重的疲劳感，大有必要去看一回医生，检查是否有贫血、维生素 B_1 缺乏等疾病存在。排除了这些病理因素，则可放心地从以下方面来减轻疲劳感：

※ 做好饮食调节：食物品种多样，营养均衡，少食多餐，尤其要注意蛋白质、铁及 B 族维生素（对于缓解疲劳最为有效）的足量供给。三餐食谱应由粗细粮搭配的主食、脱脂牛奶和瘦肉、蛋、豆类、蔬菜、水果（如苹果）等食物构成。其次，每天要足量喝水，一般每天需补充 1.5～2 升水。提醒孕妈妈，无论你怎

么疲倦，都不要试图以咖啡、浓茶、可乐等刺激性强的饮料来振奋精神。它们可能对腹中胎宝宝产生难以弥补的伤害。

※积极改善睡眠质量：多数孕妈妈睡眠不理想是导致疲劳感的又一个重要诱因。为此，以下举措向你推荐：睡姿宜侧卧；降低室内温度以抵消孕妈妈体温因怀孕上升的消极影响；每日午睡或闭目养神20~30分钟；用水温30~35℃的水泡澡或泡脚，时间以15~30分钟为宜。

※坚持适当运动：如坚持晚饭后到就近的公园、广场、体育场、城郊或乡间小路漫步。另外，也可外出晒晒太阳，有助于体内维生素D的生成。一般持续接触阳光半小时足矣。

※调好生活节奏：例如减少工作以增加休息时间。限制不必要的社交活动及访客。做做按摩，闭目冥想，听听节奏舒缓，旋律优美的音乐等。

常见症状6."见红"

孕早期"见红"的5种症状

"见红"指受孕到孕17周间的阴道出血，较常见，大约1/4的孕妈妈会与之"狭路相逢"。究其奥秘，既有生理性（如着床性出血），也有病理性（如流产、宫外孕、子宫颈病变等）。分述如下：

1. 着床性出血。这是胚胎着床造成的生理现象，对胎儿无影响。表现为少量月经样出血，颜色可能呈粉色、红色或褐色，持续2~3天。此时注意卧床休息即可。

2. 绒毛膜下血块。包裹胎儿的绒毛膜（形成胎盘的子宫内绒毛）与子宫壁稍许分离进而引起出血，较重者其外侧会有血块形成，偏茶色，可对胚胎所需的营养供给产生一定影响。出血量少，对胎儿基本无影响。若出血持续且量较大，B超探查到大血块，可能绒毛膜会发生脱落，应立即在医生的指导下进行住院静养。

3. 流产。指妊娠于孕28周前终止，胎儿体重低于1000克。流产发生时，胚胎与子宫壁发生不同程度分离，分离面的血管一旦破裂可造成阴道出血。流产通常有两种原因：一种是胚胎自身有问题；另一种是孕妈妈有问题。表现为阴道少量出血，根据流血量和积聚在阴道内的时间不同，颜色可为鲜红色、粉红色或深褐色。有时有轻微下腹痛，伴有腰痛或腹部紧张感。

4. 胎停孕。一种胚胎发育异常现象，乃是在胚胎尚未形成的时候就停止了发育。与夫妻任何一方不健康、母体接触了有毒有害的环境或药物、母胎血型不合等因素难脱干系。绝大部分（约85%）有咖啡色或者暗红色的血性白带从阴道流出，伴有下腹疼痛、体温下降等症状，恶心、呕吐等早孕反应消失，胎动停止，孕妈妈肚子不再增大。

通常情况下，育龄女子怀孕后40～50天，胎儿便有了胎芽与胎心，做B超时可以看到，若找不到胎芽与胎心，就意味着你攀上了"胎停孕"。经检查胎儿及胎盘发育没有问题者可尝试保胎；若先天发育不良或没找出明显诱因者则不可保胎，最好做清宫术结束怀孕。

5. 宫外孕。发生率大约占孕早期阴道出血的10%，乃因受精卵着床位置错误。据临床统计，绝大部分（95%以上）"播"在输卵管。那些做过输卵管手术、患有急慢性盆腔炎以及安有宫内避孕器的女性最易中招。症状表现为阴道出血量较少，伴有下腹持续性疼痛，有时下腹痛突然加剧，与流产颇为相似。

为此，在做早孕检查时，同时检测血液中的绒毛膜促性腺激素(β-HCG)水平，并用B超探查子宫内有无孕囊或胎芽。一旦确诊为宫外孕，医生常用以下方法处理：一是内科保守疗法，直接肌肉注射化学药剂（MTX），使外孕部分的胚胎组织萎缩；二是实施外科手术，切除宫外孕的胚胎组织，尽量保留输卵管的完整与畅通。提醒孕妈妈，一旦发生与流产相似的阴道出血，不论颜色如何，只要一天出现一次不正常出血现象，一定要绝对卧床3天，并避免剧烈运动，以及憋尿等可造成腹内压增加的情况，防止出血加重。如果确诊为输卵管破裂出血，为保孕妇生命，医生应分秒必争实施手术，不可延误。

孕中期"见红"的2种情况

指孕18～29周期间的阴道出血，最常见的原因当数葡萄胎、子宫颈闭锁不全等。

1. 葡萄胎。一种良性绒毛膜疾病，表现为胚胎没有正常成长，而是与孕囊一起萎缩，将来要发育成胎盘的绒毛组织过度增生，就像葡萄粒一样充满整个子宫腔，由此得名葡萄胎。发生率约千分之一。葡萄胎的最大危险是可能演变成绒毛膜癌，威胁孕妈妈的生命。

早自停经6周左右，晚至孕3个月左右出现阴道出血，多为断断续续反复出现，血呈暗红或棕褐色，亦可为少量咖啡色分泌物。出血量多少不一，一般由少量逐渐增多，其间可有反复多次大出血，仔细检查可能在血中发现白色透明的葡萄串样水泡。同时孕吐严重，血绒毛膜促性腺激素（HCG）水平特别高，伴发妊

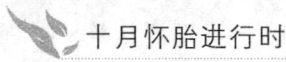

高症，子宫大小大于正常怀孕月份。

怎么办？马上住院治疗，经B超、血液检查等确诊是自然流产时，医生会做及时处理，进行"清宫"。因为该病有变成绒癌之虞，所以在2年内要随访血绒毛膜促性腺激素（HCG）水平，直到连续检测3周都正常，之后每个月再检测一次，直到连续半年正常为止。下次怀孕必须待葡萄胎治愈两年之后再予以考虑。

2. 子宫颈闭锁不全。孕妈妈的子宫颈在孕期一般都是呈闭锁状态，一直要等到怀孕足月，进入分娩时段才逐渐张开。但有极少数孕妇子宫颈在子宫日渐膨胀与胎儿的压力下，不到分娩期便扩张开来，称为子宫颈闭锁不全。最大的恶果是，当孕妈妈怀孕到中期阶段，子宫颈口无法承受胎儿长大的压力，可使羊膜脱出，引起破水而流产。统计显示，子宫颈闭锁不全是孕中期流产的主要原因之一，20%～25%的中期流产起因于此，常表现为少量出血，伴有腹部下坠感，无疼痛。

怎么办？早期做B超检查，可捕捉到子宫颈闭锁不全的状况，医生会酌情施行"子宫颈环扎术"，把子宫颈缝合起来以强化子宫颈的韧性及力量，等胎儿足月时再剪开，以便自然分娩。此手术只要5～10分钟，怀孕12周以上孕妇都可以做，效果也很好。平时在家注意休息，不提重物，不劳累。

孕末期"见红"的3种情况

指孕29周至分娩期间的阴道出血，生理性的见红就是产兆，病理性出血当考虑前置胎盘、胎盘早期剥离等病变。

1. 前置胎盘。胎盘一般在孕3个月左右形成，其正常位置应在子宫腔的前壁、后壁或顶部。如果胎盘附着于子宫的部位过低，遮住了子宫颈内口，阻塞了胎儿的出路，医学称为前置胎盘。发生率约为1/200，依据胎盘覆盖子宫内口的程度又可分为4种类型：完全性、部分性、边缘性及低位性。病因尚未搞清，已证实高龄孕妇、流产、子宫肌瘤、子宫畸形、前胎剖宫产、曾接受过子宫手术、有前置胎盘史、吸烟等皆为形成前置胎盘的危险因素。主要表现为无痛性阴道出血，不可预测，出血量多少不等，从轻微的"见红"到大量失血而有生命危险的情况都有。反复多次或大量阴道流血，可使孕妈妈发生贫血，甚至休克，进而导致胎儿缺氧、窘迫，甚至死亡。

怎么办？做B超确诊。若胎儿尚未成熟，一般的保守疗法是让孕妇住院观察，必要时进行输血治疗，一直到胎儿已达成熟状态，再做剖宫产将胎儿娩出。

2. 胎盘早期剥离。胎儿还未出生之前，胎盘就部分或全部从子宫壁剥落，称为胎盘早剥。此时，胎儿尚在孕妈妈的体内，氧气的供应完全依靠胎盘的血液循环，一旦胎盘剥离，胎儿便会因缺氧而死亡。目前认为这种异常与外力撞击（外伤性）、多产、营养（特别是叶酸）亏损、妊娠高血压等因素有关。

大部分胎盘早剥为显性出血。出血量一般较多，色暗红，但有少部分发生于胎盘剥离初期，血液聚积在胎盘与子宫壁之间，随着压力增大渗入羊膜腔，没来得及流出阴道口，故看不见，谓之隐性出血，但腹部疼痛较剧烈，子宫也会紧绷、变硬和压痛，甚至有休克的可能。当隐性出血达到一定程度，血液可冲开胎盘边缘与胎膜而外流，就成为显性出血了。

怎么办？较轻微的病例可采取保守治疗，如卧床休息、使用镇定剂及密切观察等。当情况紧急时，还是要设法将胎儿娩出，一般先进行阴道引产，若胎儿存活且出现窘迫现象时，剖宫产便是较佳的分娩方法。

3.分娩信号。发生于孕末期，是即将分娩的信号，与宫缩、破水等共称为三大产兆，属生理性。阴道流出带血的黏液性分泌物，呈红色或者桃红色，之后变成茶褐色与黑红色，附着在内裤上与生理周期快要结束时的月经很相像，量少，黏稠。

怎么办？一般在分娩前24～48小时发生。少数孕妈妈可早在分娩前4～5天出现产兆，提醒你该为上医院待产做准备了。

两类出血的区别

生理性出血（临产"见红"）与病理性出血如何区别呢？

1.出血是否能较快止住。出血1～2天没有什么新的变化，很快就止住了，就不用过分担心，应该是临产"见红"。反之，出血日渐加重，且伴随疼痛，很可能是胎盘异常等病理性出血。如果自己难以判断，及时看医生为上策。

2.细辨出血性状。临产"见红"流出的血混有宫颈黏液，呈黏乎乎的状态；而病理性出血不混合黏液。

3.比较出血量。临产"见红"出血量极少，如果出血量比月经量多，用卫生巾的量也增加，应考虑病理性出血的可能性大。

常见症状7.尿频

尿频，通俗地说就是如厕次数增多且间隔时间缩短了。如你在孕前白天排尿4～6次，夜间入睡后0～2次，而怀孕后白天如厕次数超过7次，晚上超过2次，

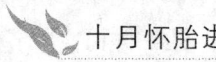

且间隔在2个小时以内，或伴有小便后仍有淋漓不尽的感觉，就称为孕期尿频了。

孕期尿频的来龙去脉

孕期10个月，有两个时间段最容易出现尿频。第一个时段是怀孕初期的3个月内，大约有一半的女性与尿频"狭路相逢"。究其缘由，与两个因素有关：

一是怀孕导致孕激素分泌增多引起盆腔充血，致使紧靠其后的膀胱受到挤压而引起尿频。

二是随着孕月增加，子宫因胚胎发育而逐渐变大，导致膀胱承受的压力增加，容量减少，即便只有很少的尿液也会刺激尿意。此种尿频以夜尿增多为特点，由于睡眠卧床，子宫对下腔静脉的压迫减轻，肾血流量随之增加，尿频现象便突出了。

另一个时段是孕晚期3个月，遭受尿频困扰的女性可增至八成，原因是：

首先，孕8个月后胎儿头部开始下降，使得子宫重心重返盆腔内，膀胱受压症状再次加重，因而排尿次数再次增多。可以说，孕晚期尿频是胎头下降到盆腔的标志，提醒你应该到医院检查一下，是否将临产了。

其次，怀孕后母体的代谢产物增加，加上胎儿的代谢产物也要由母体排出，于是肾脏的负荷加大，尿量势必增多。更有甚者，部分孕妈妈在发笑、咳嗽或打喷嚏等增大腹压的活动时出现漏尿的尴尬，医学上称为压力性尿失禁。

什么时候结束呢？须待分娩之后，上述引起尿频的因素消失了，如厕次数便会恢复到孕前。当然也不是说胎儿一坠地就正常了，因为体内多余的液体还需要通过尿液排出，所以生完宝宝后尿频还会持续几天，逐渐减少而趋于正常。

巧招应对生理性尿频

孕期尿频大多是一种生理现象，不会对胎儿带来任何负面影响，顺其自然及时如厕就是了。缺点是可给孕妈妈招来频繁如厕的麻烦，白天还不要紧，到了晚上可干扰睡眠，已有失眠现象的孕妈妈会更糟糕。怎么办呢？以下一些小技巧可使你受益：

- 合理饮水。一般每隔2小时饮水一次，每日6～8次，每次200毫升左右，但临睡前1～2小时内最好不要喝水。
- 少吃利尿食物，尤其是晚餐，如西瓜、蛤蜊、茯苓、昆布、泽泻、车前草、玉米须等。
- 出门前、参加会议或重要活动前，应主动如厕一次，力求将小便排净。

- 有些孕妇的尿频可能是心理问题，此种尿频仅见于白天，或夜间入睡前，谓之精神性尿频，设法放松心情当为最佳解决办法。
- 使用护垫，以防"突发事件"，但要注意经常更换护垫，防止细菌感染。
- 在医生指导下多做缩肛运动，增强骨盆肌肉力量，以控制排尿，预防压力性尿失禁发生。方法是：四肢跪下呈爬行动作，背部伸直，收缩臀部肌肉，将骨盆推向腹部，再弓起背部，持续几秒钟后放松。不过，此法有诱发早产的风险，故事前一定要征求医生的意见，做时不要过于激烈，须量力而行。有先兆流产史者忌做此项活动。

学会识别病理性尿频

刚才说过，孕期尿频大多是生理现象，无须担忧，但也有极少数可能是疾病为患所致，包括尿路感染（如肾盂肾炎、膀胱炎或尿道炎）、尿路结核或结石、孕期糖尿病等。

首先要学会识别。生理性尿频的特点是：只有次数的增多，没有尿急、尿痛、发热等现象；尿色正常，不浑浊，没有血尿；一般在分娩几天后消失。病理性尿频呢？小便频数伴有尿急、尿痛、发热、腰痛（主要表现为单侧腰痛，叩击患侧肾区疼痛感明显）、体温升高（超过37.8℃）等症候，或总觉得尿不干净，应疑及尿路感染；尿液浑浊或血尿，要考虑膀胱结石或结核；出现多渴、多饮、多尿等"三多"症状，要想到患上妊娠糖尿病的可能。

与生理性尿频不同，病理性尿频往往会对胎儿产生影响。所以要及时认真对待。要点有：

※ 去医院做一次检查，若确认患上了上述某种疾患，要积极正规治疗，不可延误。

※ 保持外阴部的清洁卫生。

※ 避免仰卧，多用侧卧。侧卧可减轻子宫对输尿管的压迫，防止诱发尿路感染。

※ 绝对不可憋尿。憋尿既可能损害膀胱的弹性，减低其及时排除废物的灵敏度；还可能给细菌入侵以可乘之机，招致尿路感染。

常见症状 8. 瘙痒

与怀孕有关的瘙痒种类不少，按照是否影响母胎双方健康的标准可分为无害与有害瘙痒两大类。就无害瘙痒而言，常见有妊娠皮肤症、多型性妊娠症、妊娠痒疹、妊娠皮疹等几种。

（1）妊娠皮肤症：较为常见，约有15%以上的孕妇会与之遭遇。

瘙痒原因：胎儿不断长大刺激孕妇的腹壁感觉神经末梢，引起痒感。

瘙痒特点：多发生于孕6～7个月时，痒感集中于腹部，程度较轻，对母胎双方没有影响。

防治要点：

※ 调整食谱，多吃新鲜果蔬（补足水）、猪皮、芝麻、核桃等食物，避免刺激性食物。

※ 不用热水、肥皂水擦洗，不抓挠，避免加剧痒感，可用毛巾热敷后涂些炉甘石洗剂。

※ 保持心情愉悦及大便通畅。

※ 选用专用妊娠霜涂搽腹部，既可止痒，还能有效地防止或减少妊娠纹产生。

（2）多型性妊娠疹较少见。

瘙痒原因：因孕妇对胎儿的免疫反应所导致。

瘙痒特点：多出现在孕末期，皮肤上有类似荨麻疹或不规则的丘疹亮相，多发生在肚皮周围，往大腿、手脚等其他部位扩散，通常到分娩后一周逐渐消失。可影响孕妇睡眠，但无碍于母胎双方的健康。

防治要点：

※ 寻求医生诊治，使用口服抗组织胺药或局部类醇药膏涂抹，以减轻瘙痒感。

（3）妊娠痒疹：较少见，可累及大约2%的孕妇。

瘙痒原因：目前尚不很清楚，对胎儿和孕妇并无明显影响。

瘙痒特点：孕4～9个月之间高发，皮肤出现红色或淡粉红色丘疹，好发于四肢近端伸侧，包括大腿或手臂，痒感明显，类似于虫咬（有些孕妇还以为是宠物身上的虱子或跳蚤造成的），分娩后逐渐痊愈，但容易留下色素痕迹。

防治要点：

※ 主要以外用类固醇药膏涂抹为主。

有害于胎儿的瘙痒

有害瘙痒主要有3种，会不同程度地影响到腹中的胎儿，如果你不幸遭遇上务必当心哦。

（1）胆汁淤积性瘙痒症：发生率2%左右。

瘙痒原因：主要是孕妇体内分泌的胆汁不能正常地排出体外，淤积于某些部位而给孕妇本身与胎儿带来危害：如胆汁淤积于胎盘，影响胎盘供血，可置胎儿于险境之中，引发早产、胎儿窘迫（发生率高达32%～65%）甚至胎死宫内（胎儿死亡率是正常妊娠的4倍）等恶果。

瘙痒特点：瘙痒多于孕7、8个月开始（个别可提前至孕3个月），从脐周开始延及腹部，再发展至四肢而遍及全身，抗过敏药无效。没有皮疹、风团等皮肤损害，程度重者可见道道挠痕。若无有效治疗可持续到分娩，分娩后2～3天或2周内不药而愈。瘙痒出现后数日至数周内，约有1/4出现黄疸，表现为眼巩膜、皮肤或尿色变黄，并有呕吐、恶心等症候。验血查肝功与胆酸（胆酸可高达正常值的4倍以上）异常；与遗传有关联，可追问到孕妇的母亲当年怀孕时也发生过同样的皮肤瘙痒。

防治要点：

※按高危妊娠对待，立即住院治疗。在医生采用中西药物（如地塞米松等）及对症处理的同时，孕妇、丈夫等家属需密切关注腹中胎儿的情况，必要时果断地终止妊娠。原则是，对孕期已满37周的孕妇及早作剖宫产；孕期已过35周，但经正规治疗病情未得到控制者，也要及时终止妊娠，避免胎死腹中。按照目前的医学水平，只要适时与产科医生保持联系，严守医嘱，绝大多数胆汁淤积症都能治愈，不留下任何后遗症。

※胆汁淤积症也能预防，具体就是调整食谱，少吃动物内脏、猪油、鸭油、鸡油等高胆固醇食物，多吃新鲜蔬果；定量摄入蛋白，适当增加维生素与微量元素的摄取量。加强孕期保健，如平时多运动（以散步等方式为主），充分休息与睡眠，保持心情愉快。另外，坚持定期的产前检查也是不可疏忽的一招。

（2）妊娠型类天疱疮：极少见。

瘙痒原因：属自体免疫性疾病。

瘙痒特点：通常发生在孕晚期，先是腹部出现红疹或水疱，而后迅速扩散，痒感明显，有引起胎儿早产或低出生体重之虞。

防治要点：

※及时向医生求助。

（3）疱疹样脓痂疹：极少见。

瘙痒原因：属于一种脓疱型干癣，与细菌入侵有关。

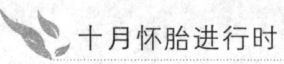

瘙痒特点：皮肤冒出水疱，水疱中心可见黄色脓液沉淀其中，外观吓人，但痒感轻微，较严重时可能会有发热。有造成死胎、早产、流产之风险，危害大。

防治要点：

※ 及时向医生求助。

常见症状9. 腹胀

一般来说，比较敏感或皮下脂肪较少的瘦体质孕妇，在孕初3个月之内就能体验到腹胀感，多数则是到了孕七八个月前后感觉最为明显。引起这种情况的生理性原因最为多见，即妊娠带来的生理变化起了主要作用。

另外，个人的一些不太科学的生活习惯亦有关联。如过分担心胎儿安全而有意识地减少了活动量，导致胃肠蠕动减弱，加上过多高蛋白、高脂肪食物的摄入，蔬菜和水果的补充又相对不足，造成粪便在大肠中停留的时间延长，水分被吸收而发生便秘，进而加重腹胀感。

应对孕期腹胀有招：

生理性的腹胀不仅无害于胎儿，反而可促进胎儿大脑发育。故孕妈妈不要有什么思想包袱，权当作一种与宝宝交流的方式就行了。当然，腹胀对孕妇本身来说毕竟是一种不适感，不妨从以下细节着手巧加调节，可将这种不适感最大限度地减轻。招数有：

• 调整食谱。多安排一些富含膳食纤维的食物以及粗粮食品，目的是增加肠道蠕动，促进排便。另外，远离辛辣刺激食物并少吃容易产气的食物，可使腹胀得到一定程度地改善。

• 少吃多餐。将"三餐制"改为一天吃5～6餐，减少每餐的份量，可有效减轻腹部饱胀。除了控制蛋白质和脂肪摄入外，烹调时添加一些大蒜和姜片也可以减少腹胀气体的产生。

• 吃东西细嚼慢咽，不要与他人说话，不用吸管吸吮饮料，不要常含酸梅或咀嚼口香糖，避免过多气体进入消化道。

• 适当增加饮水量，必要时吃点蜂蜜，有利于肠蠕动，并养成每天定时排便的习惯。喝温开水较冷开水适合，冰水更不适宜，汽水（含有苏打易产气）、咖啡、茶等饮料也应避免。

• 适当增加散步的次数，或延长散步的时间以促进肠道运动。建议孕妇可于饭后30分钟至1小时，到外面散步约20～30分钟，帮助排便和排气。

• 按摩腹部。两手掌相互搓热后，沿顺时针方向从右上腹部开始，接着以左上、左下、右下的顺序循环按摩10～20圈，每天2～3次。按摩力度不要过大，并避开腹部中央的子宫位置，用餐后也不要立刻按摩。

• 家庭成员和睦相处，保持情绪稳定，避免生气。

• 孕晚期多休息，尤其是晚间腹胀感较明显者。

• 性生活后腹胀者可戴上避孕套，且动作要轻柔，男子性器官不要插入太深。孕妇一旦感觉腹胀，应立即停下来休息，并且当日内不要再过夫妻生活。

有些腹胀需要看医生

虽说绝大部分腹胀都属于生理性，但也不排除极少数可能是某种妊娠意外的征兆。所以，有些腹胀需要去医院做一次检查，明确性质才放心。

先说孕初期3个月，一般没有腹胀感，或仅感觉肚子不大舒服而已。这个时段最主要的危机是流产，而流产的征兆是出血，所以你要勤看内裤、卫生巾等物件，有无血性分泌物"亮相"。孕中期的3个月是"十月怀胎"中较为平静的稳定期，发生不良事件的可能性很小，但也不可麻痹大意，早产的危机并非绝对不可能。此时一旦出现早产征象，由于胎儿还小，需要加倍重视，往往祸起细菌引发的绒毛膜炎。孕末3个月进入腹胀的高峰阶段，生理性腹胀的次数增多了，早产的危险性也越来越大，更要高度提防。

一般说来，凡有以下情况之一者即应去看医生：

※ 生理性腹胀常呈"腹胀→自然缓解"的规律，如果腹胀一直不停，有可能是因某种病症刺激子宫造成的，应去医院检查。

※ 孕初期腹胀伴有阴道出血，孕中期腹胀伴有早产征象，孕晚期腹胀伴有腹痛等，亦需要及时进医院，万不可心存侥幸而拖延。

总之，如果腹胀感觉与平时不同，或者自己无法判断其性质者，都需要去医院明确诊断。即使医生检查没问题，当天也要在家中安静地休息。

常见症状10. 水肿

柳柳进入孕期已经半年多了，一切都还算顺利，正在暗自得意之际，却感受到了一种身子的沉重感，细看腿脚也变粗了，下午尤其明显，原来的鞋子变得紧绷绷的，不得不换了双大号码鞋。心里陡然浮起一缕不安来，精明的丈夫马上觉察到了，当即陪同她走进了医院妇产科。妇产科大夫做了仔细检查，告诉她出现了水肿，不过属于生理性，不必紧张，调整一下生活方式就行了。

大多数为生理性，不必担忧

孕期水肿常发生在孕 28 周以后（即怀孕第 8～9 个月），大多数为生理变化所致，可殃及 40%～80% 的孕妇，不是疾病。究其成因有二：一是怀孕引起内分泌变化，导致体内水、盐潴留；二是逐渐增大的子宫压迫下腔静脉，使静脉血回流心脏受到阻碍，静脉压力升高，迫使血管内的液体过滤到组织中并蓄积下来。

大多数孕期水肿具有以下特点，谓之生理性水肿：

- 水肿"亮相"于孕末期，程度随着孕周的增长而增加，越接近预产期越明显。就一天而论，早晨起床时正常，往往到傍晚或晚上睡觉前发现水肿，且较明显。
- 水肿部位限于下腔静脉的范围，最先出现在人体的足踝部，并向小腿蔓延，但一般不会超过膝盖，偶尔脸部也会出现轻微水肿。
- 经躺下休息或一夜睡眠后水肿可减轻甚至消失。
- 不伴有高血压及蛋白尿。

最好将你的感受与疑虑告诉医生，由医生做出判定。若为生理性则不需要治疗，不妨从以下细处着手调整，以减轻不适感：

（1）调整三餐食谱，以高蛋白、高维生素与矿物质、低盐为总原则。措施是：吃足优质蛋白，如肉、鱼、海鲜、贝类、蛋类、奶类及豆制品；每天吃足 500 克蔬菜与水果，有排毒利尿之功；补足钾（钾可促进体内水分与盐分排出，有消肿作用）与铁（可防止孕期贫血）；吃盐量每天不要超出 6 克，饮水量掌握在每天 1000 毫升内；难消化易胀气的食物要少吃或不吃，以免使血液回流不畅，加重水肿。

（2）减慢生活节奏，休息或睡眠时抬高两腿，促进下肢静脉回流。睡前热水泡脚，以疏通血液循环。睡姿宜用左侧卧，以免压迫下肢静脉加重水肿，并确保睡足 9～10 小时。

（3）适度运动，如散步（能调节小腿的肌肉，改善静脉被压迫的现象），做保健操等。

（4）改进着装，衣裤力求宽松，不穿压迫脚踝及小腿的袜子，鞋子酌情加大一号尺码。

（5）按摩。做法是，从脚向小腿方向逐渐向上，有助于血液返回心脏。睡前按摩可以解除腿部酸痛有助于睡眠，洗澡时按摩也是个不错的选择。

（6）酌情吃点消肿食疗方，如赤豆鲫鱼汤（赤豆100克，鲫鱼1条，加水煮汤服食）、清蒸砂仁鲫鱼（砂仁4克，甘草末3克，一并放入已经洗净的鲫鱼肚子内，加调料，清蒸至烂熟后服食）等。

少数可能是病理性，及时看医生

如果你的水肿有以下特点，则应疑及疾病所为，谓之病理性水肿：
※ 水肿出现在早晨，表现为手指肿胀，戒指难以取下。
※ 水肿向膝盖以上部位发展，如腹部、胸部也出现水肿。
※ 水肿经过6小时以上休息或睡眠仍不消退，甚至加重。
※ 感觉大腿外侧发麻、指尖刺痛或者没有感觉（神经受到水肿压迫所致）。
※ 出现头昏、眼花、耳鸣、恶心、腰痛、小便混浊、蛋白尿、血压升高等症状。

妊娠高血压综合征（简称妊高症）是导致孕期水肿的祸首，其次有急慢性肾炎、心脏病、肝病、贫血及营养不良等。比较起来，妊高症多在孕20周后发病，稍早于生理性水肿。

应对及预防要点，将在下一篇中的"天上掉下个妊高症"部分给大家进行详尽的解说。

常见症状11. 疼痛

某医疗机构以5000多名孕妇为对象的调查显示，在孕期常见症状排行榜中，疼痛的发生率达到81%，仅次于尿频（发生率84%）而居第二位，明显高于呕吐、胃口改变、失眠等症状。显而易见，弄清孕期疼痛的奥秘以及应对之招，对于顺利度过十月怀胎势在必行。

孕期腿痛

多因腿部血液循环减少或缺钙导致腿部肌肉痉挛所致，多发生于孕中后期，表现为抽筋，多在夜间发作，可使孕妇痛醒。

※ 酌情卧床休息，睡前用温热水泡脚，然后再把脚放在高一点的位置睡觉。
※ 适量补充钙片或维生素B。

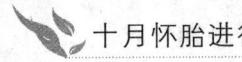

※腿痛时弯曲脚掌以放松肌肉（尽量将脚跟前伸，同时把脚趾往回收），或用手指按摩肌肉，或下床行走，可有一定的缓解作用。

※白天适当多做体育锻炼，增进血液循环。

※适当多喝水，脱水会加剧腿部抽筋而疼痛。

孕期腰背痛

80%的孕妇将腰背痛排在孕期疼痛前几位。有两种情况导致：一种情况是胎儿不断发育，迫使孕妇在站立或走路时为保持重心平衡，不得不将腰腹部前挺，形成孕妇特有的挺胸突肚姿态，从而引起腰背酸痛。另一种情况是，随着孕期增加，输尿管等泌尿器官可发生管道增粗或受压（如常朝右侧卧），造成蠕动减弱，尿流减缓，易引发细菌感染而导致腰背痛，如肾盂肾炎等，属于病理性。多见于孕后期，表现为腰重、腰酸、背痛，有时躺着休息也难缓解。因此需要：

※多休息。

※不要长时间保持某一姿势，应随时进行调整，尽量采取比较舒适的体位，使腰背部肌肉放松；蹲下捡拾东西时尽可能地避免俯身弯腰的动作，应该先屈膝，然后落腰下蹲。此外，站立时要让背部舒展并且挺直，穿支撑力好的鞋子。坐时用垫子垫在背部的凹处。

※腰背部保暖，避免受凉。

※痛感明显者可在医生指导下对疼痛部位进行按摩、热疗或冷疗。

※疼痛较重者应及时看医生，若为肾盂肾炎等泌尿系统感染所致，须接受医生的治疗。

孕期头痛

孕早期激素的变化不定，加上紧张与焦虑，导致自主神经功能紊乱所致，属于生理性。孕中后期可因缝纫、阅读或看电视等行为，引起眼睛疲劳及轻微头痛。另外，得了"妊高症"也可有头痛，则属于病理性了。生理性头痛多见于孕早期3个月，常伴有头晕、嗜睡、疲乏等早孕反应。到孕4个月后，体内的荷尔蒙水平已较稳定，头痛可逐渐减少并减轻。如果到孕中期以后，头痛不减轻反而加重，特别是前额处疼痛，或伴有呕吐、眩晕、胸闷、视物模糊、水肿等症候，则应虑及妊高症临身。为此需要：

※多休息，或换一个更有灵活性的工作，必要时停止上班。每晚保证六至七

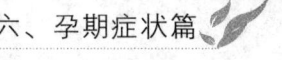

小时的睡眠。

※ 保持心态平静、愉悦，切忌紧张，如听听适合孕期的音乐，调节好自主神经。

※ 三餐少盐，多吃清淡的新鲜蔬菜和水果，不追求大鱼大肉。白天适当多喝水。

※ 调整姿势。有些头痛可能与不良姿势有关，如工作用的椅子、电脑屏幕和鼠标垫，以及汽车后视镜的位置等，有必要予以调整。另外，床上的枕头过高，可导致脖子"落枕"而头痛；或床垫使用了7年以上，会影响到你的背部，感觉头痛和脖子疼，不妨适当降低枕头高度，或将床垫掉头，即可改善痛感。

※ 头痛时敷热毛巾，或按摩头部疼痛点，或与头痛同侧的脚趾等部位，可缓解痛感。

※ 适当运动，如游泳、散步、瑜伽或太极等。

※ 如果头痛日趋加重，并伴有呕吐、胸闷，甚至出现视物模糊现象，应疑为妊高症临身，及时看医生为上策。

孕期牙痛

体内雌激素尤其是黄体酮水平迅猛上升，引起牙龈血管增生，血管通透性增高，致使牙周组织对牙菌斑产生的局部刺激反应增强而引发疼痛，医学称为妊娠期牙龈炎。此为孕期常见的并发症之一，常伴有牙龈出血，重者吃馒头或水果留有血痕。为此应该：

※ 孕前到医院口腔科做一次全面检查，包括牙体和牙周检查，对于有问题的牙齿及牙周进行正规治疗，直至痊愈。怀孕以后，还须请牙医做一两次口腔检查，作为产前医疗的一部分。

※ 全面摄取营养，特别要注意安排富含钙、磷、维生素C与D的食物，维持口腔尤其是牙齿的正常代谢与健康。

※ 做好口腔卫生，践行"全面口腔清洁"新理念。除了坚持用柔软牙刷刷牙、合理使用牙线外，还可使用杀菌漱口水。方法是含一口漱口水，反复漱洗口腔的各个部位，尽可能清除掉食物残渣和软垢，持续1分钟左右吐掉。可有效预防各种口腔问题的发生。

※ 孕期出现口腔感染或牙痛，应及时就医。有些孕妇担心药物会影响胎儿，宁可忍痛也不愿用药、拔牙或做有关治疗。其实，普通的洗牙、根管治疗、牙齿补缀以及简单的拔牙，在孕期是可以进行的。至于药物，医生会尽量权衡利弊，选用那些相对说来安全的药物，不会伤害胎儿。

※必要时可尝试用洗净的手指蘸着盐做牙部按摩，以保持口腔清洁。

孕期胃脘痛

孕早期胃脘痛属于早孕反应，主要是胃酸分泌增多所致，伴有呕吐。孕后半期胃脘痛，多起因于胃食道反流，也有可能是胃炎等胃病所引起。一般出现在孕早中期，感觉胃堵，吃完东西胃撑，胀气，胃中有一种火烧火燎感，且常上窜到喉咙处，晚上尤甚，甚至影响睡眠。孕3个月以后会慢慢减轻，分娩后消失。但胃炎等胃病所致胃痛，常伴有嗳气、胃胀、食欲差等症状，除非治疗，不会随分娩而减轻或消失。为此应该：

※以清淡、易消化、少食多餐为原则；吃饭时尽量坐直，饭后半小时内不躺卧，晚上睡觉可适当加高枕头，避免胃内容物向食道反流。

※胃痛较重者，可采用半坐位，并在医生指导下服一点氢氧化铝等抗酸剂。

※若疑为胃病所致，或本身患有胃病者，及时请医生处置。

孕期乳房痛

怀孕后雌激素增加，刺激乳腺腺管发育，在使乳晕着色加深，乳腺腺管扩张的同时，引起轻微的疼痛。一般出现在孕早期，晚上较明显，甚至不能触碰。乳晕变深，冒出小颗粒，皮下静脉血管显露。少数有乳汁分泌。以后随着激素水平的稳定，疼痛可逐渐减轻，但重者可持续整个孕期。属于生理痛，是乳房在为产后哺乳作准备。不适感明显者酌用以下措施：

※换穿宽松内衣，减轻乳房压迫。胸罩要选择较大、质地柔软、乳头附近没有缝线的棉质款式，不可穿有硬钢托的胸罩，以免擦伤乳头或皮肤。

※可轻柔按摩，或用一些乳房按摩霜。

※用热毛巾热敷胸部。

※避免与外界硬物碰触受伤。

孕期手腕痛

部分孕妇可有手腕、拇指、示指、中指指端感觉异常或手指疼痛的情况出现，医学称为腕管综合征。怀孕后孕激素水平增高，招致水钠潴留，引起组织水肿，压迫腕管神经（如正中神经）产生手腕疼痛。孕后期神经压迫可加重，手腕部疼痛也越发明显。可见于孕期任何阶段，但以孕晚期为明显，单侧或双侧手部阵发性疼痛、麻木，有针刺或烧灼感，早晨起床时较重，以后随着手腕部的活动而有所好转。有两个重要征象：一个是弯曲腕关节到90°时，疼痛即可出现；另一个是叩击腕屈侧部位，手部出现刺痛或蚁行感。分娩后大多消失。

※避免手部过于用力地活动。

※抬高手臂，增加回流，减轻腕部水肿，特别是经常坐在电脑前的上班族，不要总是低垂手腕。睡觉时在手和手腕下垫一个枕头，或找个纸板将手腕固定在伸直位，以减轻神经的压迫。

※做做"扭腕"运动，用一只手紧握另一只手的手腕，打着圈按摩。可促进体液流动，有助于减轻水肿。

※适度按摩，从手和手腕开始轻柔地按摩，向上一直到腋窝、肩膀、脖子和上背部。

※热敷，每天30分钟，每天2次。

孕期外阴痛

外阴出现静脉曲张所致。多见于孕中晚期，孕妇感觉外阴部肿胀，可见局部皮肤发红，行走时出现剧烈疼痛，医学谓之外阴部静脉曲张。

※减少站立时间，尤其不要用一种姿势长时间站立。

※坐下时不要搭腿（如跷二郎腿），最好将脚抬高，以减轻血管的压力。

※避免穿过紧的裤子和鞋袜，可穿孕期专用长筒袜。

※不要按摩静脉血管，否则会对静脉血管造成损伤。

※已经出现外阴静脉曲张者，可在医生指导下进行局部冷敷，或冷开水坐浴，局部涂抹氧化锌软膏等方法，促使曲张的静脉血管回缩。

孕期臀部痛

坐骨神经受压所致。多表现为孕期腰部以下到腿以上部位产生强烈的刺痛感。

※睡觉左侧卧，并在两腿膝盖间夹一个枕头，以增加流向子宫的血液。

※白天不要以同一种姿势站着或坐着超过30分钟。

※不做举重物过头顶的活动。

※有游泳习惯且无禁忌证的孕妇可适当游泳。

※避免劳累，穿平底鞋，多平躺，并将脚架高，减轻下肢水肿。

※疼痛重者向医生求助。

孕期腹痛

与其他孕期疼痛一样,有生理性与病理性两类。生理性腹痛有腹部牵拉痛、挤压痛、宫缩痛等。病理性腹痛包括羊水过多或过少、先兆流产、宫外孕、卵巢囊肿扭转、子宫扭转、胎盘早剥等。另外,与怀孕无关,偏巧与孕期相遇的腹痛,则有阑尾炎、肠梗阻、胆石症和胆囊炎等。

有何特点?生理性腹痛一般很轻微,或仅表现为牵拉感。病理性腹痛的痛感较强烈,且发作频繁或持续,经休息等处理无减轻,伴有阴道流血、流液、发热、呕吐、严重头痛、晕厥、胎动减少或消失等症状。至于与怀孕没有直接关系的病理性腹痛,往往会出现各自相应的症状,如急性阑尾炎可发生于孕早、中、晚任何时期,往往有慢性阑尾炎病史,且出现腹痛、恶心、呕吐、低热等症状;肠梗阻多见于孕前做过腹部手术的孕妇,手术遗留的肠粘连可在孕期引发肠梗阻,除腹痛外还有呕吐、排气或排便异常等表现;孕前有胆石症者易诱发胆囊炎,常有右肩部放射痛,疼痛剧烈,呈绞痛,并有恶心、呕吐、黄疸(胆道受阻时)。

怎么办?生理性腹痛一般无大碍,并随孕期增长而逐渐为孕妇所适应,注意休息即可。病理性腹痛则须及时请医生处置。

七、孕期防病篇

导语：记住，病魔总是在你的附近觊觎着你，伺机入侵，何况你又正值孕育新生命的关键时期，绷紧防病之弦势在必行。

打好感冒阻击战

感冒？小菜一碟，扛一扛不就过去了……一般人或许真是这样，但对于"身怀六甲"的孕妇，绝对不可以掉以轻心。

首当其冲的受害者是孕妇本身。轻者常被头痛、喷嚏、流涕等症状所困扰；重者会招来扁桃腺炎、支气管炎、鼻窦炎等并发症，既伤害健康又干扰妊娠，影响优生。

最大受害者非胎儿莫属，特别是孕早期3个月正值胎盘形成和胚胎各器官分化的关键时段，胎儿最易遭受畸形之害。感冒恰是致畸祸首之一，伤害至少有三个渠道：一是感冒病毒常可通过胎盘潜入胎儿体内，引起先天性心脏病、小头、兔唇等畸形；二是感冒引起的发热可直接损害胎儿脑细胞，增加出生后发生智力低下等智能障碍的风险。医学研究显示，孕早期母体温度较长时间持续在39℃左右，就有出现畸胎的可能；若为严重高热（体温升高2～3℃，持续1小时）可造成小头、智力障碍等畸形；三是治疗感冒的抗病毒药。另外，高热与病毒的毒性作用有刺激子宫收缩之虞，增加流产或早产的风险。

明白了吧，将感冒狙击在孕期（尤其是孕早期三个月）之外多么重要；特别是冬春季等感冒高发时段。医学专家建议孕妇从以下细节着手，打好感冒阻击战：

- 接种疫苗。常规程序为：孕前8个月接种风疹疫苗，孕前3个月接种肺炎

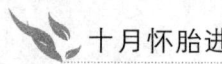

疫苗，孕前1个月接种流感疫苗。为保险起见，与孕妇密切接触的家庭成员也要接种流感疫苗。

- 多吃"抗感"食物。如胡萝卜、绿色蔬菜（富含β-胡萝卜素）、牡蛎、鱼、蛋等。此外，葱、姜、蒜等调料（富含辣素、蒜素等成分，被誉为防治感冒的"吉祥三宝"），马兰头、蕨菜等以及酸奶（补充乳酸菌等肠道有益菌，提升免疫力）也很给力。
- 外出要挑对地方，娱乐场所、车站、商场等闹市区，空气不太流通，是感冒病毒滋生、肆虐的"风水宝地"，不要去。非去不可者应戴口罩，并尽量缩短停留时间。
- 学会躲喷嚏。人在打喷嚏时，鼻腔黏膜上的大量病毒、细菌被喷出，可达9米远，务必学会躲避。方法是：看到有人打喷嚏或咳嗽时，马上转过身去屏息片刻，或用纸巾掩住口鼻。另外，在人多之地不要与朋友大声谈笑、吹口哨或者悠然自唱。新加坡卫生机构调查表明，唱歌与大笑、吹口哨一样可传播、招惹感冒病毒，以引吭高歌的风险最大。
- 堵塞病从手入关。一要勤剪指甲，当指甲长度超过指尖3毫米，指甲缝中细菌过量的可能性大约是短指甲的5倍；二要护好手，如随身携带擦手纸用来按电梯、扶栏杆等；三要勤洗手，用流水洗，还要用肥皂，并搓1分钟左右。
- 保暖。气温低或风沙大的季节，出门戴帽。另外，足部受凉可反射性地引起鼻黏膜血管收缩，使人易患感冒，所以要穿好保暖鞋袜。
- 睡好觉。相对于每天睡7、8小时的人，每天只睡4小时者患感冒的可能性增加3倍。普通人尚且如此，孕妇更要注重睡眠时间与质量，每天以8～10小时为佳；应在晚上9点多上床入睡，中午午睡1～2个小时。
- 保持良好心态。紧张、忧愁或情绪低落均可削弱免疫功能。
- 多喝水（每天保持在600～800毫升）多排尿，将代谢产生的废物及时排出，有助于抵抗感冒病毒的侵袭，即使感冒了也容易痊愈。

得了感冒怎么办

感冒病毒无孔不入，尽管你小心谨慎，仍可能中招。中招了怎么办？必须认识到，孕期感冒非同孕前，不要因怕药物的副作用而硬扛，以致造成病情加重。因为孕期只是"不能随便用药"，明智之举是"及时治，慎用药"，力争尽早康复，将伤害减到最低限度。

对付感冒的办法有生活护理、食疗、对症处理以及药物疗法等，分述如下：

※ 生活护理。如注意休息（必要时卧床休息），多喝白开水，做好保暖。

※ 食疗法。如喝姜糖茶（生姜3～5片洗净切丝，加红糖5克，用沸水500毫升泡煮5分钟，趁热喝完，较适合风寒型感冒）、菊花芦根茶（菊花5克、芦根10克，用开水500毫升泡开，代茶饮，较适合风热型感冒）等。

※ 对症处理。用非药物办法减轻不适感。如发烧可用湿毛巾冷敷颈部、额头，温热水擦身。咽喉痒痛可用浓盐水漱口及咽部。咳嗽饮用姜糖水。流涕或鼻塞，可喝鸡汤（加入蔬菜）。

※ 药物疗法。包括中药（如板蓝根、大青叶、连翘等清热解毒中药，桑姜感冒片、银黄口服液、止咳糖浆等中成药）与西药（如速效伤风胶囊、感冒通、白加黑）。中药副作用较小，相对较为安全。西药皆为复合制剂，安全性较差，孕早、中期不用，孕晚期可根据病情在医生指导下选用。

具体落实方案应按照感冒的轻重及怀孕的时段来安排。不发热或低热的轻症感冒原则上采用生活护理、对症处理加上食疗法足矣。较重感冒，表现为持续3天或更长时间体温高于39℃或以上，有咳嗽、头痛、发热等。除生活护理、对症处理以及食疗法外，中成药银黄口服液、藿香正气液等值得推荐。若在孕晚期，可向医生咨询考虑使用西药。感冒伴有细菌感染，如并发扁桃体炎、支气管炎等，要在医生指导下选用安全品种的抗生素，尽量避开例如庆大霉素、链霉素等其他副作用较大的抗生素。注意：对于发生在孕早期的较重感冒，病程较长，伴有高热，并发了细菌感染或使用了有致畸风险的抗生素，最好终止怀孕。不过也别一刀切，若为年龄偏大，再次怀孕的概率较小，或是通过助孕技术艰难获得（如试管婴儿）的孕妇，可在权衡利弊的前提下继续怀孕，但到了孕中期务必做B超、羊水等产前检查，侦查胎儿有无畸形或发育异常，并做相应处理。

解读孕期贫血

说起贫血，谁都知道是一种病，多与营养不良有关。但有一种情况却鲜为人知，那就是发生在孕妇身上未必就是病。你想知道其间的奥秘吗？请继续看下去吧。

孕期贫血有两种

第一种情况乃是拜黄体素等妊娠激素所赐，在妊娠激素的作用下，孕妈妈体内血液量增幅可达30%～45%（目的是为满足胎儿对氧气和营养物质的需求），直接后果便是血液受到稀释，导致每升血液中的血红蛋白浓度下降，甚至下降到贫血的程度。但此种贫血与营养不良等因素无关，系怀孕必然伴有的现象。所有孕妇都有此种反应，分娩后即可恢复正常。这是孕期贫血的第一种情况，不需要做任何医学处理，顺其自然好了。

另一种情况却是疾病了，有15%～50%的孕妇因孕前或进入孕期后，体内储备的造血物质难以满足胎宝宝与胎盘的需求，便出现了贫血症状。医学称为孕期贫血症，包括缺铁性贫血与叶酸缺乏性贫血（又称巨幼红细胞贫血）等，是孕妈妈需要认真对待的孕期常见合并症之一。如果孕妈妈有以下情况之一：如孕早期有比较严重、频繁的呕吐；前后两次怀孕间隔时间过于短暂；怀的是双胞胎或多胞胎等，发生孕期贫血症的风险会更大。

生理性贫血对怀孕无影响，病理性贫血则与贫血程度相关。较轻的贫血影响很小，如果贫血程度较重则可使妊娠中毒症、早产以及流产等意外的发生概率升高，容易发生宫缩乏力、产程延长、产后出血多等异常，增加分娩难度；分娩后子宫的复原也较慢，恶露常持续不净，子宫易滋生细菌感染而引起子宫内膜炎；另外，发生产后感冒、泌尿系统感染等产后并发症也增多。对于胎儿，孕妈妈贫血可株连其发育，易出现宫内窒息、宫内生长迟缓、出生体重低下等先天不足情况，致使日后体弱多病，发生呼吸道和消化道感染的概率升高；同时，贫血可减低产妇奶水分泌量，造成新生宝宝喂养困难等。

及早发现贫血

贫血最常见的信号就是劳累和疲倦感，却也最容易被归因于"害喜"而忽略。笔者郑重提醒：如果你频繁体验到这类不适感，或者出现脸色苍白，自觉黑朦甚至眩晕，一定要想到是否贫血了。另外，有些孕妇可能出现胃口改变，想吃一些如冰、报纸或泥土等怪东西，医学称为异食癖，也是缺铁乃至贫血的一个迹象。

诊断明确后即应在医生指导下给予治疗，方法有饮食疗法与药物疗法两种。饮食疗法即三餐多安排富含铁质（尤其是富含血红素铁）的食物，如肉类、肝类、鱼类、海藻类、蛋类、畜禽血、青菜等；同时搭配富含维生素C的蔬菜与水果，以提升铁的吸收率，抗贫血效果会更好。药物疗法即口服或注射铁剂（如琥珀酸亚铁薄膜衣片，又称速立菲）。一般轻度贫血（血红蛋白浓度处于每升血110～100克之间）先调整饮食，效果不好或血红蛋白浓度低于每升血100克以下，则须推入药物疗法。

预防最重要

做好预防工作，可大大减低孕期贫血症的罹患风险。具体措施应从孕前开始，要点有：

• 孕前检查时别漏掉血液检查，若发现有贫血病，或可引起贫血的疾病，皆应积极治疗，待痊愈后再考虑怀孕，如消化不良、慢性腹泻、肠寄生虫感染等。

• 调整食谱，在孕前充分储备富含铁质与叶酸等造血物质的食物。进入孕期以后更要注意。按照中国营养学会的意见，孕妈妈孕中、晚期每天摄入铁的推荐量分别是25毫克与35毫克，与孕前的20毫克相比大有增加。

• 玩点小技巧。如随餐饮用鲜榨果汁或吃酸味水果；餐后应待1～2小时后再饮茶，最好饮淡茶（因为茶叶含鞣酸，可抑制铁的吸收）；牛奶、奶酪等富含钙质的奶制品应在两餐间进食，因为钙与铁的吸收可相互对抗，从而减低铁质的吸收。

孕期胆石症，孕期第一"急腹症"

胆石症女性的发病风险是男性的2～3倍；孕期的发病风险又明显高于非孕期（相当于非孕期的3～10倍）；生育多胎的女性又高于生育一胎的女性。总的发病率已坐上了孕期以腹痛为主症疾病的头把交椅。

胆石症为何偏爱孕妈妈呢？乃是孕期的生理变化使然。首先，怀孕后孕激素水平升高，促使肝脏对低密度脂蛋白的摄取和分解代谢增加，排入胆道的胆固醇增多，迫使胆汁经常处于过饱和状态，积聚的胆固醇便在胆囊内析出结晶，日积月累而形成"石头"。其次，孕早期的孕吐反应，造成进食减少；孕中后期子宫增大，引起腹内压力升高，多管齐下地导致胆囊的排空速率和百分比下降，使得胆囊储存的胆汁不能及时排空，便淤积下来为胆结石的发展"添砖加瓦"。另外，孕妈妈血液里胆红素、雌激素增多，也在一定程度上促成了胆结石的"壮大"。

胆结石一旦形成，无异于在孕妇体内埋下了一枚"定时炸弹"，一旦"石头"堵塞胆管或刺激胆囊，"炸弹"就会爆炸而引发症状，包括腹痛（痛感呈阵发性痉挛性发作，且逐渐加重，常向右肩背放射，称为"胆绞痛"）、黄疸（白眼仁发黄）、瘙痒等。此时，到医院做B超检查，即可让真凶显形。

孕期胆石症治疗要小心

孕妈妈一旦攀上了胆石症，与非孕期的处理原则不尽一样，是否治疗以及如何治疗，须请专科大夫根据病情（如结石的大小、数目、位置）与孕期等具体情况酌定。一般说来，虽然B超探查出了结石存在，但没有症状，医学称为安静性结石，可不必理会，注意预防与观察即可。

若有症状则应对症处理，要点是消炎、利胆与止痛。如疼痛时给予阿托品解痉止痛；合并感染者使用足量的抗生素（如青霉素、头孢菌素等）；出现厌油、食欲不振等消化道症状时可服用多酶片、维生素B_1，并少吃脂肪类食物。经过对症治疗，90%以上的孕期胆石症病情都能得到控制，症状减轻或消失，待生完孩子3个月后，养好身体再到医院实施进一步诊治。

那么，对于另外10%的孕妈妈怎么办呢？这类孕妇往往伴随有急性胆总管炎、梗阻性黄疸或胆石性胰腺炎等险情，症状较重，需要考虑手术治疗。但手术疗法风险大，有诱发早产、流产、感染及胎儿死亡之虞，务必全盘考虑，权衡利弊酌定，并尽量争取安排在孕情比较稳定的孕中期进行。不过，如出现了胆囊积脓、坏死或穿孔、腹膜炎等高危症状时，则应果断实施手术疗法，即使终止妊娠也在所不惜。总的原则是：病情允许则孕妇和胎儿兼顾，尽量避免伤害到胎儿；若病情危重，则应以抢救孕妈妈为主。

预防才是硬道理

孕期胆石症重在预防，尽管有些因素无力改变，如妊娠激素的影响等，但做好孕前准备与调整生活方式可以消除大多数致病因素，帮你平安度过"十月怀胎"的非常时期。预防要点有：

- 做好孕前体检，发现胆结石应给予处理，待病情稳定后再考虑怀孕。
- 管好嘴，适当限制脂肪、胆固醇与糖分的摄入量。脂肪摄入过多可迫使胆汁中的胆固醇呈高饱和状态，易于沉积而形成结石。胆固醇本身就是胆结石的核心成分，过多摄入将会直接壮大结石。再说糖分，若长时间过量摄取会增加胰岛素分泌，加速胆固醇积累，进而促成胆结石生成。故动物脑、肝、肾、蛋黄、畜肉、蔗糖等食物要少吃。另外，容易产气的食物也要限制，如薯类、豆类、洋葱、汽水饮料及酸性果汁、咖啡、可可等。

说了这么多要少吃的食物，那么哪些食物又该适当多吃一些以满足需要呢？首先是鱼类，不仅可提供孕期需要的蛋白质等养分，而且是卵磷脂的"富矿"，可减低胆结石形成的风险。其次当推富含维生素A、维生素K、维生素C等养分的食物，维生素A、维生素K等有一定或减低胆石形成风险或减轻结石症状的作用。膳食纤维可防止孕期便秘，而便秘可诱发或加重胆结石症状，故除多安排蔬菜、水果等外，谷类亦可酌情增加。烹调食物多用煮、炖、蒸等方式。

● 积极防治孕吐反应，维持孕妈妈三餐的正常进食量，确保胆囊及时排空胆汁，阻止其因长时间淤积而促发结石生长。并多喝水，保持胆汁的稀释度。

● 根据孕期不同时段，坚持适度体育活动。体育活动可维持胆囊的正常张力，防止胆汁淤积，从而减低结石形成的几率。

细说孕期胃食道反流

人说"早孕反应"是孕妈妈逃不脱的"炼狱"。的确，恶心、呕吐、食欲下降等一直被认为是孕早期的生理现象，笼统地称为早孕反应，俗称害喜，扛一扛也就过去了。实际上却不然，部分呕吐较重，且伴有反酸、烧心，甚至胸骨后疼痛、咳嗽、气喘等症状的孕妇，乃是吃下的食物以及胃里的东西又倒流到食道中所引起的，实际上是一种病。

孕期胃食道反流病高发之秘

胃里的东西怎么会向食道反流呢？祸根在于食道下端的"大门"开关功能失调。大家知道，在食道与胃相接的地方，由一圈特殊肌肉形成一道"大门"，称为贲门括约肌。此"括约肌"的目的是阻止胃里的东西向食道倒流。但是，当某些原因引起贲门括约肌一过性或短暂性松弛，导致"大门"该关时未能及时关上，则胃里的东西便会随着胃的蠕动逆行向上倒灌入食道中，胃食道反流病就这样"应运而生"了。

孕期胃食道反流病危害大

孕期胃食道反流病不仅发病风险大于非孕期，危害也更大。首当其冲的受害者当为孕妈妈本身，除反酸、烧心（当胃内容物反流入食道）、咽喉异物感（胃内容物反流到咽喉部）、咳嗽、咳痰甚至呼吸困难（胃内容物侵入气管）外，食管黏膜反复遭受食物与胃酸等胃内容物的侵袭，轻的可引起黏膜糜烂或水肿，重的可诱发溃疡甚至出血。另一个受害者自然就是胎儿了，由于孕妇恶心、呕吐，减少了营养素的摄取，势必株连到正常的生长发育，给优生蒙上阴影。

当孕妇一旦出现恶心、呕吐等症状后，不要被"早孕反应"的旗号所迷惑，应到医院消化科检查，及早揪出幕后黑手并进行合理的治疗。目前，对付孕期胃食道反流病的唯一可行措施在医生指导下服用一些对胎儿无影响的药物，如胃舒平、氢氧化铝凝胶等，必要时动用西咪替丁等抑酸剂。记住，有一种叫做吗叮林（学名称多潘立酮）的止吐药，虽然止吐效果不错，但可通过胎盘影响胎儿的垂体分泌以及生长发育，不要轻易使用。

"防"字当先

与其他疾病一样，孕期胃食道反流病完全能预防，关键在于做好孕前体检，发现后者及时治疗，待治愈后再考虑受孕。如果病情仅得到控制，进入孕期后很可能复发，此时应把握好以下要点，尽量防止其复发或减轻症状：

• 调整食谱，在确保孕妇营养的前提下，适当多安排一点蔬菜、水果及富含食物纤维的食品。豆类、蛋类、油炸类等易产气的食物应予以适当限制。烹调过程中可酌情添加一些大蒜和姜片，减少辣椒、咖喱、胡椒粉、薄荷等刺激性调味料的使用量。

• 少吃多餐。将一日三餐改为一日六至七餐。进餐时细嚼慢咽，不要过多说话，避免用吸管吸吮饮料，也不要经常含着酸梅或咀嚼口香糖，防止吞入太多的空气而增加胃肠压力。

• 进食后应尽量保持上身直立姿势或适当散步，至少半个小时，有助于所吃食物较快下移。饭后若非躺不可，可垫高床头（不是垫高枕头），也不要上抬上臂。

• 多喝温开水，或添加少许蜂蜜，防止大便干结而引起便秘。巧克力、咖啡、浓茶、汽水等不宜。

• 适度按摩，适合于腹胀明显的孕妈妈。方法是：沿顺时针方向，从右上腹部开始，按左上腹、左下腹、右下腹的顺序循环按摩10～20圈，每天2～3次。按摩时手要温暖，力度柔和，并避开腹部中央的子宫部位。

• 适当运动，散步最佳，每天持续1小时以上。

• 劳逸结合，保持心情舒畅，不要劳累，更不能生气。因为压力过大或情绪低落也会诱发或加重反流。

别让肝炎坏事儿

孕早期肝炎可加重孕妇恶心、呕吐等早孕症状；孕中晚期肝炎易发生妊娠高血压综合征等孕期并发症；分娩过程中由于体力消耗、损伤和出血，易引起缺氧和代谢障碍，可诱发急性或亚急性肝萎缩，导致孕妇肝昏迷、产后出血性休克和上消化道出血等严重后果，甚至危及生命。再说胎儿，孕早期三个月是胎儿畸形发生的敏感期，肝炎病毒有引起腭裂、唇裂、先天愚型等畸形胎儿之虞；孕晚期，尤其是肝炎较重者，易发生宫内胎儿窒息、流产、早产、死胎等危险。

另外，肝炎孕妇很有可能将病毒传染给胎儿，使你的宝贝未出生就成了一个肝炎患者。来自医院的信息显示，孕期肝炎的胎儿感染率为25%～40%。除甲型、戊型肝炎不存在母婴传播外，其他几型肝炎都有较大的母婴传播风险：

※乙型肝炎。孕早、中期感染乙肝者，其婴儿感染率为6%～10%，孕晚期至产后2个月内感染乙肝者，婴儿的感染率高达70%～80%。

※丙型肝炎。由于丙肝病毒在血液中的浓度很低，母婴传播率为4%～5%，大大低于乙肝。

※丁型肝炎。同乙型肝炎，母婴传播的风险极大。

咋知道你患上肝炎了

判断一个人是否患上了肝炎，医学有一个较为客观的指标，就是检测血液中的转氨酶水平是否升高了。但不能笼统地将这个指标搬到孕妇身上，症结在于孕期有一个生理性转氨酶升高的过程，分娩后即可恢复正常。那么如何区别孕期转氨酶升高是生理性还是肝炎病毒作祟呢？一般说来，生理性的转氨酶上升幅度较小，持续时间短暂，如果转氨酶持续升高，且与正常值差距甚大，同时出现了下述情况中的一种，则应疑及患上肝炎了：

• 孕期出现了恶心、呕吐、乏力、食欲不振、厌油、腹胀、腹泻、腹痛、眼白发黄、肝区疼痛等症状，又不能用怀孕来解释。

• 孕期肝脏肿大，或伴有轻度脾肿大，又无其他原因可寻。

• 查血"两对半"，发现乙型肝炎表面抗原阳性。

• 孕前曾与肝炎患者密切接触，或者有输血或应用血制品史，或同事与家庭成员中有肝炎患者。

一旦孕期肝炎的诊断得以确立，还要作进一步检查，包括病毒性肝炎标志物，如甲肝、乙肝、丙肝、丁肝、戊肝抗体或病毒检查，肝胆B超检查等，目的是采取针对性措施。

孕期肝炎不可一刀切

确认孕妈妈与肝炎结缘后，要在医生指导下给予保肝治疗，如卧床休息，戒烟忌酒，吃清淡饮食，必要时静脉输液，以保证液体和热量的摄入，补足维生素C、维生素B_1、维生素B_6、维生素B_{12}、维生素K等，以促进肝细胞修复，改善肝功能。禁用对肝功能有损害的药物，如氯丙嗪、安定等镇静安眠药以及磺胺、四环素等抗菌药。若到了预产期应去正规医院待产，尽量争取自然分娩，不要随意做剖宫产。

在保肝治疗的基础上，应由医生结合肝炎的类型、轻重以及孕期的早晚，权衡利弊决定腹中胎儿的处置方案：

如果孕头三个月得了肝炎，而且是乙肝，为避免畸胎或母婴传播之害，最好实施人工流产终止怀孕。注意，人工流产一定要等肝功能恢复正常后再施行，否则有可能使肝炎加重，甚至变成重症肝炎而危及孕妇生命。

如果孕中、晚期得了肝炎，一方面做引产手术危害较大，不宜终止妊娠；另一方面，虽然早产、死胎、死产的发生率均较健康孕妇高，但胎儿各器官已经基本成熟，畸形可能性小，处理方法不能一刀切，应按肝炎的类型分别对待：

- 甲型肝炎。大多对胎儿影响不大，经保肝治疗痊愈后可继续怀孕。
- 乙型肝炎。痊愈后孕妇血中的乙肝表面抗原可消失，绝大多数胎儿（94%）没有问题，仅6%左右可变成乙肝表面抗原者。至于少数病情较重的孕妈妈，也要积极治疗肝炎，待病情好转后再实施手术终止怀孕。
- 丙型肝炎。后果重于乙肝，且目前尚无疫苗可供预防注射，即使侥幸分娩也难免发生母婴垂直传播，应果断采取措施中止妊娠，所幸的是发病率很低。
- 丁型肝炎。常与乙肝狼狈为奸，更容易发生流产、早产、死产、产后出血、重症肝炎、肝昏迷等恶果，也应尽早中止妊娠。
- 戊型肝炎。传播方式、临床表现等虽说类似甲肝，但转为重症肝炎的可能性较大，应密切监护，必要时终止怀孕。

弄清几个实际问题

有几个实际问题，需要向孕妈妈交代清楚，以便心中有数：

问题1.如何保护好腹中的胎儿？对胎儿的保护方式主要是切断肝炎病毒的母婴传播。前已谈及，甲、戊两型肝炎不存在母婴传播，只有乙、丙、丁等三型肝炎存在程度不等的母婴传播，预防医学专家建议：

①乙肝表面抗原与e抗原阳性孕妇所生之宝宝，应接种乙肝疫苗，在出生后

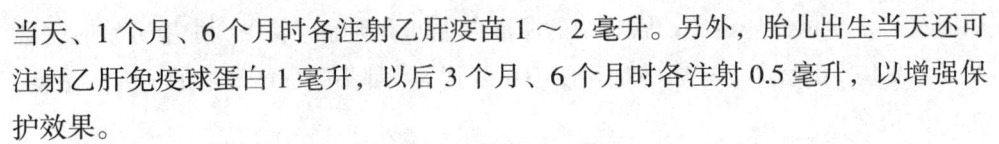

当天、1个月、6个月时各注射乙肝疫苗1～2毫升。另外，胎儿出生当天还可注射乙肝免疫球蛋白1毫升，以后3个月、6个月时各注射0.5毫升，以增强保护效果。

②丙肝疫苗目前尚处于研制的初级阶段，没有疫苗可用，但可采用综合预防措施，如分娩时尽可能避免损伤宝宝皮肤或进行有创检查，以减少带病毒的血液污染机会。

③丁型肝炎目前尚无特殊的预防手段，主要措施为接种乙肝疫苗。医学研究证实，对乙肝免疫的个体可以防止丁肝病毒的感染，因而乙肝疫苗的接种可有效预防乙肝病毒的感染和随之发生的乙肝和丁肝的混合感染，收到"一箭双雕"之效。

问题2.能否母乳喂养？至今没有发现在甲肝产妇乳汁中有甲肝病毒出现；戊肝母亲的乳汁喂养婴幼儿亦未见感染发病。所以，甲肝、戊肝孕妈妈产后喂奶是安全的。乙肝呢？乳汁是否有传染性尚不能确定，只要母亲乳头不破溃出血，母乳喂养也是可以的，但要注意喂奶前母亲应用肥皂流水洗净双手，以减少接触传播的机会。丙肝孕妇的乳汁中存在丙肝病毒的可能性较小，也可酌情喂奶，但乳头有破溃出血，或病毒载量较高者不要喂奶，以保安全。有一条要请孕妈妈记住：无论哪一型肝炎，你的唾液中都有肝炎病毒存在，故不可口对口给孩子喂食，也不要亲吻宝宝。

问题3.肝炎孕妇分娩后能与婴儿同室吗？肝炎的急性期或慢性急性发作期不能同室，肝炎恢复期或肝炎病毒携带的产妇可以母婴同室，但要分床。

"无症状菌尿"是咋回事

正常情况下，人的尿液没有细菌。但如果一个人连续两次化验尿液，菌落数都在每毫升10^5或以上，且是同一种细菌，又无尿频、尿急或下腹不适等尿路感染症状，医生就会下一个"无症状菌尿"的诊断。与平时比较，"十月怀胎"期间更易与其结缘。孕妈妈的罹患率在4%～10%之间，平均约7%。80%以上的病原菌为大肠埃希菌，次为变形杆菌、克雷白杆菌等。

"无症状菌尿"为何如此钟情孕妈妈呢？症结在于育龄女子进入孕期后，在妊娠荷尔蒙（如雌激素、孕激素）的作用下，尿道变成了细菌的"风水宝地"。另外，女性尿路的生理特点也帮了细菌的忙，如尿道较短，又距细菌的"大本营"之一的肛门与阴道口很近，何况孕期膀胱周围血管充盈，黏膜水肿，某些孕妇排尿时又可发生尿液逆流（即膀胱中的尿液向上回流到输尿管），加上分娩时膀胱受压、受伤，剖宫产后排尿困难和使用导尿管等，都不同程度地增加了细菌感染、扩散的机会。

"无症状"不等于无危害

"无症状菌尿"虽没有任何不适感，但绝不等于没有危害，甚至隐患更大。首先，入侵的病菌在"无症状"的烟幕下，使你产生虚假的安全感，不去求医问药，便可不受任何打击的发展壮大，如同"定时炸弹"一样，在某个时候突然"爆炸"，引起急性肾盂肾炎，并向感染性休克、急性肾功能减退甚至衰竭等致命性恶果进展。

其次，"无症状菌尿"对孕妈妈可增加流产、早产、妊娠高血压、贫血等孕期并发症的风险；对胎儿可累及发育（包括神经发育），招致畸胎、呼吸窘迫、出生体重低、智力迟钝等恶果临身。由此可见，认真应对孕期"无症状菌尿"，具有重要的优生意义。

及早捕捉"无症状菌尿"

由于"无症状菌尿"没有尿路感染症状，单凭孕妈妈的主观感受很难发现，唯一的办法是定期做尿检或尿培养。方法是：留取一定量尿液（医学称为尿液标本）送医院化验室，化验人员做尿液培养，若发现尿中有细菌生长，且菌落数达到或超过每毫升10^5，即可确定诊断。

为求得医院的尿检或尿培养结果准确，孕妇留取尿液标本时要注意以下几点：

- 最好在清晨起床时留取"中段尿"，开始与最后排出的那一段尿液不要，因为容易遭受污染，影响结果的准确性。其他时段的尿液也行，但准确率可能会打折扣。
- 留取尿液应使用医院提供的一次性尿杯，不要随意用其他容器代替。
- 不可仅凭一次检查就下结论，必要时可反复多次检查。
- 抗菌药可影响尿液检查的准确性，所以孕妇在做尿检前需遵医嘱停止服药，若已服药者须告知医生。

用对抗菌药最要紧

一旦诊断确立，即应在医生指导下立刻使用有效的抗生素治疗。由于此时处于怀孕的特殊生理时期，用药要将疗效与胎儿安全结合起来考虑，对抗生素的筛选原则是优选杀菌作用强大，肝肾毒性小，且不干扰胎儿发育的品种。

举例：临床证实，氟哌酸等喹诺酮类，庆大霉素、卡那霉素等氨基糖苷类，氯霉素以及磺胺类，虽然疗效确切，但可能影响胎儿发育甚至诱发畸胎，不可用。相比之下，青霉素类、头孢菌素类对胎儿较为安全，可用。

抗菌药要用够剂量与疗程，一般不得少于2周，直到复查尿液细菌数转为正常。如果疗程结束后仍有"菌尿"，不妨做做相关影像学方面的检查，以排除尿路结构和功能异常，并进行长疗程、低剂量的抗菌疗法，直至彻底痊愈。

同时调整三餐饮食与之配合，如增加蔬菜、水果等的摄取量，促使尿液碱化，以便增强抗菌药的疗效。

记住"防"字当头

对"无症状菌尿"的防范，除了强化营养与适度锻炼外，主要有以下几条：

（1）适当增加饮水量，确保每天尿量不少于1000～1500毫升。目的是借助尿液冲洗掉侵入尿路的细菌，保持尿路的清洁卫生。

（2）勤排尿，不憋尿，做到每小时如厕一次，或一有尿意及时如厕，尿尿时尽量做到将膀胱排空，无残余尿。尿前尿后都要洗手，避免菌从手入。

（3）做好外阴清洁，如勤洗澡（多用淋浴，少用或不用盆浴），勤换内衣内裤，"用水"最好用"熟水"（即烧开后再冷却的水）不用生水。

（4）不用对阴部、尿路有刺激性的清洁用品，如各种清洗剂或强碱性肥皂。

（5）睡觉勤于改变姿势，尽量减少日益增大的子宫压迫尿路的机会，保持尿路通畅。

孕期遭遇心脏病

孕期心脏病发病率为1%～4%，被妇产科大夫列为孕产妇死亡的3大因素之一（其他两大因素为产褥感染与产后出血），其危险后果绝对小视不得。孕期心脏病来源，一类是孕前带来的，包括先天性心脏病、风湿性心脏病等；另一类是孕期发生的，如妊高征心脏病、围产期心肌病、贫血性心脏病等，又称为孕期并发症。

不管是孕前带来的，还是孕期并发的，一旦形成心脏病，就会给孕妈妈蒙上

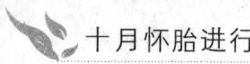

阴影。不过，新近传来好消息，一个国际研究小组调查、分析了28个国家1000多名心脏病孕妇的资料后发现，绝大多数都够安全地度过"十月怀胎"与"一朝分娩"，仅有1%的孕妇不幸死亡。

3个时段最危险

孕期心力衰竭（简称心衰），乃是造成孕妇死亡的直接原因。在整个十月怀胎期间，尤以3个时段危险性最高。

受孕期激素的影响，全身血流量增多（怀孕后血容量增加30%～50%，心排出量增加40%），心跳加快，导致生病的心脏负担加大，加上随着胎儿生长，子宫增大，迫使附近的大血管移位或弯曲，心脏的负担更是成倍增长。尤其是在孕28～32周，心脏承受的压力最大，不堪负荷的情况更为严峻，发生心衰的危险性大幅上升，便成为了心脏病孕妇的第1个危险期。

到了孕末期，孕妇开始出现阵发性肚子痛，实际是子宫开始收缩，为分娩做准备。而子宫收缩可将大约500毫升血液从子宫挤压出来，涌入全身循环，心脏的血量又一次涨潮，心脏到了又一个压力最大的时段。所以，分娩期意味着第2个危险期逼近了孕妇。

分娩结束也非万事大吉，接下来的3天由于子宫里没有了胎儿，突然间缩小，一方面使大量血液经体循环涌向心脏，另一方面又使腹压急剧降低、内脏血管扩张致储血量增加，回心的血量又减少，一个有病的心脏很难经得住血流如此折腾，发生心衰的风险比前两个时段有过之而无不及，医学将这3天列为心脏病孕妇的第3个危险期。统计表明，大约75%的心脏病孕妇死亡发生于此时段。

孕期护心8要点

刚才说过，绝大多数心脏病孕妇都能安全过关，但需要一个重要前提，那就是做好孕期保健。可概括为以下8点：

• 做好孕前检查。凡计划要孩子的育龄女性务必到正规医院做一次全面体检，一旦发现心脏有问题，应请妇产科和心内科医生做心功能测定，根据心脏功能确定是否胜任怀孕。

• 安排好作息。心脏病孕妇要多休息，一般在孕3、4个月期间可做些轻微的工作或家务活，一旦出现气急、心慌、胸闷等症状，须马上停止活动。进入孕中晚期，尤其是3个危险时段，更要注意休息，并避免情绪激动，必要时卧床。

- 三餐合理。合理的标准是，三餐营养的量与质应符合心脏病孕妇的生理需求，既要防止营养不足又不要增加心脏的负担，以维持一个合适的体重增长值（整个孕期体重增长不超过9～10千克）。食谱宜品种多样，味道清淡（每日吃盐量不超过5克），且易消化。举例（孕5个月以后）：每天吃主食（粗细粮搭配）与新鲜蔬菜各半斤，餐后吃一个新鲜水果，增加优质蛋白15克左右（鸡蛋2～3个，或牛奶250克加豆腐100克）。

- 积极防治感染。各种感染特别是上呼吸道感染（俗称感冒）最易诱发心衰，而心脏病孕妇抵抗力差，故要强化预防措施，如及时根据天气预报增减衣裤避免着凉；注意饮水卫生，防止胃肠道感染与腹泻。如果不慎中招，应及时遵医嘱服药。

- 定期做孕检与产检。孕期尤其是产前，定期检查非常重要，能让医生全面、充分地了解孕妇的心脏情况，并予以针对性处理。具体的检查时间为：怀孕前5个月每2周查一次，后5个月每周查一次。临床统计显示，没有做产前检查的心脏病孕妇，诱发心力衰竭和死亡的概率是认真做产检孕妇的10倍。

- 加强监护，定期到医院评估心脏功能，识别早期心力衰竭症状，如气急、发绀、咳嗽、痰中带血等，并及时处理。

- 做好心理护理。孕妇及其丈夫或家人，应通过科普书刊多了解一些心脏病相关知识，做到心中有数，保持平和情绪，树立治疗信心。

- 提前住院。心脏病孕妇在整个妊娠、分娩及产褥期，都有可能发生心力衰竭，为确保母子平安，一般应在预产期前1～2周住院待产。特别要提醒发绀型先天性心脏病以及心功能较差的孕妈妈，最好在预产期前一个月就住院观察，以防不测。

优选分娩方式

选择自然分娩（即阴道分娩）的心脏病孕妇需满足的条件是：心脏病病情不复杂，症状较轻，心功能Ⅰ～Ⅱ级，孕妇产力较好，骨盆大小正常，没有孕期并发症。随着剖宫产技术的改进，麻醉学的发展，其风险比自然分娩要小很多，并可在短时间内结束分娩。尤其适合临产时合并心衰者，胎儿分娩后须立即用沙袋压住腹部，以免心血量回流，引起心衰或死亡。

分娩后能哺乳吗？一般来讲哺乳对心脏影响不大，凡心功能二级以下者都可自行哺乳。心功能三级者，为避免过度疲劳，以采用人工喂养为好。

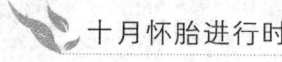

天上掉下个"妊高症"

向女士已有了整整6个月"孕龄",差不多已走完"十月怀胎"的一大半路程了,眼看胜利在望,却突然出现头晕感,且脚部微微肿起,到医院检查血压也升高了,医生告诉她患上了妊高症。她惊愕不已,本来孕前血压一直偏低,所以对同事乃至闺蜜有关妊高症一类的话题总是当作耳边风,想不到自身也中招了,真如同天上掉下来的一样。

孕期血压升高有两种情况:第一种情况是孕20周前合并有原发性高血压,或者得了急性肾炎、嗜铬细胞瘤等,较为少见;第二种情况是孕20周以后,血压值突破正常范围,并出现不同程度的脚部浮肿与蛋白尿,医学称为妊娠高血压综合征(简称妊高症),包括妊娠期高血压、子痫前期、子痫、慢性高血压并发子痫前期以及慢性高血压,较为常见。

妊高症病因尚未完全弄清。一些专家认为,可能是胎儿作为抗原刺激母体产生抗体,导致抗原抗体反应而形成免疫复合物,引起母体脏器及组织发生病理变化所致。另一些专家则认为与家族遗传有关;还有专家将其与缺钙联系起来。来自医院的信息显示,妊高症的发病率约在10%左右,即每10个孕妇中有一个不幸者。以下几种孕妈妈尤其容易与之结缘:

※ 第一次怀孕的孕妇。
※ 年龄小于18岁或大于35岁的孕妇。
※ 肥胖孕妇。
※ 营养不良,或伴有严重贫血的孕妇。
※ 患有原发性高血压、慢性肾炎或糖尿病的孕妇。
※ 怀有双胎、羊水过多或葡萄胎的孕妇。
※ 女强人或女汉子。
※ 冬季与初春等寒冷季节,以及大气压升高等时令易于发病。
※ 母亲有妊高征病史的孕妇,发病率比无家族史者高8倍。
※ 文化程度较高,对怀孕缺乏心理准备,精神经常处于高度紧张状态的孕妇。

妊高症来者不善

妊高症的主要表现是高血压、水肿与蛋白尿三大症状,孕妇可自觉头晕、头痛、眼花、看东西模糊、恶心、胸闷或肝区疼痛,严重者出现抽搐、昏迷。不过,具体到每一个孕妇，上述表现又有程度上的不同，医学上分为5个等级：

（1）轻度妊高症：血压超过140/90毫米汞柱，或较基础血压升高30/15毫米汞柱，伴有间断性蛋白尿（+）与水肿（Ⅰ～Ⅱ）。

（2）中度妊高症：血压在150/100毫米汞柱或以上，低于160/110毫米汞柱，伴有持续性蛋白尿（+）与水肿（Ⅰ～Ⅱ）。

（3）重度妊高症：血压达到或超过160/110毫米汞柱，伴有持续性蛋白尿（++～+++）与水肿（Ⅱ以上）。

（4）先兆子痫：在妊高症的基础上出现自觉症状。

（5）子痫：在妊高症的基础上出现抽搐、昏迷。

等级越高，症状越重，对母亲与胎儿的影响也越大。以孕妈妈为例，轻者可引起头晕、头痛、恶心、肝痛或黄疸等不适症状；重者可诱发心力衰竭、凝血功能障碍、脑出血、肾功能衰竭等致命性后果。对胎儿则有引发宫内发育迟缓、胎盘早剥、胎死腹中、早产、出生体重低、新生儿窒息之虞，且日后的体格和智力发育也难以与正常儿相比，尤其是对大脑发育的影响，可晚至学龄期才充分显示出来，或有一些神经系统后遗症，如多动症、脑瘫等。

积极应对妊高症

孕妇一旦被妊高症盯上，应积极应对。一般轻度妊高症可在家里按医嘱治疗，较重者须住院接受专科大夫监护。

以轻度妊高症为例，血压未达到150/100毫米汞柱，可暂不用药，通过调整生活方式来稳定、改善病情。如坚持低盐、高钾饮食，每天的食盐量不超过5克（医学试验表明，高血压病人将每日食盐量由原来的10.5克降到4.7～5.8克，收缩压可平均降低4～6毫米汞柱），适当增加绿叶蔬菜、土豆、柑橘等含钾丰富的食物；二是适当多卧床休息，以左侧卧为主，每天不少于10小时，并配合适当活动，以步行为主；三是调整心态，保持愉悦心情，如看些喜剧影视节目、小品、相声，或与家人、闺蜜聊天，以缓解不良情绪。

当血压值达到或超过150/100毫米汞柱，上述非药物疗法恐难以取效，需要在医生的指导下动用降压药物，如心痛定、尼群地平、甲基多巴等，将血压控制在130～140/80～90毫米汞柱之间。注意：不可使用普利类（如雅施达）与沙坦类（如氯沙坦）两类降压药，因可引发胎儿发育迟缓、羊水减少、胎儿死亡等。同时，酌情使用解痉（如硫酸镁）、镇静、抗凝直至终止妊娠等举措，防治子痫及严重并发症发生，确保母胎安全。

对于腹中胎儿，可分为三种情况应对：

①舒张压在100毫米汞柱水平，尿蛋白"+"，胎儿电子监护显示正常，且孕期不到37周者，可以继续怀孕，直到自然分娩。

②舒张压在110毫米汞柱，尿蛋白在"+～++"及以上，可继续治疗。如果孕期达到37周，可以促其分娩；或虽未达到37周，但治疗无效，也应该终止妊娠，不要再继续怀下去。

③舒张压在120毫米汞柱水平，尿蛋白"+++"及以上，应酌情使用引产（适用于病情控制后，宫颈条件成熟者）或剖宫产（适用于有产科指征者，宫颈条件不成熟致引产失败，胎盘功能明显减退或胎儿宫内窘迫者）等手段尽快终止妊娠。

澄清误解，科学防范

妊高症重在防范，在告诉你防范办法之前，先要澄清几个误解：

• 孕前血压正常甚至偏低不会得妊高症。实际上，得不得妊高症，孕前血压水平并非决定因素，罹患概率是一样的。临床还证实，血压偏低的女性一旦得了妊高症，病情往往更重。

• 没有症状就不是妊高症。妊高症通常出现在孕20周以后，且患病开始阶段常无任何不适感，一旦感觉头晕、头痛、眼花，或发现双腿水肿不退时，意味着病情已经不轻了。所以，注意孕检，定期测量血压才是早期发现妊高症的最好办法。

• 只要多运动，注意休息，坚持饮食平衡，就可以避免得妊高症。的确，调整好生活方式能明显减低与妊高症结缘的几率，但引起妊高症的原因很多，有些原因如遗传是难以防范的，仍然需要做好孕检与产检，以防不测。

• 感觉头晕一定得了妊高症。头晕不一定就是妊高症为患，如早孕反应就有头晕感，另外并发了贫血也可出现头晕。总之，是不是妊高症需要请医生做血压、尿蛋白测定，并参考水肿程度予以综合判断。

• 妊高症勿需住院，门诊治疗就行。妊高症非小菜一碟，病情变化大，存在诸多不确定因素，所以门诊治疗只限于轻症孕妇，中度或以上妊高症应毫不犹豫地住院治疗。尤其是重症孕妇，应有专科大夫制定周密的治疗计划，并进行重点监护，以保安全。

• 只要一分娩妊高症就好了。的确，适时分娩是解决问题的根本办法，但也不是绝对的。奥秘在于分娩后血压还要持续一段时间才会恢复正常，而且产后3天还是发生重度妊高症的危险阶段，甚至有出现子痫的可能。所以，做好产后护理很重要，如继续服用降压药保持血压稳定，产后一个月到医院做包括血压、尿蛋白等的检测，多数人此时会恢复正常，少数仍未恢复正常者应请医生继续诊治，直至痊愈。

预防要点有：

（1）做好孕前检查与产前检查。孕前或者孕早期应至少测量1次血压，作为孕期的基础血压，以后定期检查，尤其是在孕20周以后，应每周观察血压及体重变化、有无蛋白尿及头晕等自觉症状。

（2）把握好孕期营养，确保蛋白质、维生素、叶酸、铁剂、钙剂的足量补充。蛋白质每天应达80～100克，动物（瘦肉、鱼虾等）和植物（豆类或豆制品）蛋白各半。钙质每天摄入量不低于1000毫克。脂肪每日摄入量应少于60克，且以植物油为主。富含维生素与矿物质的蔬菜、水果，每天不低于500克。但也不要吃得过多过饱，摄取太多热量同样可诱发妊高症临身，营养供给标准以整个孕期体重增加不超过12千克为度。

（3）适当锻炼，以步行、瑜伽等为宜。

（4）必要时动用药物。专家主张有上述危险因素的孕妇，从孕20周开始在医生指导下服用药物，直到分娩为止，但疗效并不可靠。举例：熟大黄750毫克，每天1次；阿司匹林每天50～80毫克（分娩前3～5天停药）；钙片每天2克。

孕期与"腰突症"狭路相逢

"腰突症"，全名叫作腰椎间盘突出症。怀孕是"腰突症"的一个重要诱因，如果你未加重视，在突然产生的异常外力作用下，如腰肌劳累或扭伤，导致椎间盘纤维环破裂，其中的髓核组织从破裂之处突出（或脱出）于后方或椎管内，引起相邻脊神经根遭受刺激或压迫，腰痛等腰突症状就产生了。

具体说来，患上"腰突"症大体有以下信号：反复出现腰痛、一侧或双侧下肢疼痛，或一侧下肢发麻；疼痛向臀部、大腿、小腿外侧及足底放射；咳嗽、打喷嚏、用力大便时疼痛和腿麻加重，卧床屈膝休息疼痛减轻；平时没什么感觉，但有时弯腰拿了点东西，或洗脸、起床叠被时突然出现腰痛，休息几日或热敷后疼痛消失；疼痛经休息明显好转后又突然发生。

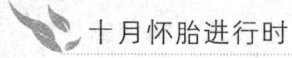

别在腰痛与腰突症之间划等号

对于孕期狭路相逢的"腰突症",孕妈妈易产生两种糊涂认识:一种糊涂认识是腰痛就是"腰突"。其实,孕期腰痛更多的是骨盆韧带在孕期荷尔蒙作用下发生松弛,加上胎儿不断发育,腰椎负担逐渐加重,引起腰肌疲劳所致,分娩后可恢复如常。

另一种糊涂认识是无腰痛就不是"腰突症"。诚然,90%以上的"腰突症"患者会出现腰痛。但也有少数例外,如有些患者仅表现为跛行,常为间歇性,即行走一段距离后出现下肢疼痛、无力,休息后症状可缓解;还有些患者下肢不痛而出现麻木感,与突出的椎间盘组织压迫了神经的本体感觉和触觉纤维有关。

为此,及时向医生诉说不适感,让医生通过医学检查手段来确认或排除"腰突症",做到既不扩大化,也不让其漏网,才是聪明孕妇的应有之举。

孕期"腰突症"诊疗有特点

同样是"腰突症",患病孕妇在诊断、治疗方面与普通患者不同,主要是虑及胎儿的安全。比如,常用于诊断"腰突症"的照片或 CT 检查即不可用,因为胚胎组织对 X 射线特别敏感,尤以受孕后 8~15 周为最,16~25 周次之,发生怪胎的风险极大。非做不可者务必等到孕后期或分娩后再做为安全。

治疗上只能采用一些安全手段来暂时缓解症状,如睡硬板床、牵引和理疗等,大部分患病孕妇经过这些处理后症状可缓解,分娩后多能自愈。至于止痛药(可影响胚胎发育,甚至导致胎儿畸形)、膏药、药酒(多为活血化瘀药物,含有麝香等可致胎儿躁动甚至流产的药物成分),皆在禁用之列。分娩方式可根据情况酌定,病情较重者不妨选择剖宫产。

孕期护腰是关键

孕期"腰突症"是可防的,建议你抓住以下关键点——

(1)不良的姿势和动作是导致孕期"腰突"的一大祸首,而且又是可以纠正的,故应作为孕妇自我保护腰椎的主要突破口:

※ 睡:宜用左侧卧位。孕妇往往觉得侧卧更舒服些,为了让全身的重量分配得更均匀,最好在膝盖之间垫上小枕头。如果感觉到身体麻木或腰部疼痛,可在侧面垫上小枕头,以避免背部弯曲。

※ 坐:将后背紧靠在椅子背上,双脚放在小板凳上,并经常变换不同的姿势。

每坐 1 小时左右起来走动一下。

※站：切忌穿高跟鞋站立，一次站立不要太久，每站半小时可坐 10 分钟左右。站立时保持身体正直，双肩放松，选择舒适的鞋，以平跟鞋为好。

※弯腰：尽量避免俯身弯腰，以免给腰椎造成过大的负担。必需俯身时，需要分步到位：首先屈膝，并把全身的重量分配到膝盖上，再慢慢向前弯腰。

※起身：仰躺的孕妇起身前要先侧身，肩部前倾，屈膝，然后用肘关节支撑起身体，盘腿，以便腿部从床边移开并坐起来。

（2）合理运动。首先要加强孕前锻炼，可以强健腰背肌及腹肌，防止腰椎间盘突出。孕期若无特殊，仍可进行温和的体育运动，如散步、爬行等。以爬行运动为例，既可减轻腰椎的负担，还能增强腹肌力量，预防难产，一举多得。方法：衣裤宽松舒适，膝盖戴上护膝，爬速宜慢，爬幅宜小，重复 2～3 次，每次间歇半分钟左右。临产前 3 个月应停止锻炼。

（3）合理膳食，保持孕期增重不超过 12.5 千克。体重增幅过大，可加重腰部负担，引起腰肌劳损而诱发"腰突症"。

（4）保温防寒。无论是炎热的夏季还是气温较低的秋冬季节，都应该避免冷风直接袭击孕妇腰部。夏季也不要直接处于风扇、空调的出气口，防止腰部因为寒冷刺激出现损伤。

抹去孕期耻离症的阴影

王女士已做了近半年的孕妈妈，一直较为顺当，正在暗自得意之际，却突然出现了不适感，主要是小肚子下端部分疼痛，行走尤其是上楼梯时痛感加重。全家人顿时紧张起来，赶忙将她送往医院。妇产科大夫详细询问了病史，又做了认真检查，告诉她是耻骨分离症在作怪，对怀孕、分娩无甚影响，不必担忧。全家人才放下心来，闹了一场虚惊。其实，生活中类似于王女士这样的虚惊并不鲜见，所以，弄清耻骨分离症的来龙去脉，抹去其阴影大有必要。

认识耻骨

耻骨分离症简称耻离症，顾名思义是耻骨的问题。耻骨看似隐藏神秘，但你在体表就能找到它。方法是：身体平躺，在两大腿之间，阴部之上最突出的一块骨头就是。你可用手顺着肚脐沿正中线向下触压，在阴毛下方即可摸到硬硬的它。

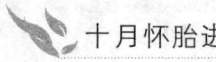

老祖宗认为这块骨头处于羞于外露的位置，因而命名为耻骨。

耻骨为何分离

耻骨是骨盆的一部分，且联合紧密，一般的牵拉力都不能使其分开，但可在某些特殊情况下出现例外，就比如怀孕。目的是使骨盆的伸缩性变大，为日渐增大的胎儿准备足够的生长发育空间，且越接近分娩期，耻骨联合韧带的松软度与关节间隙的增宽幅度也达到极点，骨盆暂时得以扩大，确保胎儿头部（胎儿全身最大的部位）能顺利通过骨盆腔，轻松完成分娩过程。当胎儿娩出后两天左右，卵巢便开始停止分泌"松弛素"，耻骨分离随之逐渐回复到孕前状态。

说到这里，你至少应该明白两点：一是耻骨分离是所有孕妇都有的一种变化，不同的仅是分离程度不同而已；二是耻骨的这种变化是为了顺应怀孕、分娩的生理需求，不是疾病，不会有明显的症状，仅有少数孕妈妈可能出现疼痛等不适感，王女士就是一例，但一般都能忍受，不至于影响日常生活和工作，也无需特殊处理。

不过，或许因对松弛素等荷尔蒙过分敏感，造成耻骨联合处太过松弛，或分娩过程中用力不当，让关节处承受的压力超常，导致分离的间隙过大（如超过10毫米），则耻骨分离的症状就会变得明显甚至较重。此外，尚有多胎、单胎胎儿过大、产程过长、产时姿势不正、腰骶部受寒，以及关节疾病（如结核、风湿、骨软化症、关节损伤）等因素，可累及耻骨联合处，造成骨盆关节周围软组织张力平衡失调，进而招致耻骨联合分离和骶髂关节错位，最终形成耻离症。

来自医院妇产科的信息显示，耻离症通常从孕12周起拉开发病序幕，表现为程度不等的耻骨处疼痛感，其疼痛有以下特点：

• 任何涉及耻骨的动作都可引起痛感，如抬脚或使两腿分离等，上楼梯尤其容易诱发。因为人在上楼时，后脚着地，身体的重心会偏向一侧，进而造成分离的左右耻骨错缝，其间的纤维软骨及周围韧带受到牵拉而引起疼痛。个别耻骨分离严重者甚至可出现韧带断裂、水肿而无法行走，从床上起身或在床上转个身都会相当困难甚至难以完成。

• 疼痛部位主要在耻骨联合处，并可有局部压痛，有时也可延伸到两侧股骨转子，使髋关节无法内收及外展，或造成下背部疼痛。

• 个别疼痛重者行走起来骨盆会卡搭发响，形成摇摇摆摆的步伐。

- 极严重者甚至伴随有膀胱功能障碍及大便失禁。

细说治与防

耻骨分离症状轻者可不做处理，适当休息，减少活动即可。疼痛明显者则需要卧床休息，以左侧卧为佳，最好睡木板床。疼痛剧烈者除严格卧床休息外，还可用托腹带托起增大的子宫，减少腰肌的受力以减轻症状。另外，胎儿过大者，为确保母婴安全，最好做剖宫产。耻离症虽非大病，但会给孕妇带来诸多不适，故强化防范举措也是势在必行。要点有：

（1）孕前积极参加体育锻炼，以增强肌肉韧带的张力和柔韧性。怀孕后也应经常做适度的伸展大腿运动，以便增强对耻骨变化的适应能力。

（2）孕前治好有关疾病，如骨盆关节处的结核病、风湿病或骨软化症等，切忌带病怀孕。

（3）合理营养，供足与骨骼代谢有关的营养素，蛋白质、钙质和维生素等，牛奶、鱼、虾、牡蛎、瘦肉、蛋黄等食物堪当此任。同时多晒太阳，促进钙的吸收，有壮骨之功效，使骨盆更加稳固。但总的营养量要适中，保持孕期体重合理增长，以免加重耻骨的分离症状。

（4）适度运动，避免重体力活动。预产期前 2 周应多休息，切忌过劳和长时间行走。

（5）规范日常姿势。由于关节韧带松弛，孕妇可因下蹲或站起时用力过猛，或两腿用力不均匀，或侧卧时过度前曲大腿等而引起耻离症发生，故应尽量避免。

（6）做好月子保健。分娩后不要过早起床，也不要在床上扭动腰肢、臀部，剖宫产者 2～3 天后再下床活动为宜（活动时可使用腹带支托伤口，以减轻伤口疼痛）。骨盆运动有助于骨盆及其肌肉恢复，但须产后两周以上进行，做法是：双手着地，跪撑，抬起一只脚向后伸展（伸展幅度以感觉到臀到脚踝间有伸展感为止），左右脚交换做 5 次。睡眠选择软硬适中的床垫，人在仰卧时身体曲线与床垫完全嵌合，由头部、胸廓、骨盆一起为脊柱提供水平支撑力。

孕期子宫肌瘤的奥秘

根据肿瘤生长的位置，子宫肌瘤分为浆膜层肌瘤、肌肉层肌瘤、黏膜层肌瘤等 3 种类型。无论哪种类型，绝大多数属于良性，癌变概率不到 0.5%。不过，子宫肌瘤好侵犯年轻女性，而年轻女性往往正处于生儿育女的高峰时段，故对人类的繁衍大业构成了一定威胁。据统计，高达20%的育龄女子成了它的受害者，所以孕期与其狭路相逢的风险较大。那么，子宫肌瘤对于女性的孕育大事究竟有何影响？影响力又有多大呢？

对于未育女性，最大的问题是有引起不孕之虞。来自医院不孕不育科的统计资料显示：每百名不孕女性中，有3～4个是拜肌瘤所赐；就子宫肌瘤患者而言，不孕率高达30%。症结在于肌瘤或压迫输卵管使之扭曲、变形，或使宫腔变窄妨碍受精卵着床，从而大大减低了受孕的机会。

即使侥幸怀孕，也可能招来诸多妊娠麻烦，麻烦的多少与严重程度取决于肌瘤的部位、大小与数目。请看黑名单：

※诱发宫外孕。子宫肌瘤通过或压迫或牵拉输卵管，阻碍受精卵的正常运行，使之在病变部位停留或着床，宫外孕随之应运而生。

※引发流产。子宫肌瘤或阻碍受精卵着床，或使胚胎发育供血不足，或发生红色样变性刺激子宫收缩，最终落个殊途同归的结局——流产。医学研究资料表明，患有子宫肌瘤的孕妈妈流产发生率是非肌瘤孕妇的2～3倍，且多为不完全流产。

※导致胎儿发育迟缓。

※引起胎位不正。较大的肌层内肌瘤或黏膜下肌瘤妨碍胎儿在宫内的活动，造成胎位不正，如横位、臀位等，提高了剖宫产的概率。

※黏膜层肌瘤可导致产前出血，胎盘早期剥离。

※肌瘤影响子宫的正常收缩，可使产程延长。

※导致产后子宫收缩不良，引起产后出血。

正因为如此，妇产科专家才建议育龄女子应在孕前处理好，尤其是肌瘤数量较多或体积较大者（超过4厘米），最好是先做好肌瘤剔除术后再考虑受孕。医学研究表明，处理子宫肌瘤最理想的时间是在怀孕前半年到1年，因为手术后需要一段时间让子宫肌肉层较好地愈合，以减少怀孕后子宫破裂的风险。

遗憾的是子宫肌瘤缺乏典型症状，有60%～90%的肌瘤患者没有任何信号，少部分患者虽有月经周期缩短、经血过多、经期腰腹酸痛、尿频、排便困难、白带增加、腹部肿块等蛛丝马迹，但容易误为其他疾病；加上孕前检查不全面，肌瘤得以蒙混过关，致使一些女性带瘤进入了孕期，直到做早孕超声波检查才被发现。怎么办好呢？明智之举是找一位有经验且责任心强的专科大夫，结合肌瘤的数量、大小与位置，以及孕妇的具体情况，做出胎儿"留"还是"流"的判断。

来自医学专家的临床观察及大多数统计证实，孕期合并肌瘤的孕妈妈虽然不是很少，发生严重并发症的病例却不到1%。不会产生多大的消极影响，发生流产等意外的可能性也未见明显增加，绝大多数情况下可伴随孕妈妈一直到分娩，而且多数子宫肌瘤孕妇也能顺利生产，最多也就是要采用剖宫产而已。所以，孕妈妈如果与子宫肌瘤狭路相逢，最好的处理方式就是笔者开出的"八字处方"：和平共处，定期追踪。

所谓"和平共处"，是指孕妈妈要放下心理包袱，接受专科医生的指导，做好孕期保健，防止流产。"定期追踪"则是每隔2～3个月做一次超声波探查，留意对怀孕过程是否造成影响。如果肌瘤增大迅速，且已经危及到继续妊娠，则应当机立断，做"人流术"终止妊娠，但这只是极少数。笔者的一位中学好友正是在"八字方针"的践行中走完了十月怀胎的路程，整个孕程平稳安定，肌瘤未见明显变化，最后经剖宫产而完美收官。

如果肌瘤确实需要处理，应等到分娩后至少6周以后，子宫已恢复正常大小，肌瘤也缩小时再动手术，以便对子宫的伤害减到最低程度。只有一种情况可以例外，那就是孕妈妈的肌瘤是长在子宫浆膜下，属于浆膜下肌瘤，肌瘤与子宫之间仅以一条细细的蒂连结，切除肌瘤不涉及对子宫的伤害，妇产科医师通常会"顺手"摘除。

鲜为人知的孕期癌症

方女士，第一次婚姻失败，32岁再婚，婚后半年怀孕，但早孕反应严重，B超探查胎芽已死，不得不做了流产术。此后很长一段时间没有怀孕，后经一系列治疗，3年后再次怀孕，已经是35岁"大龄"了。孕期3个月左右发现右乳有一个蚕豆大包块，医生检查高度怀疑为乳腺癌，给了她两个方案：一个是终止孕程，做进一步检查与治疗，最为安全；另一个是边怀孕边检查治疗，但风险大。方女士与家人商议，觉得这个孩子太宝贵了，毅然选择了第二个方案。好在方女士的乳腺癌发现得早，乳腺癌根治手术很成功，手术后在医生的指导下将养病与养胎结合起来，顺利度过了剩下的孕期，迎来了"一朝分娩"，一个乖巧的女宝宝呱呱坠地，终于圆了母亲梦。

孕期遭遇癌症之秘

方女士虽然丢了一只乳房，但女儿与自身的健康得救了，也算得上不幸中之大幸。但她不明白，孕期怎么与癌症"狭路相逢"了呢？

目前，医学专家归咎于两大原因：一是致癌因素（包括化学、物理或环境因子）潜移默化地偷袭孕妇身体；二是怀孕导致内分泌变化，与妊娠有关的激素水平增高，或血流量增加及淋巴系统改变等，前者可促发正常组织突变为癌细胞，后者则可启动或加速癌细胞的"迁徙"，医学称为转移。

来自医院的信息表明，孕期常见的癌症首推乳腺癌，大约每3000个孕妇中就有一个不幸者，患者平均年龄在32～38岁之间（方女士不幸成为其中之一）；就乳腺癌患者而言，其中又有大约2%是在孕期被诊断出来的。乳腺癌之所以如此"青睐"孕妈妈，乃因垂体和胎盘组织分泌的催乳素水平较高，刺激乳腺组织增生，促进肿瘤细胞异常迅速地生长，并通过淋巴与血液循环累及其他器官。

其次则数卵巢癌、宫颈癌等妇科癌症。一项调查显示，孕期妇科癌症的发生率约为万分之一，其中1%的宫颈癌是在孕期被确诊的。

可能发生于孕期的癌症还有白血病、淋巴瘤、恶性黑色素瘤、肝癌、食道癌、骨癌等，每1000～1500个孕妇中可能有一个中招，恶性黑色素瘤的风险较大，以每年平均2%的速度递增。

孕期癌症有"特权"

与其他时段的癌症比较，孕期癌症享有不少"特权"，所以对健康构成的威胁与危害也更大。

"特权"之一是容易"潜伏"。有资料为证：孕期乳腺癌患者通常比普通患者晚发现2～15个月；被诊断出晚期肿瘤的概率是一般患者的2.5倍。唯一例外是宫颈癌，由于要经常进行孕检或产检，所以容易早期捕捉到。"特权"之二是可以通过宫内"传染"。一般说来，除遗传性疾病以及乙型肝炎、艾滋病等个别病种外，绝大多数疾病无法染指胎儿。但前不久传来坏消息，英、日两国的科学家密切合作，使用先进基因指纹识别技术，发现母体中的癌细胞也可能穿越胎盘的壁垒，进入发育中胎儿体内并成功地落地生根。"特权"之三是容易逃避"打击"。孕期癌症治疗一直是医学界一个难题，胎儿、母亲只能保其一，难以做到"熊掌与鱼兼得"。当医学发展到今天，打掉孕期癌症的这一"特权"大有希望了，医生可根据孕妇的具体状况，采用不同的手段，包括手术、化疗或放疗，或者3种方法联合使用，对癌症实施毁灭性打击。

预防才是硬道理

与其他疾病一样,"防范于未然"始终是第一位的。由于孕期癌症与环境污染、精神压力和大龄孕育关系密切,所以也是预防的切入点与基本点。

首要一条是抓住 25～29 岁的几年间完成生育任务。怀孕年龄越大,遭遇癌症的风险越高。某医院连续 5 年的监测证实:孕期合并卵巢癌、乳腺癌的患者,几乎全是大龄孕妇。

孕前、孕中检查不可或缺,这是打掉孕期癌症容易"潜伏"特权的可靠手段。孕前常规做肿瘤筛查,有肿瘤家族史者要列为重点筛查对象。进入孕期后既要留意胎儿发育情况、胎位及相关的妇科内容,也要关注乳房等敏感部位的异常变化,将肿瘤检查进行到底,尤其是孕 3 个月之后早孕反应持续存在,或在孕期出现不能解释之症状者,直到最后安全分娩。另外,已患癌症的女性在未痊愈之前不可冒险怀孕,因为怀胎可能促使癌症复发与转移,也会给治疗带来更多、更大的困难。

孕期保健要尽量做到位,如备孕、怀孕期间吃好三餐,纠正偏食或嗜吃油炸、腌制、烟熏等含致癌物食物的不良饮食习惯,强调食谱以新鲜、天然食物为主,少吃或不吃加工食品,最大限度地减少添加剂的摄入量;保持恬静、愉悦的心态,远离忧愁、紧张、恐惧等恶性情绪;尽量少生病或不生病,避免病毒感染,一旦生病应请专科医生处置,别乱吃药。

控制好血糖。怀孕期间控制血糖水平的机能越差,患癌症的风险就越大。与控制机能最强的孕妈妈相比,那些控制血糖机能最差的孕妇患癌症的风险高出 5 倍,患乳腺癌的风险高出 11 倍,值得警惕哦。

八、医学检查篇

导语：你过了洞房花烛夜，且夫妻事业稳定，心里冒出了要孩子的念头。那么，你得记住一句老话：不打无准备之仗。怀孕准备涉及方方面面，有一条不要漏掉：知识储备。比如说与"十月怀胎"密切相关的医学检查，从备孕到月子得接受4次医学检查，即孕前检查、孕期检查（含产前检查）、产前诊断与产后检查，每次检查又包含了诸多项目与要点。本篇将细细说与你听哦。

孕前检查

一般说来，当你决定要孩子的前3～6个月，应与丈夫一道到医院做一次相关医学检查，称为孕前检查。孕前检查至少有3大意义：

其一，孕前检查可发现体内可能潜伏的病患，并予以治疗，为"十月怀胎"扫清障碍。如果你糊里糊涂怀孕，将某种潜伏疾患带入了孕期，很可能成为"定时炸弹"。

其二，孕前检查可为孕期保健指明方向。比如体检发现血压偏高，怀孕后则要重点监"并护理好血压，防止"妊高症"等孕期并发症临身，确保"十月怀胎"大计不受干扰。

其三，孕前检查可排查孕期可出现的潜在不利因素，降低胎儿畸形的发生率，包括遗传病、先天愚型、神经管畸形以及残疾（如无臂、无足胎儿）等，确保生出一个健康的小宝贝。

提醒读者，要将孕前检查与一般的健康体检与婚前检查区别开来，做过"婚检"的夫妻也不能省略。因为孕前检查是在"婚检"基础上的进一步细化与扩充，涵盖了健康体检与婚检的内容，但项目更多，涉及的身体系统与器官更为广泛。

几种尤其要做好孕前检查的育龄女性

- 未做过婚检者。
- 夫妇双方或一方有遗传病史或慢性疾病、传染病史。
- 女方年龄超过30岁。
- 曾有不良分娩史，如习惯性流产、死胎、死产、娩出智力低下儿等。
- 未接种过乙肝疫苗的夫妇。
- 夫妇双方工作生活中接触不良因素，如放射性物质、化学农药、有害环境等。
- 有不良生活习惯者，如长期吸烟、酗酒、药物成瘾、偏食等。
- 饲养宠物或与宠物密切接触者。

孕前检查项目大解析

孕前检查项目很多，分为必做与选做两部分。先来认识一下这两部分：

	项目	检查时间	检查目的	检查方法	注意要点
必做	血压	上午或下午	了解是否患有高血压，并做相应处置	最好用水银血压计，电子血压计以臂式为佳	正常血压：收缩压≤120毫米汞柱，舒张压≤80毫米汞柱；正常高值（国外称为高血压前期）：收缩压130～139毫米汞柱，舒张压85～89毫米汞柱；高血压：收缩压≥140毫米汞柱，舒张压≥90毫米汞柱；低血压：收缩压<90毫米汞柱，舒张压<60毫米汞柱
	血常规	最好是餐后2小时	了解是否贫血、是否有感染性或免疫系统疾病	指尖、耳端或静脉采血，检查血液细胞部分的数量变化及形态分布	正常值（每升血）：血红蛋白：男性120～160克，女性110～150克；红细胞：男性$4.0 \sim 5.0 \times 10^{12}$，女性$3.5 \sim 5.0 \times 10^{12}$；白细胞：$4.0 \sim 10.0 \times 10^9$；血小板$100 \sim 300 \times 10^9$

续表

	项目	检查时间	检查目的	检查方法	注意要点
必做	尿常规	清晨	有助于肾脏疾病的早期诊断，并可发现有无泌尿系统感染或糖尿病等	清晨第一次尿液作标本，检查尿的颜色、透明度、酸碱度、红细胞、蛋白质及尿糖等	尿液装入医院化验室发的消毒杯中。如尿中有白细胞，则提示尿道炎；有红细胞意味着尿血；若出现蛋白，则可能患了肾炎或肾病。
	口腔检查	最好是上午	有无牙龈炎、牙周炎、龋病以及阻生智齿等	包括口腔黏膜、咽部、牙体和牙周检查	拔除阻生智齿和残根残冠以消除隐患
	心电图检查	上午或下午	了解心脏功能是否正常，有无先天性心脏病和风湿性心脏病等	—	若有异常，应进一步做超声心动图检查
	肝功能检查	清晨空腹	若胆红素、转氨酶明显超标，应考虑肝脏病变，如各型肝炎等	静脉穿刺采血。包括谷丙转氨酶、谷草转氨酶、谷氨酰转移酶、碱性磷酸酶等项目检查	—
	肾功能检查	清晨空腹	了解有无肾脏疾病，判断是否适宜怀孕和如何做好孕期保健	静脉穿刺采血。包括尿素氮、肌酐、尿酸等	—
	妇科检查	上午或下午	阴道内诊可发现有无阴道、宫颈异常；白带常规能查出滴虫、霉菌、支原体及衣原体感染；宫颈刮片可侦察宫颈有无炎症及癌前病变；B超可探查子宫、输卵管及卵巢等情况	包括医生做物理检查（如阴道内诊），阴道分泌物检查（白带常规），子宫颈刮片检查（宫颈癌筛查试验）以及B超检查等项目	避开月经期。

· 135 ·

续表

	项目	检查时间	检查目的	检查方法	注意要点
必做	TORCH检查	清晨空腹	包括弓形虫（T）、风疹病毒（R）、巨细胞病毒（C）、单纯疱疹病毒（H）等4种，O则指其他如B19微小病毒等，又称致畸五项检查。检测结果若为阴性，表明没有感染	静脉穿刺采血	风疹疫苗接种后3个月内不要怀孕，必须做好避孕措施
	乙肝两对半检查	清晨空腹	检查是否患有乙型肝炎	静脉穿刺采血。包括乙肝表面抗原（HbsAg）、乙肝表面抗体（HbsAb）、乙肝e抗原（HbeAg）、乙肝e抗体（HbeAb）与乙肝核心抗体（HbcAb）等	正常值为阴性；检查结果是"小三阳"或"大三阳"者，应进一步做乙肝病毒数量（HBV-DNA）测定，并酌情采取措施力争最大限度降低母婴传播的概率。如果检查发现你既不是乙肝携带者，也没有抗体，应接受乙肝疫苗预防注射
	性传播疾病检查	清晨空腹	—	静脉穿刺采血。进行血清学检查、血聚合酶联反应法、阴道分泌物悬滴检查，或做培养（检查滴虫病）、血清艾滋病抗体检测（检测艾滋病）等	性传播疾病国内规定有8种，即艾滋病、淋病、梅毒、软下疳、性病性淋巴肉芽肿、非淋菌性尿道炎、尖锐湿疣、生殖器疱疹等
	麻疹抗体检查	清晨空腹	结果若为阴性，意味着体内没有抗麻疹病毒的抗体，进入孕期后易得麻疹，进而造成胎儿异常	静脉穿刺采血。检查甲肝抗体	若无麻疹抗体，应进行麻疹疫苗接种。接种后3个月内做好避孕措施，防止受孕

续表

	项目	检查时间	检查目的	检查方法	注意要点
必做	甲肝抗体测定	清晨空腹	了解有无甲肝抗体,判断是否患有甲型肝炎。正常值为阴性(接种甲肝疫苗者可阳性)	静脉穿刺采血。检测甲肝抗体	若无甲肝抗体,最好在孕前3个月接种甲肝疫苗
	丙肝抗体测定	清晨空腹	了解有无丙肝抗体,判断是否患有丙型肝炎。正常值为阴性	静脉穿刺采血。检测丙肝抗体	目前尚无疫苗,只有靠综合措施进行预防
	胸部X线检查	上午或下午	了解有无肺结核等疾患	胸部X线透视或摄片	若有肺结核应积极治疗,痊愈后再考虑怀孕
选做	性激素六项检查	—	了解不孕原因,确认卵子能否正常排出等	—	包括促卵泡成熟激素、促黄体生成素、雌激素、孕激素、泌乳素、雄激素测定,月经不调以及不孕女性必做。必要时可加做甲状腺功能检查
	染色体检查	—	了解生育功能,预测生育染色体病后代的风险	—	凡是家族中有生育遗传性疾病、畸形儿、智力低下儿或反复自然流产、死产史的夫妻,都是此项检查的必做者
	超声心动图检查	—	评估心脏能否承担"十月怀胎"的重任,或怀孕后应采取何种保健措施	—	凡有家族心脏病遗传史的女性必做
	ABO溶血	—	避免新生宝宝发生溶血症	包括血型和ABO抗体滴度	血型为O型,丈夫为A型或B型,或者有不明原因的流产史、死胎、新生儿溶血史的女性必做
	自身免疫抗体测定	—	检测有无自身免疫抗体	—	不孕女性必做。

孕前检查的注意事项

为确保孕前检查成功，要记住以下5条：

1. 月经干净后3～7天进行检查。前一天不要与丈夫同房，并好好休息以保证精力充沛。

2. 体检前一天不要饮酒，还要限制高脂高蛋白的摄入，不要用对肝肾功能有影响的药物。

3. 检查前一天晚上10点后完全禁食。体检当天清晨确保空腹状态。另外，早晨起床第一次排的尿液收集少许，装入医院化验室发给的消毒杯中，备化验用。

4. 做膀胱、前列腺、子宫、附件B超时在膀胱充盈的情况下看得更清楚，故清晨不要排尿，如无尿则要饮水至膀胱充盈。

5. 做X线检查时宜穿棉布内衣，不要穿带有金属钮扣的衣物，并摘去金属物品以防干扰。

检查异常的处理

若发现异常，应向医生咨询解决方案。举例：

- 体重超标（肥胖）者要瘦身，瘦弱者应适当增肥。
- 血压、血糖异常者应给予治疗，根据病情决定是否或延期受孕。
- 患有贫血、牙病或感染巨细胞病毒、弓形虫、风疹病等应先治愈再考虑怀孕。
- 甲型、乙型肝炎抗体测定阴性者，应接种甲肝、乙肝疫苗。
- 没有麻疹抗体者，应先接受麻疹疫苗注射。疫苗接种后3个月内不能怀孕。
- 患有急性感染性疾病、遗传性疾病、严重的精神障碍及严重的先天性心脏病者不适合怀孕。

孕中检查

早孕试纸试验出现了你所期待的颜色变化，一直准时相约的老朋友月经突然爽约，说明你已成了一位名副其实的孕妈妈，可千万别忘了一件非常重要的事——孕期检查（含产前检查）哟。如果不定期做检查或检查过晚，即使发现不正常的情况，也会因为延误而难以或无法纠正。特别是在孕晚期，越来越接近预产期，更容易发生各种合并症，严遵医嘱按期进行检查尤为重要。同时，定期检查还可让孕妇按时接受孕期卫生知识教育，接受临产前各种准备工作的指导。总之，为了母胎健康，孕期坚持定期做检查势在必行，绝对不可疏忽。

孕检（含产检）项目大解析

孕检（含产检）通常分为常规检查与特殊检查两大类。常规检查每个孕妈妈都要做，而特殊项目则只限于部分特殊孕妇。每项检查都有其特定的意义，孕妈妈务必做到心中有数。

常规检查项目

检查次数	检查时间	检查项目	检查内容	要点
第1次	停经40天左右	询问病史	年龄，职业，胎产次，月经史，以往分娩情况等；本次怀孕情况；丈夫健康情况；双方家族史等	—
		例行检查（量体重、身高、血压等三项）	根据身高与体重的数值，算出体重指数。通过孕妈妈体重指数的变化，可了解胎儿的发育情况及孕妇的基础血压情况	—
		实验室检查	血、尿常规；肝、肾功能检测；肝炎病毒检测；TORCH筛查；梅毒、淋病及艾滋病检测；血型测定等	尿中出现蛋白，血压开始升高，表明孕妈妈攀上了妊高症，必须卧床休息，限制饮水量和食盐，严密监测病情发展以及肾功能
		口腔检查	—	口腔炎症如牙周炎等，与感染性早产密切相关
		心肺检查	—	了解心脏有无杂音，肺部有无基础病变，尤其是有心肺疾病的孕妈妈
		B超检查	—	B超检查一可明确受精卵着床位置，判定有无异位妊娠。还可确定怀孕周数
		心电图检查	—	—
		阴道检查	—	阴道检查一般在孕早期6～8周进行

续表

检查次数	检查时间	检查项目	检查内容	要点
第1次	停经40天左右	宫颈检查	—	未做孕前检查的孕妇还需要进行常规的宫颈细胞学检查,以除外宫颈病变
		营养评估	—	—
第2次	孕13~16周	例行检查	—	测血压预测孕期高血压发病风险
		基本测量：宫高与腹围	宫高是指耻骨联合上缘至子宫底部的距离,腹围则是经肚脐量得的腹部大小,可了解胎儿的发育情况	当宫底超过正常孕周范围时,要考虑是否为双胎妊娠、巨大儿或羊水过多。腹部过小则要注意是否存在胎儿宫内发育迟缓、胎儿畸形等异常情况
		查看阴道、宫颈及白带;听胎心	—	—
		实验室检查：肝肾功能	—	—
		衣原体、支原体及淋球菌检查;血尿常规;血糖、血钙、血脂检查	—	—
		心电图检查	了解孕妈妈有无心脏疾病,判断能否继续怀孕或是否能承受分娩	心电图可以反映孕妇的心脏功能,及时发现妊娠合并心脏病
		相关卫生宣教	—	—
第3次	孕17~20周	例行检查	—	—
		口腔检查	—	—
		基本测量：宫高与腹围	—	—
		血尿常规	—	—
		B超	—	B超可了解子宫内胎儿的发育情形,并能看出胎儿性别

续表

检查次数	检查时间	检查项目	检查内容	要　点
第4次	孕21～24周	例行检查	—	—
		基本测量：宫高与腹围	—	—
		孕期糖尿病筛查（糖筛）；血尿常规	口服75克葡萄糖，监测3个时间点的血糖值——空腹血糖值、餐后1小时血糖值与餐后2小时血糖值	"糖筛"适合所有孕妈妈，有糖尿病家族史者更需检查。3个时间点的正常值分别为空腹血糖小于每升血5.1毫摩尔；餐后1小时血糖小于每升血10毫摩尔；餐后2小时血糖小于每升血8.5毫摩尔。以上3点血糖值只要有一点大于或等于标准值，即可确诊为妊娠糖尿病
第5次	孕25～28周	例行检查	—	—
		基本测量：宫高与腹围	—	—
		血尿常规	—	—
		骨盆测量（获取有关产道的信息）	—	用骨盆仪测量骨盆的入口、出口和直径的尺寸以判断孕妈妈能否自然分娩。最重要的径线是坐骨结节间径
		乙型肝炎抗原检测	—	乙肝抗原阳性者分娩后24小时内须注射乙肝疫苗
		梅毒血清试验	—	可再次确认孕妈妈前次所做的梅毒反应呈阳性还是阴性反应，以便在胎儿未出生前，为孕妈妈彻底治疗梅毒
		糖筛	—	—
		观察水肿	—	正常孕妇往往会有膝部以下轻度水肿，休息后可消退。如不消退而且伴有体重明显增加，则需要警惕妊娠期高血压疾病的发生

续表

检查次数	检查时间	检查项目	检查内容	要　点
第6次	孕29～32周	例行检查	—	—
		基本测量；宫高与腹围	—	—
		血尿常规	—	—
		检查水肿	—	下肢若有水肿，应考虑孕妈妈患上了子痫前症
		胎盘功能检测	检测孕妇血与尿中的激素，如雌三醇（E3）、胎盘泌乳素（HPL）以及绒毛膜促性腺激素（HCG）	了解胎儿状况以便及时采取应对措施。与B超胎盘功能分级结合进行，准确性更高。适合于高龄、过期妊娠以及有孕期合并症的孕妈妈
		胎儿生理评估	用超声波做羊水量、胎儿呼吸运动、胎动、胎儿肌肉张力、非压力试验等	每个项目正常时给予2分，如果最后结果低于6分，表示胎儿发育异常，需要做进一步检查。适宜于孕检发现胎儿生长迟滞或疑有胎儿窘迫的孕妇。
第7次	孕33～35周	例行检查	—	每2周检查1次，重点是防止早产
		基本测量：宫高与腹围	—	—
		血尿常规	—	—
		心电图检查	—	—
		B超	—	B超检查评估胎儿大小、体重及发育状况，观察羊水量、胎盘位置、胎盘成熟度以及胎儿发育与孕周是否相符等，预估胎儿至足月生产时的重量
		观察水肿	—	—

续表

检查次数	检查时间	检查项目	检查内容	要　点
第8次	孕36周	例行检查	—	—
		基本测量：宫高与腹围	—	—
		血尿常规	—	—
		乙型链球菌筛查	从孕妇阴道及肛门口取标本做细菌培养，或用OIA光学免疫法快速检测	乙型链球菌可招来诸如早产、羊膜腔炎、产后感染、胎儿及新生儿感染等严重后果，一经发现须及时治疗
第9次	孕37周	例行检查	—	胎动愈来愈频繁，孕妈妈宜随时注意情况，以免胎儿提前出生
		基本测量：宫高与腹围	—	
		血尿常规	—	
		胎心监护，每周1次	即利用胎心率电子监护仪，将胎心率曲线和宫缩压力波形描记下来供医生分析	是正确评估胎儿宫内状况，了解胎儿有无缺氧等异常的主要检测手段。若有合并症或其他异常的孕妇，应提前至孕28周起做胎心监护，每周1次
		胎盘功能检测	—	
第10次	孕38~42周	例行检查	—	随时准备分娩
		基本测量：宫高与腹围	—	
		血尿常规	—	
		胎心监护，每周1次	—	
		心电图检查	—	
		观察水肿	—	

孕检（含产检）注意要点

与孕前检查一样，孕检（含产检）也有一些注意要点，务必牢记：

1. 定期按程序接受检查，不漏检。

2. 检查前几天不要因怕称体重而少吃或不吃东西。至于有些检查项目需要禁食禁水，则另当别论了。

3. 检查当天，孕妈妈要适当早起，赶在 8 点之前到达医院，尽量错开检查高峰期。孕妈妈衣服宜宽松容易穿脱；鞋跟最好是两三厘米的低跟。不要穿过膝的袜子，因为医生要通过按压你的足部和腿部来观察有否浮肿。准备好一个纸袋，以便存放检查单。

4. 测量血压时一定要放松，别紧张，必要时先休息 15 分钟，待安静下来再进行测量。

5. 查尿常规最好在早上采尿样，因为这是一天中尿样浓度最高的时候。以中段尿液最好，开始的尿流可能混有尿道口的污物而影响检测结果。

6. 做"糖筛"前几天应以清淡饮食为主。"糖筛"前一晚 8 点后不再进食，水也要少喝，当天早上采血。喝糖粉水要慢，5 分钟内喝完，不要一口干，喝完后适当走动。抽血时间掌握好，按喝完后 1 小时算，举例：你从 7 点 10 分开始喝，7 点 15 分喝完，那得到 8 点 15 分再抽血送检。

7. 在检查过程中听到自己不明白的术语，或看不懂的检查结果，一定要向医生仔细询问。

8. 你有任何疑问，都可以利用检查时提出，争取获得明确的解释与答案。

9. 某些情况下医生会建议做一些其他检查，最好能听从医生的建议。

10. 避免做一些不必要的检查，尤其是那些对胎儿有伤害的检查尽量不做。

查出异常的处理

孕检（含产检）发现异常，不要紧张，医生会告诉你应对之招，你只需信守医嘱即可：

• 发现孕期体重增长过多或不足，应在营养师的指导下进行三餐食谱调整，并适当增加或减少运动量，力争将体重增长值调整到正常水平。

• 发现多胎妊娠，应与医生商量，是否需要做减胎术。

• 糖筛异常，尤其是确诊为妊娠期糖尿病的孕妇，一定要及时治疗，否则不仅容易引发感染、流产、早产等，还会造成胎儿巨大或畸形，且新生儿产伤、产后出血发生的概率也增高。调查显示，50%～70%的妊娠糖尿病孕妇在产后数年会转为2型糖尿病，其糖尿病发病率比普通人群高6倍，其子女也更容易患上肥胖甚至糖尿病。所以，务必在医生的指导下进行饮食、运动调节，必要时及时接受胰岛素治疗。胰岛素不通过胎盘，对母胎双方都是安全的，不必担心甚至拒用。

- 血压异常或诊断为妊高症者，应积极配合医生治疗，最好住院观察，防止子痫发生，减少母婴危险，降低胎儿出生的死亡风险。
- 查出有贫血、肝转氨酶升高等情况，应在医生的指导下积极治疗，尽量避开对胎儿有害的方法与药物（包括中草药）。
- 发现胎位不正，应在医生的指导下酌情进行矫正。一般孕28～34周是矫正不良胎位的最佳时机。

产前诊断

孕期检查（含产前检查）与产前诊断不是一回事儿，孕期检查是对孕妇做定期的常规健康检查，属于孕期的保健措施。产前诊断就是动用现代科技手段（如羊膜穿刺术、血甲胎蛋白测定等）对胎儿进行特别检查，判断胎儿有无先天疾病、遗传缺陷、畸形等不正常情况，进而决定是否允许其出生。这种诊断是在胎儿出生之前做出的，故又称宫内诊断、出生前诊断或产前子宫内诊断。

明白了吧，孕期检查（含产前检查）与产前诊断是有区别的：一是对象不同，孕检（含产检）的对象是孕妈妈，而产前诊断的对象是胎儿；二是涉及的内容不同。孕检（含产检）一般包括定期对孕妇和胎儿进行健康检查以及孕期保健指导，检查孕妇的血、尿常规，了解胎儿的生长发育情况，以及胎儿是否存在宫内缺氧或发育迟缓等异常。产前诊断则包括胎儿的外表结构、染色体数目和形态、胎儿细胞的生化成分或某些导致遗传病的基因。进行产前诊断的主要方法有B超、磁共振、羊膜穿刺、绒毛取样、羊水或脐血生化检测等。

不过，两者又是有联系的，做好孕检（含产检），对于需要进行产前诊断的夫妇生育健康的宝宝是一个重要保障，也是减少出生缺陷和残疾的有效手段。通过全面的健康检查，可了解胎儿发育和母体变化的情况，出现病理情况及时治疗；若发现孕妇有疾患不宜继续妊娠，或发现胎儿有明显先天性或遗传性疾病，可以提早终止妊娠。另外，通过系统的观察，还可决定分娩时的处理方案，保证分娩安全。

总之，产前诊断对于降低出生缺陷率和围产儿死亡率，提高人口素质有着重要的意义，是确保优生优育的不可或缺的手段，务必认真践行之。

必做产前诊断的孕妇

孕检（含产检）是每个孕妈妈都要做的，而产前诊断只限于部分特殊孕妇做，请看名单：

※ 近亲结婚，与丈夫有一定血缘关系。

※ 有遗传病家族史。

※ 夫妻中一方有先天缺陷或染色体异常。

※ 生过畸形儿。

※ 有习惯性流产、早产史，但原因不明。

※ 孕早期受到不良因素或致畸因素影响（如患过病毒感染，或服用过有致畸作用的药物等）。

※ 年龄超过37岁。

※ 产前筛查出来的胎儿染色体有异常高风险。

※ 曾生育过染色体病患儿。

※ 胎儿宫内发育迟缓。

※ 有职业危害接触史。

※ 医生认为需要做产前诊断的其他孕妇。

产前诊断项目大解析

如今的产前诊断技术简便、安全、可靠，主要有以下几种方式。

项目	时间	方法	目的	适合孕妇
绒毛穿刺术	孕8～13周	吸取少量绒毛，做核型分析	筛查胎儿染色体或基因异常	适合有危险因素的孕妇
脊髓性肌肉萎缩症基因检测	孕10～14周	母血检测	筛查脊髓性肌肉萎缩症	适合有脊髓性肌肉萎缩症家族史的孕妇
探查颈部透明带	孕12～14周	B超探查	筛查唐氏征	适合所有怀孕早期女性

续表

项目	时间	方法	目的	适合孕妇
甲胎蛋白测定	孕15～20周	母血检测	筛查唐氏征	适合所有孕妇
筛查神经管畸形、肺囊性病变	孕20周左右	B超探查	筛查胎儿畸形	适合所有孕妇
羊膜腔穿刺	孕18～25周	羊水检测	筛查染色体病，如唐氏征等。	适合有危险因素的孕妇
高层次超声	孕20～24周	3D、4D探查	筛查胎儿畸形	适合有危险因素的孕妇
经皮脐血管穿刺术	孕28周后	脐血检测	筛查遗传病	适合有危险因素的孕妇
体质(基因)检测	胎儿出生时	采集2～3毫升脐带血	做保健基因筛查	适合有家族过敏体质的新生儿

正确看待B超的作用

任何一项产前诊断技术，既有优势也有不足，B超也一样。那种认为只要B超未看出异常，就说明胎儿出生后绝对没有问题是片面的。

首先，超声波也有死角，且医生的判读结果也会受到多种因素的影响，如孕妇肚皮的厚度(母体脂肪太厚，超声波穿透力减弱，会导致影像看不清楚)、胎儿的位置、角度、姿势、动态、羊水的多寡等，检测结果势必受到限制。

其次，受限于超声波的解析度，胎儿有些异常或微小畸形超声波根本看不到，如心室中膈缺损、动脉弓狭窄、代谢性疾病以及先天性耳聋等。同时，B超也不能够作出孩子是否聪明的结论，奥妙在于智商是先天遗传与后天教育综合作用的结果，而超声检查只能提示一些染色体的畸形而无法确诊，另外一些影响智力的遗传病，往往由于没有明显的器官改变而"蒙混过关"。

再次，不能要求一次超声波就检查出所有的异常，特别是细微的构造，包括手指有几根、几节、耳朵有没有耳垂、鼻子挺不挺等。据统计，一般超声波至多可筛查50%～60%的缺陷，高层次超声波至多也只能筛查80%的重大缺陷。

另外，一次检查不能代表永远。每次检查只能表示在这之前的状态，因为胎儿是一直处于发育生长的进程之中，生理结构在不断地变，今天没有发现异常，并不代表明天或后天也无异常。举个例子，心脏的某些缺损要待孕26周以后或出生后才出现，在这之前所做的检查结果都可能正常。

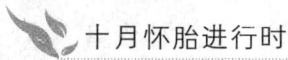

总之，B超不是万能的，但的确有助于孕育健康宝宝，所以既不能迷信，也不能否定。

几句结语

有关产前诊断的技术较多，上面所述的仅是较常用的部分项目。此外尚有胎儿纤连蛋白筛查、甲状腺功能减退筛查等，孕妇可根据具体情况适当增减。

检查发现异常怎么办？那就得看胎儿异常的性质与大小。如唐氏征、神经管畸形、肾囊性变等严重遗传病或畸形，应毫不犹豫地终止妊娠；至于像兔唇、多指症等，又没有合并其他染色体异常，则应保留，因为胎儿的健康没有问题，生下来之后可以进行手术处理，长大后几乎看不出来曾是唇裂。如果因为一些细微的异常而终止妊娠是不值得的。

另外，就目前的产前诊断技术而言，尚不能保证把所有的异常儿都"淘汰"下来，但它毕竟是一次必要的"筛选"，故孕妈妈们一定要正确看待之。

产后检查

产后6~8周，医学上称产褥期，俗称"坐月子"，是新妈妈全身器官由孕期逐步恢复到孕前状态的重要时期，也是心理转换的重要时期。经过产褥期的休息与调养，一般妈妈都会感觉良好，然而身体内器官究竟恢复得如何，还需要去医院作全面的检查来了解，对于患有妊高症等孕期并发症的新妈妈尤其重要。新妈妈还可带上宝宝一起进行检查，看看宝宝脐部的愈合情况、生长发育情况、营养状况以及是否有髋关节脱臼、脖子倾斜等异常，根据宝宝是母乳喂养、人工喂养还是混合喂养的具体情况，确定宝宝是否需要补充维生素或其他营养成分。

产后检查项目解析与注意要点

产后检查项目较多，包括全身一般情况检查与专业的妇产科检查两部分，各有其目的、方法与注意要点，待笔者细细说与你听。

1.医生问诊：接诊时医生首先要向你询问一些相关情况，如你的感觉如何，恶露是否减少或停止，是否来过月经，伤口及缝针部位有无不适感，肛门及附近有否疼痛，是否有小便失禁，喂养方式及喂奶情况如何等等。

注意要点：

①如实回答医生所提问题，不要因害羞或难为情（如肛门痛、尿失禁）而搪塞或支吾。

②将自己的疑惑与担心和盘托出，求得医生的解释与帮助。

2. 称体重：体重测量可以监测新妈妈的营养摄入情况和身体恢复状态，时刻提醒新妈妈注意，防止不均衡的营养摄入和不协调的活动量危害健康。

注意事项：

①称体重的最佳时间是在午饭后两个小时左右，此时测出的体重值最能体现身体状况。

②将测出的体重值与产前和孕前的体重进行对比，评估减幅是否正常。

3. 量血压：血压变化会对身体产生多方面影响，长时间升高容易危害全身器官与组织。一旦威胁到脑、心、肝、肾等重要器官，可能导致抽搐、昏迷、脑水肿、脑缺血等严重后果，甚至危及生命。

血压测量分为医院测量和家中自测两种，最好结合起来。家中自测需自备血压仪，以臂式全自动电子血压计为佳，并严格按照使用说明书进行测量。一般每天测量1次，尽量保证在同一时间、相同部位、固定同一侧手臂测量，这样测得的数据更为可靠。去医院测量一般2周1次，如多次测量血压正常可减为1个月1次。正常3个月后可不用去医院测量。

注意要点：

①测血压时要安静，如果刚做过活动，则要休息10～15分钟后再测。测压前半个小时内不要进食、吸烟、憋尿，并避免紧张、焦虑、过冷、过热等情况，因为这些因素都会影响测量的准确度。

②血压通常会在胎儿出生后数小时内恢复正常。如果血压居高不下，应及时查明原因，并对症治疗。特别是孕期患有妊娠高血压综合征的产妇，更要密切关注血压变化，防止转为慢性高血压。

4. 血、尿常规检查：血、尿常规检查可以检测新妈妈各系统的运作情况，为身体把好关。尤其是患有妊娠高血压综合征、小便中有蛋白的新妈妈，这两种检查更不能忽视。

血常规包括血液中白细胞、红细胞、血小板、血红蛋白的计数检测分析。尿常规则包括尿蛋白、尿糖、尿三胆、尿量、尿比重和尿沉渣等项目检测。

注意要点：

①血常规检查随时可进行，以餐后 2 个小时抽血检查更好，因为此时所摄取的食物营养已经通过循环系统进入到身体的各个部分了。

②查尿常规最好用晨尿做标本，如果临时没有尿意，可以多喝些水，不会影响检查结果。

5.乳房检查：乳房检查的重点是乳腺和乳头，检查方法有触诊、X 线和 B 超等。产后可进行一次乳房 B 超检查，全面了解乳房组织情况，检查是否有乳房组织疾病。平时用触诊或自检即可，主要检查乳房以下情况——

※观察乳房皮肤表面色泽，有无水肿、浅静脉怒张、皮肤皱褶等。如果皮肤发红或存在上述现象，则要注意是否有乳腺管阻塞。

※乳头容易疼痛，严重的还会皲裂，故要及时检查乳头是否有畸形、抬高、回缩、凹陷、糜烂及脱屑等异常情况，并提前预防治疗；乳晕颜色以粉红色为佳。

※检查乳头是否有溢液，是自行溢出还是挤压而出、是单侧还是双侧、溢液的性状如何。

注意要点：查乳房前要注意乳房清洁，以棉球沾水或婴儿油清洁乳房，尽量避免使用碱性的清洁液，因为碱性物质会同时洗去乳房上天然的油脂，这些油脂用于保护皮肤免于干燥及龟裂，是很有用的。清洗后切忌用力擦干，应轻轻拍打，让其自然风干。

6.盆腔器官检查：产后盆腔器官恢复的好坏与新妈妈日后罹患妇科病的概率密切相关，所以盆腔器官检查最能看出产妇的恢复情况。具体项目有：检查子宫颈口与会阴伤口的愈合情况；是否有阴道发炎；确认子宫收缩复原的程度等。

检查方式须内诊及超声波检查同时进行，检查对象包括子宫、子宫内膜、附件、阴道、盆底等器官与组织。

注意要点：

①检查前至少 3 天内不要进行阴道灌洗，也勿使用阴道药物，否则会把一些可能存在的潜在病变细胞冲洗或覆盖掉，影响检查结果。

②检查前必须排空膀胱，大便干燥或排便困难者可在前一天服用少量泻药促进排便。因为膀胱位于子宫前方，直肠位于子宫后方，如果不将其中废物清理干净，会干扰检查的准确性，甚至误将肠中粪便当作盆腔包块，造成误诊。

③有盆底松弛的产妇应多做盆底肌康复锻炼（即做缩紧肛门的动作），恢复肌肉的张力和弹性（产后 3 个月是做盆底康复的最佳时机），否则可能招来阴道

松弛、尿失禁等问题。

④发现妇科疾病不用过多地担心，听取医生的建议，在合适的时间进行治疗即可。

⑤检查前可以进食，但只吃七分饱，少量饮水，避免腹胀。

7. 子宫颈抹片检查：经过了整个孕期约 10 个月之久，而孕育新生命期间免疫力会相对下降，容易给宫颈癌以可乘之机，故医学专家建议做产后检查内诊结束时，一并做一次子宫颈抹片检查为好。如果子宫颈抹片异常，又有子宫颈癌家族病史者，最好加做人类乳头状瘤病毒检查。

8. 其他检查：除上述检查外，一些特殊妈妈还要加做一些特别的检查，如剖宫产的产妇可酌情加做静脉血栓检查；手术中插了导尿管者，容易引起尿路感染，需要做泌尿系统检查；用过麻醉药或术后止痛剂者，可能需要做胃肠道检查。另外，有产后合并症的产妇，如肝病、心脏病、肾炎等，还需到医院有关科室做专科检查。

特殊检查项目解析

说完了产后的一般检查，还有一些特殊项目需要做，主要有：

1. 性生活及避孕指导：产后多久可以恢复性生活？一般应待做完产后检查，医生确认伤口完全愈合，没有发炎感染问题，产妇感觉良好，再恢复性生活不迟。性生活一旦恢复后，就会面临避孕问题。注意，"哺乳期"并非"安全期"，月子妈妈一定要采取有效的避孕措施，再次怀孕对于正在恢复的身体十分有害。

2. 新生儿喂哺指导：新妈妈应主动向医生告知喂养方式及喂养情况，征求医生的评估意见与改进措施。如果对自己的奶水质量有疑惑，可请医生做乳钙水平测定，并调整三餐食谱。

3. 遗传问题：如果不幸生下有缺陷或畸形的宝宝，医生会给你提出应对的办法，如腭裂何时手术等。如果你打算生二胎，医生会和你讨论未来几胎生下类似宝宝的可能性，帮你拿主意。

几句结语

正常情况下，做产后检查时，产妇的体重、血压、血尿常规等应该已经正常；恶露已经干净；子宫无增大，无裂伤，无肌瘤，无脱垂；子宫内膜、宫颈无发炎；卵巢无囊肿；外阴、阴道无病毒感染（如尖锐湿疣）；手术切口痊愈；无尿路感染；

无腹胀、恶心、呕吐等症状；无下肢水肿或静脉血栓形成。

如果你的检查结果出现了异常需及时向医生咨询解决办法。以体重为例，如果不减反增，且增长很快，要注意适当节制饮食，增加活动量；如果体重降低速度过快，则要加强营养，并考虑进行代谢系统的检查，如甲状腺功能测定，排除甲亢等疾患。如有心、肝、肾等疾病，则应接受相关专科医生的指导与治疗。

九、分娩篇

导语：日历一天天逼近预产期，"十月怀胎"的高潮——分娩即将来临。你该做些什么准备？如何应对分娩期间的种种情况？请仔细看看吧。

做好两项准备

进入孕末期以后要做的第一项准备：为顺利分娩积蓄产力。向你介绍两招

第一招：摄钙补锌。科学家的研究表明，孕妇在一日三餐中多吃一些富含钙、锌等矿物元素的食品，不仅胎儿发育受益，母亲临盆时分娩也会更加顺利。

第二招：合理运动。据日本专家观察：坚持合理锻炼的孕妇顺产率比一般孕妇高出30%，分娩时间平均缩短1/3。美国梅奥诊所专家为各位孕妇推荐了三个能够帮助顺产的动作，可以在怀孕的最后几个月里多多练习。

盘腿对脚坐：保持后背腰部挺直，两脚掌合上，将足跟向内侧拉，同时缓慢降低两膝。这可以拉伸大腿与骨盆的肌肉，同时可以改善分娩时的体位，保持骨盆柔韧性，增强下身的血液循环。如果比较难完成这个姿势，可以靠着墙来支撑后背，或者是在大腿底下放上垫子，但记住一定要保持后背笔直。

上下摇摆骨盆：用双手和双膝支撑身体，头和躯干在同一水平线。收腹，保持该姿势数秒钟，同时轻轻摇摆背部。然后放松腹部和背部，降低背部，尽量保持背部水平，重复上述动作。这可以加强腰部肌肉，帮助减轻分娩时的背痛。你也可以靠着墙进行类似的动作：直立靠近墙，努力让腰下臀上的部位靠近墙面。

墙面滑行：背靠墙站立，两脚分开，距离与肩同宽，慢慢靠墙下滑至处于坐姿。保持该坐姿数秒，然后再上滑至站立。反复进行该动作10次。这一动作有

助打开骨盆口,以给胎儿更大的空间进入产道。为了减轻膝盖的压力,可以在后背放个小球,以减少滑行过程中的阻力。你也可以不靠墙来完成该动作,同样需要保持后背笔直,两脚分开同肩宽。

不过,并非所有孕妇都宜于运动,以下几种情况则属例外,宜以静为主:

※患有高血压、肾炎、心脏病、糖尿病的孕妇。

※孕早期三个月与孕末期三个月。孕早期三个月运动有流产的危险,孕末期三个月运动则有导致早产的风险。

※若要游泳,动作一定要稳健和缓,不可纵身跳水,时间最好安排在上午10~12时进行,水温不要过低。

※孕前从未进过游泳池者不要勉强下水,以防不测。

第二项准备,乃是为迎接宝宝诞生而备好相应的用品,所以与你的先生相约,来一次轰轰烈烈的购物活动此其时矣。下面就是你该购物的一份清单:

- 餐具:奶瓶2个,一大(240毫升)一小(150毫升),微波炉适用的,广口的玻璃的易清洁。(如为纯母乳喂养,4个月内不需奶瓶);奶嘴(5个):小号、十字开口;奶瓶刷子(1个);消毒锅(1个):大号,(可用消毒碗柜或微波炉代替);小号不锈钢锅1个(给宝宝煮东西吃)。奶瓶保温袋1个(外出时用于保温);双桶暖奶器1个(也可用40℃左右的热水热奶,不用微波炉或沸水,以免破坏营养成分);婴儿碗、勺1套;吸奶器1具。

- 浴具:洗澡盆1个;洗脸盆2个;洗澡带1条(以纱布澡巾为优,也可用天然海绵);大毛巾2条(擦身用), 小毛巾10条(用于小宝宝洗屁屁或擦小嘴用);水温计1支;粉扑盒1个(装爽身粉、痱子粉)。

- 洗浴用品:奶瓶清洁液;婴儿洗衣液;洗发水;沐浴露;润肤露;护臀膏;纸尿裤;湿纸巾;隔尿纸巾;消毒棉签等。

- 衣物:中号长袖和尚袍3套;中号长裤3条;婴儿袜3双;帽子2顶;防抓手套2副(若能勤剪指甲,也可不用);护脐带2条;口水肩4条(小号、中号各2条);布尿片3包(或自制)。

- 寝具:木质小床1张;小被子2条;垫被2张;睡袋1套;包被2条;小蚊帐1副;小枕头2个(高约3厘米,填充物柔软透气)。

- 食品:配方奶粉等。

- 其他:婴儿车1辆;小玩具数件(以颜色鲜艳、会发声、可悬挂的为佳);

婴儿专用指甲剪 1 具；体温计 1 支等。

准备待产

了解三大临产信号：眼看预产期一天天逼近，何时走向待产床呢？让 3 个信号告诉你吧，这就是见红、破水与阵痛。

（1）见红。临近分娩时，胎儿开始脱离母体，导致羊膜脱落与子宫壁分离，引起毛细血管破裂出血，并与子宫颈的黏液混合一起流出阴道。阴道流出带血的黏液性分泌物，呈红色或者桃红色，之后变成茶褐色与黑红色，附着在内裤上与生理周期快要结束时的月经很相像，少量，黏稠。一般在分娩前 24～48 小时发生。少数孕妈妈可早在分娩前 4～5 天发生。该为上医院待产做准备了。但也别太急，最快也要 1～2 天才会生产，有的孕妈妈甚至还要等上 4～5 天。

（2）破水。临近分娩时子宫加强收缩，导致宫腔内压力增高，羊膜囊因之破裂，囊内清凉淡黄的羊水流出，谓之"破水"。羊水可呈喷射状自阴道涌出，孕妈妈感觉似尿液；或呈涓涓细流甚至一滴滴地流出。多在分娩前数小时或临近分娩时（如子宫口开全的前后）才出现，是一个最接近分娩时间点的兆头。你很快就要进入分娩时刻。如果你还滞留在家中或者其他场合，应马上保持平卧姿势，臀部使用消毒会阴垫，叫家人马上送你去医院。

（3）阵痛。子宫肌肉组织在荷尔蒙的指令下强力收缩，形成产力，将发育成熟的胎儿由子宫一步步"推"向产道——一个新生命的诞生历程由此开始。阵痛的时间间隔有规律，时间间隔逐渐变短。痛感的部位与程度取决于体质、痛觉的敏锐度与耐受力，各有差异。发生于分娩前 12～14 小时，当阵痛时间缩短到每隔 10 分钟一次时，孕妈妈就可以入院待产了。如果阵痛间隔时间突然变短，必须马上联系医院。

当你已出现上述分娩征兆，丈夫及家人应准备好待产包，包括孕妇与宝宝所需要的物件。

- 孕妇在做完最后一次产检后，应由主诊医生对孕情进行评估，并预约待产时间（确认做剖宫产者，需提早入院）
- 准备好个人及配偶的身份证、准生证、产检手册、检验报告及产科分娩费用。
- 携好待产包，包括大人与即将问世宝宝的用品。

了解三种分娩方式

分娩常用方式有自然阴道分娩（包括水中分娩）、人工辅助阴道分娩与剖宫分娩等三种。

自然阴道分娩

优势：损伤小，恢复快，分娩当天就能下床走动，分娩后两三天就可出院回家。下奶早，有利于喂养婴儿。可免受手术的痛苦与弊端，有利于产后避孕。宝宝经过产道自然挤压，心肺功能与感觉统合都较好。最符合"瓜熟蒂落"的生理规律，故为最理想的分娩方式。

缺点：产程较长，一般需要十几个小时；可能有骨盆腔子宫膀胱脱垂的后遗症；会阴和阴道裂伤较常见；产后可能因子宫收缩不好而造成出血。

适宜于所有能自然产的孕妈妈，如身体健康、胎位正常、胎儿不过大等。

注意事项：心态放松，消除恐惧、紧张情绪紧张；做深慢、均匀的腹式呼吸；利用宫缩间隙休息，节省体力，尚未破水者可适当下床活动；勤排小便，在保证充分的水分摄入前提下，每2～4小时主动排尿1次。

人工辅助阴道分娩

如胎头吸引器，产钳，会阴侧切

优势：同上。

缺点：同上。

适宜对象：胎儿太大或宫缩无力、产妇体力不够时，待产时间拖得较长

主动配合助产医生。

剖宫分娩

优势：产妇无需忍受产痛。某些特殊胎儿（如宫内缺氧、脐带绕颈）的安全性得以提高。

缺点：手术并发症与出血量增多，手术后易发生感染。损伤较大，恢复慢，喂奶较晚。宝宝未经过产道的挤压，呼吸系统并发症较多，感觉统合较自然产差。

适宜人群：孕妈妈骨盆狭窄或畸形；胎儿过大；胎儿宫内缺氧；多胞胎；孕妈妈患有严重的妊高症，无法承受自然分娩；高龄初产；有多次流产史，胎儿特

别珍贵等。

注意事项：孕妈妈提前入院，并做好各项准备，如禁食（包括饮水）8小时；脱下饰物、活动假牙及隐形眼镜；不化妆。

水中分娩法

水中分娩可以说掀开了人类分娩史上崭新的一页。2000年9月，有关机构在波兰召开了首届水中分娩的国际会议。表明水中生孩子这一新型分娩方式正在走向全世界，并显示出了强劲的生命力与发展势头。

水中分娩特色多

与传统的自然分娩法比较，水中分娩法拥有多项特色：

- 减少孕妇的痛苦，奥妙在于水可以给产妇极大的自由，能使其自由移动，寻找到比较舒服的姿态，不至于像在产床上维持一种僵硬的体位那样笨拙、吃力。另外，产妇也会像人在洗热水澡时产生大脑放松的感觉，大脑放松了，则有助于内啡肽的分泌，这种荷尔蒙有麻醉作用，从而减轻痛苦与疲劳。

- 身心较为轻松，减少了不必要的能量消耗，可使产妇将能量集中于腹部，以增加产力，并使体内催产素分泌增多，而引起血压上升、产程延长的应激激素则减少，有利于子宫收缩，促使孩子顺利诞生。

- 孕妇身陷水中，产道周围的皮肤会变得柔软、韧性增强，加上水的浮力作用，可使会阴撕裂减轻甚至不被撕裂，有利于产后的恢复。

- 对于宝宝的好处同样显而易见，比如孕妇心情轻松，产程缩短，孩子在问世过程中也会少吃苦头，有利于避免和减少日后焦虑情绪的产生。再如，孩子从子宫来到世界，子宫里的羊水与产盆里的温水差不多，孩子容易适应，不会象产床上生产那样突然置身于一个陌生而又较冷的自然界，环境前后相差巨大，难以适应。另外，水中诞生的孩子发生感染性疾患的可能性也比传统分娩的低，只要产盆或分娩池的消毒情况良好，感染率大体上相似于洗澡。

水中分娩很安全

水里生孩子安全吗？比如说孩子有没有被淹的危险？可以肯定地说：不会，因为有助产士在旁边守着，一旦胎儿降生就被拿出水面。

孩子会呛水吗？也不会。原来，胎儿在子宫里虽已开始练习呼吸以增强肺功能，但在出生前大约24小时，胎盘分泌的一种激素暂时终止了这种练习，等到出生以后才开始呼吸。若胎儿在水中出生，则只有在露出水面后呼吸机制方正式运作，从而避开了水对呼吸道的侵袭。

同时，大量的观察资料也显示，至今尚未发现"水栓塞"的婴儿，尽管理论上有这种危险。另外，也没有出现过因之而感染上艾滋病的孩子。当然，要做到这一点需要两个前提：一个前提是产盆或分娩池消毒要严格；另一个前提是产盆或分娩池的水温务必要调到合适的温度。

不过，水中分娩虽妙，也非人人皆宜。存在以下情况之一者还是遵从传统分娩方式为好：

- 可能出现子痫的孕妇。
- 产前出血的孕妇。
- 胎心异常或有胎粪流出，必须进行连续监护的孕妇。
- 胎位不正的孕妇。道理很简单，产床上生产时地球引力会对分娩有所帮助，而在水中地球的引力会减弱。
- 早产及双胞胎的孕妇，接生时需要防止意外，出生后要精心护理。
- 产程过长的孕妇，产床上进展与急救都要相对容易些。
- 怀孕过程中和产前有其他异常情况的孕妇。

了解三个产程

自然分娩是从规律的子宫收缩开始，到胎儿、胎盘娩出为止，分为三个产程：从子宫口开始扩张起（表现为规律性宫缩），到宫口开全（约为10厘米）止，初产妇需要12～16小时，二胎以上经产妇8～10小时。此期的特点是宫缩间隔越来越短，从开始时的每隔5～6分钟收缩30秒以上，增加到每隔2～3分钟收缩50秒左右。

第一产程（又称宫颈扩张期），自子宫口开始扩张起，到宫口开全（约为10厘米）为止。在整个分娩过程中是最长的一个产程，你要有耐心与毅力，尤其要放松心态，积蓄产力。可细分为三个阶段：

第1阶段：临盆早期。长时间持续，最长可达20多小时。特点是：宫缩间隔时间约为20～30分钟一次，每次宫缩持续时间不超过1分钟。到第一阶段结束时，宫缩的间隔缩短为5分钟，子宫颈扩张到3厘米。

第2阶段：活跃期。持续4～6小时。宫缩变得有规律而且频率密集，间隔为2～5分钟；宫缩持续的时间将近1分钟之久；子宫颈可从4厘米扩张至8厘米，疼痛较重。

第3阶段：过渡期。不超过1小时。特点是：宫颈从8厘米扩张到10厘米，宫缩的间隔时间缩短为2～3分钟，每一次宫缩将持续1分半钟；痛感最重。

第二产程（又称胎儿娩出期）：从子宫口开全到胎宝宝娩出。时间约1～2小时；超过2小时谓之第二产程延长。特点是宫缩更强，产妇开始出现想排大便的感觉。宫缩开始变慢、变温和。需要产妇用力帮助胎儿离开子宫，顺利通过产道及骨盆底肌肉。宫颈口开全（约10厘米）至胎儿娩出，初产妇需30分钟～2小时；二胎以上经产妇需5分钟～1小时。此期的特点是胎头慢慢下降，你会出现骨盆受压及强烈的便意感。医生会安排你上产床。

第三产程（又称胎盘娩出期），自胎宝宝出生起到胎盘排出阴道为止。特点是胎宝宝娩出，宫缩暂停后又重新开始，胎盘剥落并向外移动。产妇须再次用力，帮助胎盘顺利脱出。分娩后1小时，助产士会给宝宝洗澡、称体重、测身高、穿衣服。宝宝出生后20～30分钟之间，吸吮反射最为强烈，是首次喂奶的好时机。从胎儿出生到胎盘排出阴道为止，需5～15分钟，又称为胎盘娩出期。此期的特点是，胎儿通常按头、肩、身体、脚等顺序娩出，宫缩短暂停歇，约10分钟后又出现宫缩，并将胎盘推出，产程便告完成

分娩中如何配合医生

在长达十几个小时的分娩过程中，你该如何与医生配合，顺利结束分娩呢？

首先要澄清一个误区，即与产科医生配合是进入医院产房后才开始的事。如果你真是这样，未免有"亡羊补牢"之嫌了，正确之举是将配合事宜提前到预产期，具体就是做好以下几方面准备，以免陷入"临阵磨枪"的尴尬境地：

※ 学习临产分娩知识，并预先练习一下。

※ 树立自信心。新生命的诞生是一个很自然的过程，只要产检显示胎位、骨盆等指标正常，分娩就不会有多大问题，即使出点小状况，也都在产科大夫的掌控之中。所以，你一定要乐观，坚信完全能顺利完成分娩任务，从而放松身心，积蓄产力以备一战。

※多做呼吸练习，学会做深慢、均匀的腹式呼吸。做法是：每次深吸一口气，肚子随之逐渐鼓起，然后缓缓呼出，肚子亦缓缓下降恢复到原来状态，如此反复多次练习。

※当出现了较为频繁的子宫收缩（频率约10分钟左右1次），且不管如何改变姿势都不停止，提示你应在家人陪同下到医院待产了。

产房里的配合要点

当你进入了产房，意味着待产序幕正式拉开，需要你配合的事儿多着呢。就说大多数孕妇所接受的自然产吧，常分为三个时段，医学谓之三个产程，既有共同要求，也有不少特殊细节，分别解说于后，你可要了然于胸哦。

第一产程：你的配合要点可归纳为"调控情绪，养精蓄锐"的八字方针。

该由医生做的事儿：

※观察宫缩（如宫缩的强度、间隔与持续的时间）、宫颈扩张程度、胎儿的先露部位及下降情况，评估产程进展是否正常等。

※系上胎儿监视器，检视胎儿心跳。

※剃毛、灌肠、打点滴。

※若出现宫颈水肿，除用适当药物外，医生可能要你调整体位，如做左右侧卧位、侧俯卧位、微躬腰部、含胸屈膝等。

※若宫缩不力，医生可能为你静脉滴注缩宫素；若宫缩不协调或出现假宫缩，可能酌用镇静剂。

该你做的事儿：

※宫口开大不到4厘米，且无胎膜破裂等禁忌的孕妈妈，在宫缩间歇期可以离床活动，如走动或爬楼梯（胎儿的重力作用可促使宫颈加快扩张）。若有疲劳感则宜上床休息，睡觉更好，以便节省体力和精力。宫口开全以前不要用劲，此时用劲不仅徒劳无功，反可能使宫口肿胀、发紧，不易张开而拖延产程，故应养精蓄锐，等待"临门一脚"。

※做深慢、均匀的腹式呼吸，既能增加氧气吸入，提高血氧含量，有利于补充胎儿需要的氧气，消除子宫肌肉的疲劳，还能转移你的注意力，减轻痛楚，使你保持镇静，协调宫缩进行。

※按摩乳房，以促进宫缩，帮助分娩。

※进食一些高热量易消化的食物，如汤水、粥、牛奶、鸡蛋等，以补充能量，宜少量多次施行。

※每隔2～4小时主动排便或排尿1次，防止盆腔过分充盈阻碍胎儿下降。

※当宫缩活跃期来临，不要大喊大叫或又蹬又踹，否则容易诱发子宫收缩乏力，宫颈水肿，产程延长。不妨轻轻地按摩小腹部，或者紧紧地用拳头压迫腰部肌肉，并配合做深呼吸，以便减轻子宫收缩对大脑的刺激，缓解腰腹部的痛胀感。

第二产程：意味着你的孕育大计到了"临门一脚"的最终时刻，你大显身手的时间到了，配合原则可归纳为"协调呼吸，合理使劲"八字诀。

该由医生做的事儿：

※做好全程胎心监护，了解胎儿有无缺氧表现以及宫缩状况。

※指导并帮助产妇根据胎儿情况变换体位、协调呼吸以及合理用劲等。

※帮助产妇完成胎头俯屈及仰伸，保护会阴部不致发生损伤。

※酌情采用吸氧、器械助产（如产钳术、胎头吸引术）、会阴切开（可减少不规则的会阴部撕裂伤）、紧急剖宫产（有胎儿宫内窘迫风险者）等助产办法，及早结束分娩。

该你做的事儿：

※排空大小便，并在产床上摆好体位：双脚蹬在产床脚架上，双侧髋关节、膝关节屈曲，使大腿尽可能贴近腹部并外展。

※当子宫开全出现排便感觉时，意味着你使劲儿的时候到了，务必按医生指令做好吸气、呼气、憋气、用力等动作。

※宫缩欠佳者可按摩乳房、刺激乳头来诱发宫缩。

※不要因为有排便感而感到不安，或者因为用力时姿势不好看觉得不好意思，只有尽可能地配合医生的要求做，使劲才能达到最佳效果。

第三产程：主要任务是娩出胎盘，属于分娩的最后一道工序了。你的配合原则是"再次用劲，完美收官"。

该由医生做的事儿：

※托起胎儿，迅速清理口鼻，剪断脐带，擦净身上的黏液，轻拍宝宝脚底，发生哇哇婴啼时交给另一位医务人员。

※照保温灯，盖手脚印，套上妈妈名字的手环，测量并检查胎儿的身高、体重与身体状况，然后完善打包，抱给产妇看一会儿，或是吸吮乳头。

※同一时间，助产医生继续等待观察，确保胎盘完全娩出，消除出血后患。

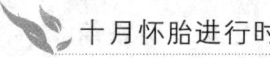

※缝合会阴侧切伤口，约需数分钟。

※胎盘娩出后2小时，监测产妇的血压、脉搏、呼吸、阴道流血等生命体征，酌情给予补液治疗。

该你做的事儿：

※再次发力，配合医生完成胎盘完全娩出。

※接过包裹好的新生宝宝，并与之接触，如目光交流、肢体接触，并在产后半小时内开奶。

※分娩结束后2小时内必须卧床休息，进食半流质饮食以补充消耗的能量。

※及时将不适感告诉医生，如排便感（提示存在产道血肿的可能）、头晕、眼花或胸闷等，以便及早给予医学处理。

几个细节说明

上面将你应在产程中该做的事情都做了大致的介绍，可有几个细节有必要重点说明：

（1）关于使劲的问题

何时使劲？一般在宫口开全后就可用劲了，但要与宫缩同步，宫缩没来时或间歇期不要用力，用了也是白白消耗体力。不妨采取连续哈气方式，让身体放松，并抓紧时间休息，或进食一些热量高的流质食物，以保持体力，等待下一次机会。

如何使劲？仰卧，宫缩来时两手紧握床旁把手，先吸一口气憋10秒左右，然后像排便一样，向肛门的方向用力；若没有力气了，可以想象一下蹲厕所的姿势，稍稍仰起上身蜷起身体，使腹部受压，将产道的角度变得更有利于分娩；无力继续憋气时可开始呼气，接着马上再吸气、用力；在医生指令下，交替进行用力（宫缩时）及放松（宫缩停止时）动作。注意：应向下半身使劲，让自己有一种把胎儿挤出去的意识，肩膀、面部等部位则不要用力，否则可加快体力消耗，不利于继续分娩。另外，当胎儿头部滑出的瞬间，不要用力向下憋气，以免造成会阴处的严重撕裂伤。

（2）关于呼吸的问题。科学的呼吸方法可有效减轻产痛，目前以拉梅兹呼吸法运用最为普遍。这是一位叫作拉梅兹的法国产科医生创立的，具体分为5个时段，根据产程的进展，分别运用胸部呼吸法、嘻嘻轻浅呼吸法、喘息呼吸法、哈气运动等。近年来国内一些同行做了一些改进，更容易为产妇所掌握，现介绍于后：

※慢呼吸法，即放松身心，让呼吸慢而深，常用于第一产程。当宫缩强度增加、产痛加重时，应立即调整为浅呼吸法，即进行短而快的呼吸。

※自然用力呼吸法，将呼吸和屏气结合起来，帮助胎儿娩出，常用于第二产程中。但当胎头快要娩出时，宫缩时勿用力，而要张口哈气，让胎头缓缓娩出，如果用力过猛，可能造成会阴严重裂伤。

※在使用上述呼吸法的过程中，不要呼吸过度，以免吸入的氧气比例过高引起头晕。如果已经出现了头晕症状，可用双手轻轻掩住口鼻继续呼吸，可使头晕症状减轻。

※以上呼吸法都是在宫缩到来时进行，宫缩过去后应全身放松，停止用力，养精蓄锐，等待下一次宫缩。

（3）做到"两不要"：一不要高声喊叫，否则会打乱缓解阵痛的呼吸节奏，实在要喊叫不妨将声音压低一点；二不要后仰，后仰可改变产道的弯曲角度，增加分娩难度，并可加剧宫缩痛。

（4）关于进食的问题：第一产程可在宫缩间隙较长的时候正常进食；如果宫缩频繁且疼痛剧烈，可在两次阵痛的空隙进食。第二产程可抓住阵痛的间隙一口两口的少量进食，但在医生操作时不要进食。第三产程时间较短，不会超过半小时，不要进食。吃什么呢？巧克力、蛋糕、孕妇奶粉等高热量甜食，可快速供能，为产妇加油；粥、米汤、小馒头、面包片等易消化，吃起来很方便。另外，产程较长且很疲乏的产妇，可酌情喝一些氨基酸饮料或参汤以提升精力。

其他减轻产痛的方法：

①配合慢而深的呼吸，有规律地按摩大腿内侧、肩、颈部和上臂。

②按摩或揉捏双手。

③按摩脚掌。

④抬高一侧下肢，慢慢做跨步动作。

⑤产妇趴在床边，准爸爸或是医护人员轻轻按摩她的臀部。

⑥摇摆慢舞，准爸爸可用双手压迫产妇的腰部止痛。

⑦给产妇一个网球，用手使劲攥着。也可以结合想象减痛，找一个舒服的坐姿，在脑海中勾画出一幅美丽的画面，想象着你的子宫口像一个可以伸展的多纳圈，不断伸展的多纳圈开口的中心正一点一点地扩大，胎儿柔软的身体慢慢地向下滑出……

了解分娩姿势

一些经产女性常说：生小孩就像解大便一样，的确如此。由于每个人惯用的姿势不同，所以什么姿势让你觉得舒服，那就是你的最佳分娩姿势。

仰卧分娩。产妇平躺床上，两腿张开抬高，目前最为常用。优点是有助于胎儿转换胎位，便于分娩，并适合医务人员做产科处理。缺点是可能引发胎儿窘迫和产后出血增多；骨盆可塑性受限，产道较狭窄，使难产机会增加；不能充分利用胎儿的重力作用，可导致产程延长，或使外阴发生撕裂。须注意根据产妇需求，调整床头的倾斜高度。

侧卧分娩。产妇侧向躺着，蜷缩背部，陪产者可以帮忙把产妇的一只脚抬起。优点是能使会阴放松，减少静脉受压，产妇感觉较舒服；并能防止仰卧可能引发的胎儿窘迫和产后出血增多等问题。缺点是不太方便医护人员的操作。

前倾跪式。产妇将手放在床上或者支撑物上，两腿分开。优点是有利于减低阴道撕裂或进行会阴切开术的概率；有助于长期臀位的胎儿顺利分娩。缺点是产妇比较累；膝盖所承受的重力较大，时间过长可能受不了。可放些抱枕、靠垫在膝盖和手下面垫着，使产妇舒服一些。

蹲坐式分娩。产妇借助于某个支撑物，或蹲或坐。优点是产妇背部和腰部能得到充分运动，改善血液循环，减少胎儿宫内窘迫率和新生儿窒息率，并可缩短产程；产妇感觉舒适，可消除紧张与恐惧，减轻产痛；增加乳汁分泌，减少产后无奶和缺奶的发生概率。缺点是产妇会比较累；久坐可使会阴部容易发生水肿。感觉累了可以改变姿势。不适合有急产倾向的孕妇。

站立式分娩。产妇直立站着，可有人搀扶或手抓握栏杆。优点是胎儿重力与产道方向一致，宫缩能使胎头在产道中旋转顺利；可充分利用胎儿的重力作用，有效地缩短第二产程。缺点同蹲坐式，也不适合有急产倾向的孕妇。

跪姿分娩。在前倾跪式的基础上做适当调整，变成不同的姿势。如将上半身趴在床或椅子上，变成高跪姿；或跪在床上，上半身直立与陪产者拥抱；或双手伸直，与膝盖放在同一平面上，将身体撑平。优点是可促进臀位胎儿顺利分娩；帮助胎儿转换胎位；有助于骨盆摆动，缓解背痛；减轻手腕和手臂的紧张，增加产妇的舒适感。多在胎位不正的情况下使用。缺点是可导致膝盖压力增大，难以持久。仅适用于体力强健的孕妇。

蹲姿分娩。可采用半蹲姿势，并由陪产者搀扶。也可完全蹲下，但陪产者也须以跪姿协助支撑。优点是可增大产道宽度（比仰卧式增加30%），并能改善胎儿血液循环，减轻胎儿在分娩过程中缺氧的程度。缺点与蹲坐式同，不适合有急产倾向的孕妇。

解说会阴切开

贺女士终于熬过了十月怀胎，躺上了产床，等待新生命的诞生。她几乎动员了有生以来最大的忍耐力，抵御着胎儿临盆的阵阵产痛。正当胜利在望之际，接生大夫却在她的下体剪了一刀，使她痛上加痛。她委屈得不得了：这不是"雪上加霜"吗？

贺女士所说的"挨了一刀"，医学上称为会阴切开，分为正中切开与侧斜切开两种方式。前一种方式出血少，易缝合，愈合好及瘢痕少，但技术要求高，有发生会阴撕裂的风险，使用较少；后一种方式则能避免严重的会阴裂伤，切口愈合也很不错，临床应用最为普遍。

会阴切开是"雪上加霜"吗？答案恰恰相反，会阴切开对产妇及其胎儿都有好处，既可减少产妇的痛苦，又有利于优生优育，应该说是"雪中送炭"才对。以下几类孕妈妈会不可避免地"挨一刀"：

※会阴弹性差、阴道口狭小或会阴部有炎症、水肿等的产妇，胎儿娩出时很可能发生阴部撕裂，及时切开会阴为上策。

※胎儿较大，胎头位置不正，加上产力不足，致使胎头受阻于会阴。时间过久可能造成胎儿缺氧，甚至发生颅内出血。需要切开会阴部"大开产门"，以利于胎儿出世。

※35岁以上的高龄初产妇，或合并有心脏病、妊娠高血压综合征等高危产妇，为减少产妇的体力消耗，缩短产程，减少分娩对母婴的威胁，当胎头下降到会阴部时，就是作会阴切开术的时候。

※子宫口已经开全，胎头较低，但胎儿出现明显的缺氧现象，胎儿心率发生异常变化，或心跳节律不匀，并且羊水混浊或混有胎便。为了及时结束产程，做会阴切开术刻不容缓。

※借助产钳术助产时，由于胎头两侧各夹有一叶产钳，占据了产道的空间，可加重会阴的创伤，做会阴切开也是势在必行。

"贺女士"们对于会阴切开的顾虑，主要集中于两点：一是害怕手术痛苦。

其实，会阴切开前一般要先打麻药，而且大夫会选择在宫缩最强时进行，产妇基本感觉不到切开的疼痛，只有在缝合时出现轻微痛感；二是担心会株连性生活。一方面，会阴部在性生活中所起的作用微不足道；另一方面，会阴切开后，阴道和会阴大约在1周内愈合，再经过一段时间即可完全恢复正常，阴道仍然保持良好的弹性，对日后性生活几乎无影响。至于担心性生活会使伤口撕裂，也不必要，因为伤口一旦愈合，即与正常组织差不多，不会再次裂开。只是产后在恢复性生活时，丈夫的动作应该轻柔、温和，不要太粗暴。有一点要提醒读者，由于分娩时盆腔肌肉受到牵拉，引起肌肉和筋膜内液体渗出，甚至肌纤维发生断裂，加上伤口愈合较慢，愈合时有过多肉芽组织增生，这些肉芽组织受到压迫时会有不适感或痛感，从而降低性的感受。不过，随着时间的推移，这种情况会逐渐改善，所以也不必担心。

解说"产钳术"

医生使用产钳牵引胎头的办法帮助胎儿娩出。根据胎儿头部在盆腔内位置的高低，分为高位、中位、低位及出口产钳术。目前后两种较为常用，尤其是出口产钳术，难度小且较安全，应用较多。

操作程序——

第1步：手术前导尿，并做会阴侧切，且切口宜大。

第2步：医生左手握产钳左叶，置入产妇盆腔的左侧，右叶反之。经过合拢、牵引与下钳等几个步骤，用手帮助胎头娩出，并注意保护好会阴。

需要动用产钳术的产妇

※ 第二产程宫缩乏力，持续性枕后位或枕横位而第二产程延长者。

※ 胎儿宫内窘迫，或产妇有明显衰竭者。

※ 产妇合并有心脏病、高血压、妊高症、肺部疾患等需缩短第二产程者。

※ 吸引器助产失败，确认为无明显头盆不称或胎头已入盆甚至已通过坐骨棘平面者。

※ 臀位、后出头须产钳助产者。

※ 有前次剖宫产史而须缩短第二产程者。

解说"胎头吸引术"

医生将吸引器外口置于露出的胎头上,再用注射器将吸引器内空气吸出,形成负压区,利用负压吸引原理吸住胎头,配合宫缩而将胎头吸出。优点是胎儿宫内窘迫,可尽快结束分娩;胎儿大、产妇筋疲力尽时,可帮助胎儿下降。与产钳术比较,对产妇以及胎儿的产伤机会减低,安全性增大。

操作程序——

第1步:同产钳术。

第2步:放置吸引器,抽吸负压,牵引吸引器,待胎头娩出后取下吸引器,然后转为正常分娩。

需要做胎头吸引术的产妇

※ 宫缩无力,第二产程延长。

※ 产妇患有某些疾病,如心脏病、妊高症等不宜在分娩时用力,需缩短第二产程。

※ 轻度头盆不称。

※ 胎儿窘迫。

脐带血的采集与保存

脐带血是指生孩子后残留在胎盘和脐带中的血液,以往是废弃不用的。十多年前,科学家发现,脐带血含有丰富的造血干细胞,且比骨髓中的造血干细胞更优越,可用来治疗数十种难治性疾病,包括白血病、骨髓瘤、地中海贫血、再生障碍贫血、进行性肌营养不良等,且采集与保存也更方便、简单。所以,代脐带血造血干细胞成为继骨髓和外周血后又一个新的造血干细胞的来源,脐带血成为孩子一生只有一次机会保存的重要个人生物资源,储存脐带血就等于储存了孩子的一份生命备份,孕妈妈了解有关的知识大有必要。

脐带血可以捐献,也可以自己保存。凡年龄在18～35周岁的女性,怀孕期间各项检查指标正常,无孕期并发症,健康表上的各项指标合格就可以采集。

采集时间:胎宝宝娩出,脐带结扎并离断后,由专业人员立即采集。

保存方法：采集之脐带血送往脐带血库，经过检测、分离、制备等多道医学工序，冷冻在-196℃的深低温液氮中保存。

保存时间：长期。

如果你决定将脐带血捐献给公共库，只需填写脐带血捐献的知情同意书，同时回答健康调查表上所提的问题即可，其余手续由接生医院和脐带血库完成。脐带血库对脐带血拥有使用权。

如果决定自体保存脐带血，需先与脐带血库签署自体保存协议书，并交付一定的费用。新生儿的脐带血被保存在自体脐带血库，存储者对脐带血有完全支配权。自体保存的脐带血只用于拥有者本人，或经拥有者同意转让给其他家庭成员或其他第三者。

十、月子篇

导语：结束了分娩，意味着你开始坐月子了，做好产后各项护理刻不容缓。以下几项护理尤为重要。

会阴侧切护理要点

会阴切开是辅助分娩的一个重要手段，但也留下了创伤，位置又是前靠阴道后邻肛门，细菌繁多，加上排便以及恶露排出，都可能使伤口受到污染而出现险情，所以一定要注意护理：

- 应向会阴伤口的对侧保持卧位或坐位。至少有两点好处：一是可使产后恶露尽量不侵及伤口；二是改善局部伤口的血液循环，促进伤口愈合。
- 外阴伤口肿胀疼痛，可用95%酒精纱布或50%硫酸镁湿敷外阴。
- 保持外阴清洁。每天（特别是大小便后）用0.1%的新洁尔灭溶液冲洗外阴1～2次，直至伤口拆线。拆线后，如恶露没有干净，仍须坚持每天用温开水洗外阴1～2次。
- 保持大便通畅，防止挣便使伤口裂开，必要时可服些轻泻剂。
- 最好采用坐式大便。若用蹲式，应避免蹲坑时间过长。
- 拆线后伤口愈合尚不牢固，不宜过多走动，也不要进行动作太大的锻炼。
- 如果出现险情，很可能是以下3种中的一种：

①伤口血肿。伤口缝合后1～2小时出现疼痛，且越来越重，甚至出现肛门坠胀感。

对策：立即告诉大夫，可能是缝合伤口时止血不够，需要及时清理并重新缝

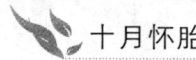

合伤口，疼痛会很快消失，绝大多数可以正常愈合。

②伤口感染。只有少数例外而发生感染，表现为分娩后 2～3 天，伤口局部出现红、肿、热、痛等症状，触之有硬结，挤压时有脓性分泌物溢出。

对策：拆除缝线，以便脓液流出，并在医生指导下有针对性地服用抗生素。局部可用理疗消炎，或用 1：5000 的高锰酸钾温水溶液坐浴，1～2 周即可好转或愈合。

③拆线后伤口裂开。

对策：及时到医院处理。如伤口组织新鲜，裂开时间短，医生会在消毒后重新缝合，大多可以再次长好。如伤口组织不新鲜，且有分泌物，则不能缝合，可用高锰酸钾溶液坐浴，并服抗生素预防感染，待伤口形成瘢痕而愈合。

• 产后一周内吃少渣饮食，包括牛奶、蛋藕粉、藕粉、蛋汤、米汤、稀粥等半流质食物。可避免形成难以排出的硬便，影响会阴伤口愈合。

• 多吃点促进伤口修复的食物，如高蛋白食品、新鲜青菜和水果。多喝猪蹄汤，不吃辛辣和刺激性食物。适当吃些粗粮。

• 伤口未愈合前少吃鱼类，因为鱼肉含有较多 20 碳 5 烯酸，能抑制血小板的凝集作用而诱发出血，从而延长伤口愈合。

剖宫产护理要点

剖宫产有不少优越性。例如生产过程中较少疼痛，也不费力。其次是可以人为地选择生产时间等。但也不可否认，缺点也不少。例如，伤口发生细菌感染的机会较高；术后需要长时间卧床休息，容易发生下肢血栓静脉炎；容易产生胆囊疾病、阑尾炎以及心肺并发症等等。也正因为如此，专家提醒不宜盲目推崇剖宫产，应由医生根据医学指征来决定。

假如你符合剖宫产的指征，医生会毫不犹豫地为你拿起手术刀。此时，有没有尽量减少剖宫产缺点的办法呢？专家的回答是肯定的，并建议你从以下几方面做起——

做好伤口护理。剖宫产的伤口一般较大，加上产妇的皮下脂肪较厚，故发生伤口感染的机会较多。为此，积极做好伤口护理很重要。具体措施有：

※ 伤口未愈合前不要弄湿或弄脏，如果不慎弄湿了，必须立即擦干。

※ 伤口上贴的美容胶与覆盖的纱布，须遵照医嘱处理。自贴透气纸胶带须与

伤口平整密合，以压迫瘢痕，避免其变宽变厚。一般3～4天更换一次，满月后贴一层即可，持续3～6个月。

※伤口结痂后切勿用手抓挠，让其自然脱落为好。

※伤口一旦有红肿、灼热、剧痛、渗出物等情形，及时到医院检查。

※睡觉以硬板床为佳，宜多采用左侧卧位，利于血液循环，并注意经常更换睡姿。不宜平卧，宜使身体和床成20°～30°角。

※取下伤口纱布后，先覆盖一条干毛巾，再围上束腹带，以减少摩擦不适感。

※在咳嗽、笑以及下床前，以手及束腹带固定伤口部位。下床时先行侧卧，以手支撑身体起床，避免直接用腹部力量坐起。淋浴须待手术一周之后，之前只可擦澡。

※不宜完全静卧。手术后一旦知觉恢复即应进行肢体活动，24小时后练习翻身、起坐，并下床缓慢活动，以增强胃肠蠕动，预防肠粘连以及血栓形成而引起的栓塞。

※3～4小时排一次尿，并留意排尿时是否有灼热或刺痛的感觉，防止尿道感染。

※产后第7天与第42天到医院复诊一次。

吃好一日三餐。剖宫产后因有伤口存在，同时产后腹内压力突然降低，腹肌松弛，肠管蠕动缓慢，易有便秘倾向，故饮食安排与自然分娩应有区别。一般术后24小时可喝一点开水，以刺激肠子蠕动，等到排气后才可进食。食物的选择应从流质开始，逐渐向软质食物与固体食物过渡。具体安排是——

※术后一周内禁食蛋类及牛奶，防止肚子胀气。另外，鱼类也应暂时限制，因为鱼肉中含有一种有机酸，可抑制血小板凝集，不利于术后止血以及伤口愈合。一周后即可开禁，以补充优质高蛋白，促进组织修复。

※避免咖啡、茶、辣椒、酒等刺激性食物以及油腻食物、发酵食物、生冷类食物。

※多吃点蔬菜、水果等纤维素较丰的食物，以促进肠蠕动，预防便秘。

※由于手术失血，不妨多吃点富含铁质的食品。

产妇也可进补，有关专家为此拟订的产后三周补身计划值得你参考：

第一周：以清除恶露、促进伤口愈合为主

开始可用鸡汤、肉汤、鱼汤等汤水类进补，不可加酒。猪肝有助于排出恶露及补血，甜点也有此种作用。至于子宫收缩不佳的产妇，则可服用酪梨油，帮助平滑肌收缩，改善便秘。鱼、维生素C有助于伤口愈合。药膳食补可添加黄芪、枸杞、红枣等中药材。

第二周：以防治腰酸背痛为主

食物部分同上，药膳部分可改用杜仲。

第三周：开始进补

可以使用酒类。食物同上，可增加一些富含热量的食品，如鸡肉、排骨、猪脚等。口渴可喝红茶、葡萄酒与鱼汤。药膳食补可用四物（熟地、白芍、川芎、当归）、八珍（四物加人参、白术、茯苓、甘草）、十全（八珍加黄芪、肉桂）等中药材。

预防伤口瘢痕。实施剖宫产手术后，伤口在7天内长拢结痂，形成一条瘢痕，呈白色或灰白色，光滑，质地坚硬。2～3周后瘢痕开始增生，局部发红、发紫、变硬、痒痛，并突出于皮肤表面。持续三个月至半年左右，纤维组织增生逐步停止，瘢痕日渐变平变软，颜色变成暗褐色而持续终生，成为永久的"纪念标志"。剖宫产手术需要切开全层皮肤，并深及子宫，所以产生瘢痕是必然结果。不过，瘢痕的大小、深浅却有差异，有的人瘢痕浅淡，不注意看还看不出来；有的人却很突出，特别刺眼。之所以有这种差别，与以下因素有关：

①年龄。越年轻的人越容易发生瘢痕，10～20岁年龄段的发生比率最高，主要是青春发育期组织生长旺盛，创伤后反应性较强，加之皮肤张力较大之故。做剖宫产的孕妈妈多为20多岁的年轻女性，故而皮肤难逃瘢痕之劫。

②体质。相比之下，瘢痕体质女性受到损伤后都可出现突出的瘢痕疙瘩，而非瘢痕体质者的瘢痕则相对要浅淡一些。另外，肤色越深瘢痕也越明显，肤色白皙者相对轻很多。美国的调查显示，黑人瘢痕疙瘩的发生率是白人的9倍多。

③手术方式。剖宫产所致瘢痕的外观与剖宫的切口方向有关，由于小腹皮肤的自然纹路是水平的，故横切伤口的张力最小，且伤口刚好与皮肤纹路平行，形成的瘢痕可以隐藏在纹路中，只会留下淡淡一条线，几乎看不见，或如同一个微笑的标志，因而看上去比较美观；相反，直切伤口刚好与皮肤纹路垂直，伤口的张力最大，形成的瘢痕会很突出且特别醒目。所以，现在的产科医生大都选择"横切术"，除非发生难产或紧急情况，为了快速进入骨盆腔，医生才会选择直切的方式剖腹，因为此时挽救母子的生命已是压倒一切的大计，瘢痕的美丑也只能让路了，所幸的是这种情况很少见。

④感染。剖宫产手术后如果伤口护理不当，发生了感染，则会导致肉芽组织

过度增生，生成的瘢痕既突出又很丑。

预防为先。剖宫产瘢痕虽非疾病，但防患于未然仍然是第一位的。从疤痕的由来不难看出，瘢痕形成的因素中既有无法躲开的，更有可以避免的，做好预防工作同样重要，而且要将预防措施提前到孕前与孕期实施，方能收到最佳效果。主要有：

- 孕前积极运动，多做按摩、冷水浴等，以增强皮肤的弹性，不仅有防范孕期妊娠纹之效，对剖宫产瘢痕的最小化也是大有帮助的。

- 疤痕的前提是要有伤口，无伤口就不会有疤痕临身，故防患于未然的最好办法是严格掌握剖宫产的应用指征，不要随意以身试"刀"。文章开头披露的几乎一半的孕妇选择了剖宫产，远远高出世界卫生组织提出的15%警戒线，显然是扩大化了。所以，从现在起，每个孕妈妈都要听从医生建议，除非有医学指征，都应该选择自然产，不仅有利于胎儿，而且也避免了腹部瘢痕之苦恼。至于确实需要做剖宫产者，可在事前与医生沟通，优选手术方式，以横切为首选。

- 充分均衡的营养可有效地促进伤口愈合，减少瘢痕。当你一旦决定以剖宫产的方式分娩，产前、产后都要加强营养，多安排瘦肉、鱼、蛋、奶以及果蔬（产后一周内暂不吃蛋、鱼、奶等），以补足氨基酸、维生素（尤其是维生素C、E）及锌、铁、钙等矿物元素，目的是促进血液循环，加速伤口愈合。剖宫产后半年内是防止、减轻瘢痕产生的关键时段，辛辣刺激以及光敏感性的食物应暂时忌口，如辣椒、葱、牛羊肉、海鲜、香菜、白萝卜、芒果等。

- 积极治疗可能存在的慢性病，如营养不良、贫血、糖尿病等。这些疾病不利于伤口愈合，却有利于瘢痕产生，应在孕前治愈或给予良好控制。

- 保持伤口清洁，预防感染。

- 伤口拆线前后不要做剧烈活动，避免身体过度伸展或侧曲。休息时最好采取侧卧、微曲体位，以减轻腹壁张力。拆线后立即用硅胶弹力绷带或弹力网套等敷料加以包扎，因为持续加压可造成瘢痕局部缺氧，进而抑制生长。每天用手指头轻轻按摩伤口3～5分钟，也有一定的辅助作用。

- 伤口结痂后可能产生痒感，切勿随意用手抓挠。痂皮一般5～10天自然脱落，在这之前不要过早地用手撕痂，否则会把尚停留在修复阶段的表皮细胞带走，甚至撕脱真皮组织，刺激伤口出现刺痒，导致伤口恶化，让瘢痕变得丑上加丑。当瘢痕痂壳自然脱落后，可立即使用硅酮护理敷料来预防瘢痕增生。

- 做好伤口护理。伤口感染是加重瘢痕的重要危险因素，而剖宫产的伤口一般都较大（无论横切式或直切式手术，切口都长达13～15厘米），加上孕期特有的肥胖，皮下脂肪较厚，故发生伤口感染的机会较多，做好伤口护理势在必行——

• 剖宫产手术后立即使用腹带（开始宜稍松，待42天后可以稍微紧一点），拆线后穿紧身衣，这些物理疗法安全无副作用，能较好地预防瘢痕增生。当回院复诊确定伤口恢复良好时，可换成透气纸胶带，顺着伤口贴上，贴胶带时要注意尽量与伤口平整密合，以压迫瘢痕，防止伤口变宽变厚，一般3～4天更换一次，满月后减为贴一层即可，并持续3～6个月不等。如果你对透气纸胶带过敏，可在医生指导下改用矽胶。

• 遵医嘱及时给伤口换药，避免伤口感染，促使创面安全愈合。一旦出现红肿、灼热、剧痛、有渗出物等状况，序及时到医院检查处理。

• 睡觉以硬板床为佳，宜多采用左侧卧位，让身体和床保持20°～30°的角度，可减少腹壁张力及其对伤口的牵扯，并有利于血液循环，促使伤口以更好的状态愈合，使疤痕小点再小点。睡姿要勤于变换，但记住不宜平卧，因手术后麻醉药作用一旦消失，伤口会产生痛感，平卧位子宫收缩，对疼痛最为敏感，故尽量不采用。

• 在咳嗽或笑时用手及束腹带固定伤口部位，以免疼痛或牵拉伤口。下床前先行侧卧，然后以手支撑身体起床，避免直接用腹部力量坐起。淋浴须待手术1周之后，之前只可做局部擦浴，绕开手术伤口。

• 保持伤口和周围皮肤清洁干爽。清洁时不要用热水烫洗，保持透气状态；夏天及时擦去汗液，防止汗水刺激伤口；冬天防止伤口受冻，维持血液正常流通，确保伤口更快更好地愈合。

应对瘢痕有招。对于已经形成的瘢痕，尤其是较突出者，可酌情采用以下举措，让其尽量变得顺眼一些：

※剖宫产术后42天回医院复查，确认伤口没有问题了，可以采用按摩的手法使瘢痕变软减轻。用手掌根部揉按瘢痕，每日3次，每次5～10分钟，促使瘢痕软化。对于刚脱痂的伤口效果较好，旧瘢痕则效果较差。

※瘢痕会出现不同程度的痛痒感，特别是在大量出汗或天气变化时。此时切不可用手搔抓，也不能用衣服来摩擦，更不要用热水来烫洗。正确的止痒方法是：酌情涂抹肤轻松、去炎松等外用药膏。

※涂抹精油。薰衣草精油愈合伤口和淡化瘢痕的效果较明显，尤其适合1～2

年内形成的瘢痕,用法也非常方便,直接滴到皮肤的瘢痕处即可,并配合手法按摩直到皮肤完全吸收为止。注意:小心别把精油涂抹到瘢痕外的正常肌肤上,每天涂抹3～5次。

※涂抹维生素。改善瘢痕的作用逊于精油,以维生素E与维生素C较为常用。从理论上讲,维生素E可渗透至皮肤内部发挥润肤作用,并保持皮肤弹性。用法:将维生素E胶囊用小针戳破,取其内含的液体涂抹在瘢痕上,并轻轻揉按5～10分钟,每天2次。维生素C具有美白功效,将其涂抹在颜色较深的瘢痕上来美白瘢痕,使之与周围健康的肌肤色调趋于一致。用法:取维生素C片2～3片捣成粉末,调入护肤乳中涂抹于瘢痕上,并适当按摩,每天2次。此法效果缓慢,关键是要持之以恒。

※生姜切片轻轻擦揉瘢痕,可抑制肉芽组织继续生长,阻止瘢痕增大。

※瘢痕修复。对于刺眼的瘢痕可向医生求助,借助于激光、手术等方法予以改善。

产后性生活要点

"十月怀胎"已成历史,"月子"也已结束,该是重拾久违了的床笫之欢的时候了。可遗憾的是不少夫妻的产后第一次"恩爱"以失败告终(调查资料显示,产后第一次性生活60%以上不成功)。症结何在呢?

性学专家认为,孕产女性的生理与心理两方面因素起了消极作用。就生理而言,分娩后体内雌激素、雄激素和儿茶酚胺分泌骤然减少,致使性反应能力失去激素支持,某些女性甚至因为这种内分泌失调而致情绪低落,造成"产后抑郁症",因而性欲与性反应能力下降,导致性事不和谐。

至于心理方面,主要在于孕、产过程留下的阴影,如害怕疼痛,或对自身分娩后的形象(如乳房下垂、腹部妊娠纹等)没有信心,不想让丈夫看见自己变形的身材等。另外,两人世界变成了三人世界,新妈妈将主要精力与心思转移到了新生宝宝身上,因而对夫妻之事变得冷淡,认为是可有可无的小事一桩。

事实上,性生活并非小事一桩,不仅是夫妻关系的润滑剂,更重要的是能促进产妇的身心健康。比如,能使血液中的催产素含量增高,有助于子宫收缩和乳汁的分泌就是诸多好处之一。总之,产后性事不是做不做的问题,而是如何做好的问题。特别是产后的第一次同房,是否和谐将对以后发挥相当大的影响。要使这重要的"第一次"获得成功，关键在于做好相关的各项准备工作，将孕产对女性的诸多负面影响降到最低程度。

孕产期保健是基础

准备工作要从孕产期做起，孕产期的保健做好了，产后性生活就获得了有利的基础。

首要一条，孕产妇应有合理的膳食营养，充分的睡眠休息，保持良好的情绪和必要的身体锻炼；其次是提倡母乳喂养，既有利于婴儿的生长发育，也能消耗掉孕期积聚在体内的脂肪，有助于体形的恢复，还可使女性的性反应能力保持一定水平；另外，在产后一周内，身体状况许可的情况下，不妨做一做产后体操。

心理准备也不可缺。要知道，人的体态不可能一辈子不变，重要的是让自己保持正常的心态，多与丈夫进行感情的沟通和交流，这是保持夫妻感情的重要途径。

同时，丈夫也要发挥主观能动性。由于产后激素的原因，女性的外观变化会较大，特别需要来自先生的安慰。如拥抱她，亲吻她，让她明白，她在你的眼里永远是美的，肚子上的那些小蚯蚓（妊娠蚊）不过是爱的"纹身"，不会影响性的表达。

刚才已经提及，尽管调查资料显示产后第一次性事60%以上不成功，但仍有不少女性做得很理想，就在于夫妻双方的准备工作很到位的缘故。

把握好时间最重要

产后"第一次"何时做也有讲究。先来看看产妇子宫的变化，怀孕前约重100克，到分娩时增加至1200克，而小宝宝出生后还有1千克重，要待产后至少1个月才能回复到怀孕前的状态。如果做过"会阴切开"术，伤口一般需7天才能愈合，并将缝线拆除。此时，会阴表面组织虽已愈合，但深部肌层、筋膜尚需6～8周才能完全修复。如果过早恢复性生活，可导致伤口裂开甚至出血。至于施行"剖宫产"者，刀口也需要大约6周时间恢复，在之前同房可能引起不适甚至疼痛。综合几个因素来看，"第一次"最早也得要待产后6～8周才可考虑。

一般说来，产科大夫会嘱咐你产后6周回医院复诊，目的就是检查伤口是否愈合、缝线有没有完全吸收、子宫是否恢复到常态，以及排卵周期是否已经开始。如果这一切都按预期的那样完全恢复，意味着你可以考虑久违的夫妻生活了。不过，少数产妇在产后 6 周以后，会阴部仍然有硬胀的感觉，不妨在洗澡时以温热水冲洗、按摩会阴部，以促进伤口愈合及伤口结疤的软化，性活动时就不会引起疼痛了。

四项运动有帮助

适度运动也有益于产后性生活的恢复。除了前面提到的做产后体操外，以下四种有针对性的运动值得向产妇推荐：

• 缩肛运动。每天有意识地做几回肛门收缩运动，可使松弛的盆底肌肉群得到锻炼，柔韧性得到增强。做法是：每天早晚在空气清新的地方，深吸气后闭气，同时如忍大、小便状收缩肛门，如此反复做 100 次以上。习惯了以后，平时也可以进行，如看电视、躺在床上休息的时候都可以做。

• 中断排尿运动。做法是：小便时排尿到一半时忍着不排，稍停后再继续排尿，反复进行。

• 抬腿运动。平躺床上或沙发上，双腿并拢抬起，用力举起双腿，成 45°角，此姿势能维持多久算多久。此项运动可以充分锻炼腹部、臀部及腰部的肌肉群，增强肌肉群的张弛能力，进而提升性生活质量。

• 仰卧起坐。平躺床上或地板上，双手抱头、屈膝，利用腹部力量抬起上半身，尽量用肘部去碰触膝头。此项锻炼既可帮助提高子宫的收缩力度，加速子宫复原，又能减少腹部赘肉，一举两得。

坚持锻炼一段时间后，你会感到肌肉的收缩力和敏感性都有明显的进步，不仅有利于恢复性生活，还可在一定程度上防止子宫脱垂、阴道壁脱垂、便秘等疾病的发生。

几点小技巧

※ 产妇在心理和生理上都需要一个恢复期，丈夫要给予理解和关怀。第一次房事应尽量温柔，延长"前戏"的时间，多一些爱抚和沟通，打消妻子的心理障碍。

※ 营造良好的气氛，让房事在浪漫、私密的环境下进行。

※ 为消除阴道干涩等不适感，可酌用润滑剂。

※ 不要忽略装扮。许多女性忙于照顾孩子，而忽视了自己的装扮，使自己显得比较邋遢，不仅消磨自己的性趣，而且可能影响你对丈夫的吸引力。

产后避孕要点

刚刚说了产后第一次性爱的有关技巧，这里得补充一条：及时避孕莫疏忽，产后第一次性爱也不能例外。那种认为产后一段时间产妇在喂奶，又没有月经，避孕显得多余，或是等到第一次月经来潮之后再考虑避孕等观念，都是错误的。

诚然，喂奶确有一定的延缓受孕的作用，但不是百分百地可靠，而且排卵是在月经来潮之前发生的，你不知道你什么时候月经来潮，当然也就难以判断什么时候排卵，这个时间的长短往往因人而异，差别较大。故你在月经来潮之前的任何时候同房，如果没有采取有效避孕措施，都有怀孕的可能。之所以说等到第一次月经来潮后再考虑避孕的想法也不明智，因为月经来潮前的14天就会排卵，而排卵就有受孕的危险。事实上，分娩后21天你就能够怀孕。

所以，当你在分娩之前就要与医生商量，考虑使用何种避孕方法，以免孩子出生后仓促应对而无措手脚。至于避孕方法的取舍，的确有些难度。产后妇女在身体和心理上都有其特殊性，加上没有一种避孕方式绝对安全与保险，需要根据你的具体情况"量身定做"。比如避孕的效果必须可靠，不能再给脆弱的子宫增加额外风险而随意附加避孕器械，也不能因服药影响内分泌甚至株连吃奶的孩子。虽说有点难，但时至今日，众多的避孕方法中总有一款适合你，只要接受医生的指导与帮助，完全能够做到"心想事成"。

避孕方法大PK

产后可供选择的避孕方法有以下几种：

※ 戴避孕套，包括男用和女用避孕套。

优点：一是效果可靠，避孕成功率为80%~90%；二是可防止产后女性生殖器官的感染，故被列为产后避孕的首选方法。

注意：首先，要选择正规厂家的合格产品，以保证避孕的安全；其次，使用前要仔细检查有否破损；同时，务必要在性生活开始前即戴上避孕套，在结束后取下，以免精子漏出。

缺点：可使性敏感度减低，有些男人不喜欢；长期使用可能加重女性阴道的炎症。

※ 放避孕环。

优点：避孕效果可靠，避孕成功率达95%以上。另外，随着技术的改进，不良反应越来越小，如放环时几乎没有不适的感觉，放环后也极少发生经量增多或腹痛。

注意：放置时间以自然分娩后 3 个月、剖宫产后 6 个月后为好（此前可考虑用避孕套），不宜放得过早。因为产后的子宫处在恢复阶段，子宫较大，宫腔较深，过早放置容易脱落，而且易造成感染，留下后遗症。对避孕环的形状、型号加以选择，不能"拣到篮子里就是菜"。另外，放环后若出现不规则出血、白带增多、月经延迟、腹痛等症状，应及时就医。

缺点：个别女性月经增多，下腹部不适，可通过更换新类型来解决。如果解决不了，只有取出改用其他避孕方法。

※避孕药，包括口服避孕药，皮下埋植缓释避孕药等。

优点：效果肯定，尤其是短效避孕药，避孕成功率 99.9%。

注意：避孕药分为含雌激素与不含雌激素两类，由于雌激素可引起喂奶母亲胃肠道反应，干扰内分泌，造成乳汁质量和数量下降，进而影响孩子的喂养，故喂奶母亲只能选用不含雌激素的纯孕激素类避孕药。不喂奶的妈妈则不受限制。

缺点：需要每天服药，比较麻烦，一旦哪天忘了服药，可能发生避孕失败或引起月经紊乱。

※输卵管结扎术。

优点：避孕效果肯定，一劳永逸，避孕成功率 99.9%。

注意：孕期患有心脏病、慢性肾炎、高血压、糖尿病、结核等疾病者，最好在产后 2～3 天做绝育术，因为此时子宫底较高，手术比较容易进行。而对有严重的神经官能症、性疾病或生殖系统炎症的喂奶妇女则不适用。

缺点：有一定创伤，怕开刀的女性难以接受。另外，再想生孩子已不可能。

※输精管结扎术。

优点：避孕效果确切，手术比输卵管结扎术简单，以后想要孩子也可恢复再通，避孕成功率 99.9%。

缺点：虽说简单，仍有一定的创伤性，需要取得丈夫的理解与同意。

推荐的产后避孕方法

根据各种避孕方法的优缺点，结合上述三原则，产后的避孕方法应该是——

- 先用避孕套，过几个月后改为放环。
- 如果决定不再要孩子，输卵管结扎也不错。

- 你的心特别细，不会遗漏，也可使用短效避孕药。

澄清三点糊涂认识

新妈妈产后怀孕，大多与种种糊涂认识以及似是而非的避孕法有关，予以澄清大有必要。

- 喂奶避孕。喂奶能避孕吗？能，但要求非常严格，即女性必需实施"完全哺乳"。所谓"完全哺乳"，指持续用母乳喂养，直接让婴儿吮吸乳头，且月经尚未恢复。一般说来很难做到，稍不经意就可能出问题。因为喂奶期间，虽无月经来潮，但体内已经恢复了排卵功能，一旦有性活动，即有可能怀孕，故此法很不可靠，不宜采用。

- 体外排精。指男性在即将射精时将阴茎从阴道中抽出，把精液排泄在体外。避孕效果极不可靠，因为当男性感到要射精时，已经有一小部分精子流出来了。另外，男性未尽兴，经常使用可能影响性生活的和谐。

- 阴道避孕药膜，包括杀精药膜、药膏等，性生活前放置于阴道内。优点是不吸收，不影响乳汁分泌。但避孕药膜属水溶性薄膜，哺乳期阴道较干燥，膜不易溶化完全，药效释放不充分，引起避孕失败的几率很高，也不宜多用。

应对产后疼痛

妊娠痛，分娩痛，孩子呱呱坠地了，产后痛又要开始了。难道疼痛幽灵真的不能摆脱吗？也不。只要你放下包袱，轻装上阵，坐一个无痛月子完全可能。

（1）产后腹痛

※疼痛溯源：产后2～4天子宫反射性收缩，引起下腹部一阵阵疼痛，特别是在喂母乳时疼痛更明显。子宫收缩的目的是防止子宫出血过多，并促进恶露排出，疼痛一般在产后3～4天自然消失。

※应对方略：

①如果痛感轻微，不必理会，顺其自然好了。

②痛感明显者可轻轻按摩小腹，或用热水袋热敷。

③痛感较重，甚至影响休息或睡眠，可在医生指导下服用适量止痛药或镇静安眠药。

④在中医指导下服用益母草膏或生化汤，有助于减轻疼痛。

(2）产后会阴痛

※疼痛溯源：产后从阴道一直到直肠部位都可能有痛感，通常有两个原因，一个是这些部位是胎儿娩出时的必经之地，导致这些部位的肌肉因扩张而出现轻微肿胀；另一个则见于分娩时进行了侧切缝合，如果使用了真空吸引术和产钳，则肌肉肯定会受到更多伤害，痛感也会更重些。

※应对方略：

①产后立即冷敷，对会阴处的恢复很有帮助。

②坐浴。

③疼痛重者，可酌用止痛药，但一定要咨询医生。

(3）产后阴道痛

※疼痛溯源：多见于胎儿较大者，当其从狭窄的阴道娩出时，迫使阴道组织过度扩张与伸展，造成淤血和损伤，从而留下产后阴道痛，发笑或大声说话时痛感更明显。往往随着时间推移而逐渐减轻。

※应对方略：

①温水坐浴，或用纱布包裹碎冰对疼痛部位进行冷敷。

②疼痛剧烈时，在医生指导下使用止痛药物。

③避免对疼痛部位产生压力的姿势，睡眠宜取侧卧位。

④站或坐不要太久，坐时可在臀部垫个软枕头，或坐在中间有凹陷的坐垫上。

⑤做做促使阴部组织恢复的运动。方法是做憋尿动作，以收紧阴部及肛门附近的肌肉，持续8～10秒，然后慢慢放松肌肉，并持续放松状态几秒，然后重复做，每天做20次。

(4）产后耻骨痛

※疼痛溯源：不少新妈妈产后下蹲、拿重物或排便时，感觉耻骨处疼痛。重者甚至迈不开腿，用不上劲。乃因胎儿娩出时将耻骨联合撑开，损伤了耻骨和周围韧带所致，一般数周内恢复正常。

※应对方略：

①孕期减轻活动，注意休息，防止孕期耻骨分离。

②产前发现胎儿过大，可考虑做剖宫产。

③采用弹性附带固定骨盆，帮助耻骨恢复。

④少做上下楼梯或走斜坡路的活动。走路时放慢速度，步幅不宜过大，避免加重耻骨损伤。

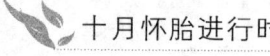

(5) 产后尾骨痛

※疼痛溯源：一些新妈妈在仰卧、坐位或用力如厕时，感到脊柱最下端疼痛，特别是坐在硬物上痛感加重。主要见于产妇骨盆偏狭窄，或胎儿头部过大，分娩时胎头通过产道时将尾骨及肌肉挤伤。一般在分娩后一两月内逐渐减轻。

※应对方略：

①胎儿过大（超过4千克）或孕妇骨盆狭窄，分娩时及时采取手术助产或剖宫产手术。

②疼痛处热敷。

③不要仰卧，坐时避免与硬物接触，垫上柔软的垫子或橡皮圈。

(6) 产后肌肉痛

※疼痛溯源：分娩时较长时间猛烈用力，造成肌肉组织或韧带过劳。加上失血引起血气两虚、周身毛孔张开，容易使风寒侵入体内，引起肌肉酸痛，尤其是两腿间的肌肉疼痛更为显著。一般数日内可以痊愈。

※应对方略：

①注意保暖，寒冷季节尤然。

②月子里尽量不接触凉水，以免寒邪侵入肌肉。

③在疼痛部位搽抹红花油。

④按摩。

⑤热水浴。

(7) 产后乳房胀痛

※疼痛溯源：分娩后2～3天，乳房逐渐充血、发胀，分泌大量乳汁。如果乳腺管尚未完全畅通，致使乳汁不能顺利排出，或者乳汁分泌过多，超过宝宝需求，就可潴留于乳房内，引起乳房发胀与刺痛。

※应对方略：

①及早喂奶，尽量让宝宝吸空乳房。

②热敷，或向乳头方向按摩乳房，帮助乳腺通畅。

③奶水过多，可用真空吸乳器吸出。也可用手挤，方法：洗净双手，握住整个乳房，均匀用力，从乳房四周轻柔地向乳头方向按摩挤压，待乳汁排出后就轻松了。

(8) 产后足跟痛

※疼痛溯源：中医学归咎于产后肾虚，加上经常赤脚使足跟外露，或常穿硬

底、弯曲度高的高跟鞋，使产后本已虚弱的足部肌肉不能得到休息，气血失于温养而不流畅，就很容易导致足跟痛。

※应对方略：

①产后3个月内不要穿高跟鞋和硬底鞋。

②穿凉鞋或拖鞋时最好穿上袜子。

③请中医师指导，采用以补肾为主的食疗和药疗，积极调养。

（9）产后手腕痛

※疼痛溯源：由于孕产期体内激素变化，引起手腕韧带水肿，肌腱变得脆弱；加上抱宝宝的姿势不当、时间太久，造成手腕肌腱劳伤，医学称为"腕管综合征"，俗称"妈妈腕"。

※应对方略：

①注意保暖，尽量不接触凉水。

②抱宝宝的姿势与手法要正确，避免单手抱、不要抱得太久、不要过分依赖手腕的力量，将宝宝靠近自己的身体，以获得较佳的力学支撑。

③坚持锻炼，如多做大拇指与手腕的弯曲、伸直、外展、内收等动作。

④必要时采用超短波或红外线理疗。

（10）产后膀胱痛

※疼痛溯源：多见于产程过长、排尿不顺畅、尿液积在膀胱内无法排出的产妇。另外，剖宫产后放置导尿管发生了细菌感染，引起膀胱发炎，也可诱发疼痛。

※应对方略：

①减少喝水量。

②导尿或进行排尿训练，及时排空膀胱。

③膀胱炎患者针对性地选用抗生素，彻底消除炎症，并多喝水促进细菌排出。

产后束腰不可取

芳芳原本苗条漂亮，在单位享有"公主"美誉。可生完孩子没几天，镜前一站身形明显走样了。不过她没有惊慌，而是胸有成竹地将预先买好的腹带系上，腰身果然恢复了许多，不禁为自己的先见之明而窃喜，腰部那点不适感顿时被赶到"爪哇国"去了……这种做法对吗？医学专家不敢苟同。

首先，体形变化是十月怀胎的必然结果。女性进入孕期后，随着胎儿的生长发育，盆腔里的器官相应增大，固定子宫的韧带也逐渐变软、伸长，使其肚子日渐崛起，形成大腹便便的模样。分娩后子宫容积开始缩小，在10天左右降入骨盆内，持续6～8周恢复到孕前大小。

尤其糟糕的是，束腰之举很可能为你制造出一些疾病来，芳芳就是这样一个产后束腰的虔诚践行者，可坐完月子后不久麻烦就找上门来了。如夫妻生活亮起"红灯"，每次做爱都感到下体疼痛，平时小肚子痛、腰痛等症状也是"不离不弃""如影随形"，弄得她苦不堪言，不得不走进医院。医生检查后诊断为盆腔瘀血综合征，医生排出了产后体位不良（过多站、坐或仰卧，造成盆腔静脉回流受阻）、子宫后倾（牵扯卵巢静脉丛，导致静脉回流不畅）、早婚、早育及孕产频繁（性激素影响，加上增大的子宫压迫周围静脉，引起子宫周围静脉扩张）、便秘（妨碍直肠静脉回流，引起痔丛充血）等因素，确认产后过早束腰为主要祸根。解释是：束腰增高了腹压，子宫、卵巢、韧带等生殖器官及其附件的正常位置被迫发生变化，导致盆腔血液运行不畅而淤滞，"盆腔瘀血综合征"就这样攀上了她。

其实，盆腔瘀血综合征仅是产后束腰的恶果之一，列在黑名单上的还有：

※ 妇科炎症，如附件炎、盆腔炎等。乃因束腰使盆腔血液运行不畅，抵抗力下降，细菌乘机入侵所致。

※ 生殖器官移位，如子宫下垂、严重后倾后屈、阴道前后壁膨出等。祸起腹带使腹内压升高。

※ 痔疮、便秘。肛门周围有数组静脉，称为痔静脉，持续束腰致痔静脉纡曲成团，局部血流严重受阻，时间一长引发痔疮、便秘。

※ 头晕、胸闷。缘于过紧的腹带限制了膈肌的运动空间，腹式呼吸受限，肺部气体交换受阻，导致体内慢性缺氧。

※ 胃肠消化功能减低。束腰压迫胃肠，影响消化吸收，造成产妇营养失调或不足，降低奶水质量，累及宝宝发育。

够了，够了，产后束腰可谓弊端丛生，"罄竹难书"，你还要"我行我素"或者"步其后尘"么？当然，如果你属于以下情况之一，那就另当别论了：一是剖腹产，手术后7天之内须用腹带包裹腹部，意在保护伤口愈合，一旦拆线后就无须劳驾腹带了；二是身体过瘦或内脏器官下垂者（如胃下垂），利用腹带对内脏的举托作用而发挥治疗效果，但脏器复位后也要及时撤下为好。

那么，产后形体恢复靠什么呢？靠3大法宝：运动、哺乳与科学膳食。

● 运动。合理运动是产后保健及预防发胖的重要措施，通过增强腹壁及子宫肌肉的力量，促使子宫收缩，加快全身血液循环，预防产后瘀血及血栓形成，帮助乳汁分泌，保持窈窕身材。产后运动包括身体活动与健身锻炼两大类。身体活动指洗脸、洗手、下床进餐、上厕所、喂奶、给宝宝换尿布等简单家务活。一般健康产妇、会阴又无伤口，可在分娩疲劳恢复后6～8小时坐起，24小时下地活动。会阴有伤口者，一般也宜在24小时后下床。剖腹产者则应视麻醉种类及手术时出血多少而定，如手术顺利且是针麻，则在手术后24小时坐起，并可在床边活动，采用其他麻醉方式者也应适当后延。

至于健身锻炼，同样应早期进行，请看专家设计的产后运动方案，供你参考：

※ 产后第1天起做腹式呼吸。方法：平躺，闭嘴，用鼻深深吸气使腹部鼓起，再慢慢张嘴吐气并让腹部松弛，重复5～10次。也可做脚踝运动：平躺床上，后脚跟贴地板，伸长脚尖，两脚底对碰，弯起两脚底。

※ 产后第2天起做颈部运动。方法：平躺，四肢伸直，头部向前屈，使下额贴近胸部，再将头慢慢放下。

※ 产后第3天起做胸部运动。方法：仰卧地面，身体及腿伸直，做胸式呼吸，慢慢地吸气，扩大胸部，收下腹肌，背部紧压地面，保持一会，然后放松，重复5～10次。

※ 产后第5天起做腿部运动。方法：平躺在床，轮流抬高双腿与身体成直角，待产后体力稍有恢复时，可同时抬起双腿，重复5～10次。

※ 产后第6天起做乳房运动。方法：两臂左右平伸，然后上举至两掌相遇，保持手臂伸直，停止数秒后，再回到左右平伸重新开始，每日10次。

※ 产后第7天起做凯格尔运动。方法：仰卧床上，身体放松，专注于提肛收缩的动作。

※ 产后第10天起做臀部运动。方法：平躺在床，将双腿屈起，慢慢地将臀部向上抬起离地，以脚跟及肩部支持片刻，然后慢慢地放下还原，重复数次。

※ 产后第14天起做臀部运动。方法：平躺床上，右膝屈起，使脚部尽量贴近臀部，然后再伸直放回原位，左右两腿交替动作。

※ 产后第15天起做腹部运动。方法：平躺床上，两手交叉于胸前，慢慢坐起，同时保持双腿并拢，待体力完全恢复后，双手可放置在头后再坐起，似仰卧起坐的动作，重复数遍，每日2次。

上述练习做1个月后，可换做以下动作，再坚持锻炼2个月：

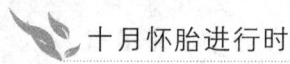

※骨盆锻炼。屈膝仰卧，两腿外展，两脚掌相对，向上抬臀，收缩骨盆底肌，促进子宫恢复。

※产道锻炼。跪立，两手撑地，收腹弓背，低头，收缩骨盆底肌；抬头，挺胸弯腰，促进产道恢复。

※腰部锻炼。两腿分开站立，上身在双手的带动下分别向顺时针与逆时针方向做环绕运动，幅度越大越好，可增加腰腹部的柔韧性与灵活性。

※髋部锻炼。手扶椅背站立，两腿分别向前、向侧、向后踢腿，做完一条腿之后再做另一条腿，可增加髋关节的灵活性，保持腿形健美。

• 哺乳。哺乳可增加热量消耗，使产妇蓄积的脂肪逐渐消退。法国科学家研究发现，蓄积在臀股部的脂肪几乎是专为哺乳准备的，所以产后哺乳即可促进子宫复原，还有助于体形恢复。不过，哺乳方法一定要正确，如让宝宝交替吸吮双侧乳房，一侧吸空后再吸另一侧，保证每一侧乳房受到均匀哺乳，断奶后依然能保持丰满，不致出现乳房干瘪或一大一小等不雅"景观"。

• 科学膳食。三餐有规律，膳食平衡，适当向瘦肉、豆类、鱼、禽以及蔬菜、水果等高蛋白、高维生素食物倾斜，少吃动物内脏与甜食。

依靠3大法宝，同时保持心情愉悦、睡眠正常，昔日风姿再现指日可待。

产后恶露护理要点

你在期待中躺上产床，在助产医师的帮助下，随着最后的阵痛，胎儿呱呱坠地了，之后胎盘也全部娩出，该划上完美的"句号"了吧？实际上迎来的却是一串"省略号"——余血浊液陆陆续续地从阴道里排出，人们称之为"恶露"。于是，护理恶露便成了产妇坐月子首当其冲的问题。

那么，恶露从何而来？对产妇有何意义？又该如何应对才是呢？本文将为你做出全面解答，帮你轻松过好月子第一关。

恶露的来龙去脉

恶露从何而来？原来，产妇在怀孕期间，其子宫内膜变厚并充满血管，开始分娩时胎盘与子宫分离，致使子宫内的微小血管呈破裂与开放状态，不用的组织、褪膜等陆续剥落而排出体外，就形成了恶露。用显微镜观察，你会发现恶露中主要为红细胞、子宫内膜蜕变组织、上皮细胞及宫颈黏液等，堪称十足的大杂烩。

恶露的排出量与排出形式因人而异，有的人稍多有的人较少，可以是间断地小股流出，也可能是比较均匀地流出。产后第1天到第7天排出的恶露量较多，可与平时月经相似，甚至稍多于月经量（尤其是产妇第一次起床，或经过一段长时间的卧床休息后猛然下床时，可能呈小股涌出），大部分是血液和脱落的子宫内膜组织，颜色鲜红，血腥味明显但绝对不臭，称为红色恶露或血腥恶露。产后1周到半个月，所排恶露以坏死的蜕膜、宫颈黏液、阴道分泌物及细菌为主，呈浆液状，血液减少，颜色变为浅红，仍有较重的血腥味，量渐减少，称为浆性恶露。产后半个月至3周，恶露中不再含有血液，以大量白细胞、退化蜕膜、表皮细胞和细菌为主，变得黏稠，色泽较白，性状如白带，称为白色恶露，排出量进一步减少直至消失——这就是正常恶露的排出过程。

从这个过程不难明白，正常恶露有以下几个特点：

※ 每个产妇都有恶露，无论顺产还是剖宫产皆无例外，只是量有多少之分罢了。以剖宫产为例，产科大夫在胎儿生出，胎盘剥离后，会用纱布清除残遗的胎盘组织和子宫内膜蜕变组织，所以恶露较自然分娩要少。

※ 恶露的变化过程是，颜色由最初的鲜红到浅红到最后的白色；排出量先多后少（平均总量为500～1000毫升）；有血腥味，但无特殊臭气。

※ 恶露持续时间依每个产妇的体质与分娩方式而定，直到出现正常的白带颜色才算排净。一般自然分娩需时2～3周，极少数产妇可能持续4周甚至2个月；接受剖宫产的产妇相对较短。

※ 任何促进子宫排空的活动，如站立、走动、哺乳等都会增加恶露的排出。就说哺乳吧，宝宝吃奶时要吸吮奶头，可反射性地引起子宫收缩，促进恶露排出，这也是医学专家倡导母乳喂养的理由之一。

恶露的护理要点

正常恶露是孕妈妈分娩后的一种生理现象，恰当的护理有利于恶露排出，加速子宫复原。主要举措有：

（1）多休息。分娩后须卧床静养，待恶露减少，体力逐步恢复后酌情适当下床活动，有助于气血运行，促使积滞在胞宫内的余瘀尽快排出，但不可劳累。

（2）营造一个好环境。如定时开窗，确保室内空气清新、流通，以祛除秽浊之气，同时也要注意保暖，避免对流风，防止受寒。室内温度应相对恒定，切忌大起大落。

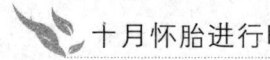

（3）吃好三餐，总的原则是饮食清淡且富于营养，远离生冷、辛辣、油腻、不易消化的食物。适当增加一些如猪肝、红糖等有利于恶露排出的食物，但红糖不宜服食过久，以7～10天为度，过久反会使恶露增多，不利于子宫恢复。另外，请中医为你把把脉，弄清你的体质，并针对性地添加食物。举例：气虚可食鸡汤、桂圆汤；血热可食梨、橘子、西瓜等水果（宜温食，不要太凉），以及藕汁、西瓜汁等饮料；脾虚酌增羊肉、狗肉等温补食品（特别是在冬春等寒冷季节）；肝肾阳虚可食用甲鱼、龟肉等滋阴食物。

（4）做好会阴部卫生。勤换卫生棉，开始约1小时更换1次，以后可延至2～3小时更换1次。产后至少6周之内不用卫生棉条，否则会增加感染的风险。每天用温开水或1∶5 000高锰酸钾液清洗外阴部。选用柔软的消毒卫生纸，勤换月经垫和内裤，目的是尽量减少邪毒侵入的机会。

（5）产后未满50天，尤其是恶露干净之前，绝对禁止夫妻生活。

（6）自我按摩。以画圈的方式按摩腹部子宫位置，促进恶露顺利排出。

（7）保持心情舒畅平和，避免情绪激动，消除思想顾虑，尤其要注意远离精神刺激。

异常恶露大解析

从医学角度看，恶露变化既是产妇子宫复原情况的指示灯，也是产褥期（产后6周内）健康状态的晴雨表，每个产妇都要了解正常恶露的特点，以便对可能出现的异常恶露做出判断，并及时求医。异常恶露大致有以下几种情况——

第一种情况：恶露持续时间超过了正常时限，如产后3周，或流产后2周仍有恶露淋漓不止，医学谓之产后恶露不净（或产后恶露不绝）。

第二种情况：恶露气味异常，出现臭秽味或腐臭味。

第三种情况：恶露伴有腹痛、发热等症状。

第四种情况：恶露量不随着产后时间的延长而减少，反而日渐增多，颜色逐日变红变深。

恶露为何会异常呢？除了与产妇的身体体质、是否喂奶、饮食营养以及修养方式等有关联外，以下病理因素难脱罪责：

（1）子宫内有异物残留，如胎盘、胎膜等妊娠组织物未完全清除。表现为恶露久久不能排净，以及出血量时多时少，内夹血块，伴有阵阵腹痛等症状。B超探查可获得确诊。

（2）子宫内外有感染，如子宫内膜炎、子宫肌炎、输卵管炎、卵巢炎、阴道炎等。往往祸起助产消毒不严密，或产后洗盆浴，或卫生巾不洁，或产后过早行房事等，表现为恶露有臭味，颜色也不是正常的血性或浆液性，而是呈混浊、污秽的土褐色，腹部有压痛，伴有发热等症状。化验血象白细胞总数升高有助于诊断。

（3）子宫收缩不良。如产后未能很好休息，或平素身体虚弱多病，或手术时间过长，耗伤气血，造成宫缩乏力，导致恶露不绝。表现为子宫大而软，有大量出血等。

（4）其他因素，患有慢性疾病、失血过多、过度疲倦、体质未能恢复，或子宫过度膨胀、患有子宫肌瘤等，皆可造成子宫复原不全，导致恶露不止。

恶露异常绝非小菜一碟，轻者引起局部或全身感染，重者可发生败血症，或诱发晚期产后出血，甚至发生大出血引起休克，危及产妇的生命。若为剖宫产导致的产后恶露不净，还有引起切口感染裂开或愈合不良的后果，甚至有切除子宫之虞。

迎战异常恶露

刚才介绍了正常恶露的护理要点，你已经了然于胸了，如果发生了异常恶露怎么办呢？那得根据异常的程度来决定。如果伴有以下情况，首要一条就是争分夺秒地上医院，不可延误：

• 持续大量出血，如1小时内浸透一片卫生巾，或出现较大的血块，或者晕眩苍白、发冷或冒冷汗、心跳加速等现象越来越严重，预示可能存在产后大出血，需要马上去医院或呼叫120。

• 分娩4天后恶露仍呈鲜红色；分娩2周后恶露仍为血性，量多，伴有恶臭味，有时排出烂肉样的东西，或者胎膜样物，提示子宫内可能残留有胎盘或胎膜，应去医院进行清宫术，彻底清除异物。

• 恶露持续发出恶臭，或出现发烧、打寒战等症状，提示有较重的宫内感染，应去医院确诊，并进行抗感染治疗。

除开上述紧急情况，大多数恶露不净可在家中治疗，中医药尤其擅长，以补虚和祛瘀为主要治则，常见3大类型：

①气虚型恶露不净（相当于西医的子宫收缩不良）：症见恶露量多，色淡红，质稀薄，小腹有空坠感，神倦懒言，面色苍白。宜选用补中益气丸或十全大补丸。

②血热型恶露不净（相当于西医的宫腔感染）：症见恶露量较多，色深红，

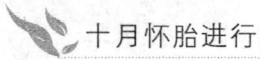

质黏稠，有臭味，面色潮红，口燥咽干。宜选用丹栀逍遥散或妇科千金片。

③血淤型恶露不净（相当于西医的宫内异物残留）：症见恶露量少，色紫黯有块，小腹疼痛拒按。宜选用生化汤或益母草胶囊。

食疗也可助一臂之力：气虚型宜食黄芪粥（黄芪30克、陈皮末3克，水煎取汁，加粳米100克煮粥，调入红糖服食，连服7天）、桂圆大枣粥（桂圆、大枣各20克，加粳米100克煮粥，调入适量红糖服食5～7天）、参芪归枣膏（党参50克、黄芪100克、当归30克、大枣20克，水煎取汁，加入红糖100克收膏服食，连服5～7天）；血淤型宜食益母草红糖汤（益母草60克洗净、煎汤，加入红糖50克热服，连服5～6天）、红花草糖水（红花3克、益母草15克，水煎取汁，加入红糖20克，连服6～7天）、益母草煲鸡蛋（益母草60克洗净，加入鸡蛋2个同煮，蛋熟后去壳取蛋再煮片刻，吃蛋喝汤，连服6天）；血热型宜食鲜藕汁（鲜藕1根，洗净榨汁，调入白糖，连服5～7天）、芹菜根煮鸡蛋（芹菜根60克水煎取汁，加鸡蛋2个煮熟食用，连服5～7天）、桃仁莲藕汤（桃仁10克、莲藕250克，加水煮汤，调入食盐少许，吃藕喝汤，连服5天）等。

与其他病理情况一样，恶露不净也是可以预防的。医学专家建议孕妇从以下细处做起：

※ 做好孕期保健，积极防治妊娠高血压综合征、贫血、阴道炎等孕期并发症。

※ 到正规医院分娩，科学助产，防止宫内异物残留。如有残留物应及时处理，如胎盘不完整或部分胎膜残留，助产医生会在严密消毒下，用器械进入宫腔取出；如残留部分很小，可于产后使用宫缩剂（如催产素）促其自然排出。

※ 发生胎膜早破或产程过长的产妇，可酌情使用抗菌药防止感染。

※ 产后坚持母乳喂养，帮助子宫收缩和恶露排出。

※ 每天观察恶露的颜色、量和气味，一旦怀疑异常及时看医生。

※ 定期测试子宫收缩度，如果收缩较差，应在医生指导下使用宫缩剂或益母草制剂。

产后便秘护理要点

产后便秘发生率较高，可从以下细节预防与护理：

（1）不赖床，勤活动。一般自然分娩后6～8小时产妇就坐起，进行一些翻身活动，采取多种睡姿或坐姿，也可自己轻轻按摩下腹部；第2天下地，在室内来回走动，以不疲劳为宜，但避免长时间下蹲、站立。对于剖宫产无合并症者，于产后第2天试着在室内走动，如有合并症则要遵循医生要求，不可过早下床活动。

（2）调整食谱：多吃点富含膳食纤维（如山芋、粗粮、绿叶蔬菜）、水分（如雪梨等水果）、有机酸（如酸奶）、不饱和脂肪酸（如花生米、松子仁、黑芝麻、瓜子仁）以及促进肠蠕动（如蜂蜜、香蕉、芋头、苹果）等食品。

（3）多做凯格尔运动，正常顺产者分娩第2天即可开始做。做法：

第1步：仰躺在床上，双脚的膝盖弯曲，类似分娩前做妇科检查的姿势。

第2步：收缩骨盆底肌肉，就像平常解小便中途忽然憋住的动作。

第3步：持续收缩约10秒，再放松10秒，如此重复15次，每天1次。

要点：姿势和用力一定要正确；除了提肛肌群，腹部大腿臀部均不需用力。运动次数和收缩强度需要随产妇体质和手术情况而定，最好事先向医生咨询。

产后洗浴要点

自然产者第2天即可用温水淋浴，但淋浴时间不宜太长，5分钟左右即可。剖宫产者6天拆线后也可淋浴，但要用防水手术膜保护好手术切口部位，或在淋浴完毕后，用温热的1∶5000的高锰酸钾溶液冲洗伤口，以防感染。

产后2周开始，每天都可以享受沐浴，但产后6周内应避免盆浴，以免盆中的污水进入阴道内，引起产褥感染。同时，浴室空气要流通，温度保持常温，每次淋浴5~10分钟，淋浴水温以36~38℃为宜，不要因天热就用较凉的水淋浴，这样容易引起恶露排出不畅，导致腹痛及日后月经不调等。

产后运动要点

产后运动从床上运动做起：

方式	做法	开始时间	注意事项
腹式呼吸	平躺，闭口，用鼻吸气使腹部鼓起，再慢慢吐气让腹部复原，重复5~10次	产后第1天即可开始做	锻炼腹肌

续表

方式	做法	开始时间	注意事项
头部运动	平躺，抬头，试着用下巴靠近胸部，其他部位不动，再慢慢回到原位。重复5～10次	产后第3天开始做	除锻炼腹肌外，还能使颈背部肌肉得到舒展
收缩会阴	仰卧或侧卧，吸气，紧缩阴道周围及肛门口肌肉，屏气，持续1～3秒再慢慢放松吐气。重复5次	产后第8天开始做	锻炼会阴部肌肉，促进血液循环及伤口愈合，减轻疼痛肿胀，改善尿失禁
胸部运动	平躺，手平放于两身侧，双手向前直举，双臂向左右伸直平放，然后上举至双掌相遇，再将双臂向下伸直平放，最后回到前胸复原，重复5～10次	产后第6天开始做	可使乳房恢复弹性，预防松弛下垂
腿部运动	平躺，抬右腿，使腿与身体呈直角，然后慢慢将腿放下，再抬左腿，重复同样动作，左右腿交替做5～10次	产后第5天开始做	可促进子宫及腹肌收缩，并使腿部恢复曲线
阴道肌肉收缩运动	平躺，双膝弯曲，小腿呈垂直，两脚打开与肩同宽，利用肩部及足部力量将臀部抬高成一个斜度，并将二膝并拢数1、2、3后再将腿打开，然后放下臀部。重复做10次	产后第14天开始做	可强化阴道肌力，预防子宫、膀胱、阴道下垂
起坐运动	平躺，两手掌交叉托住脑后，用腰及腹部力量坐起，用手掌碰脚面两下后再慢慢躺下，重复做5～10次，待体力增强后可增至20次	产后第14天起开始做	可增强腹肌力量，减少腹部赘肉

随着体力的恢复，可试着在户外缓慢行走，并逐渐把行走时间延长到10～15分钟，然后30分钟。再以后可在医生的指导下，选择安全的健身运动，

如健身操、游泳、脚踏车练习、拉力器锻炼等。

产后运动注意事项

※ 运动前排一次尿，使膀胱空虚。
※ 饭前或饭后一小时内不要运动。
※ 运动后出汗，要及时喝水补足水分。
※ 每天早晚各做15分钟，次数由少渐多，不要太勉强或过于劳累。
※ 恶露增多或疼痛增加要暂停，等恢复正常后再开始运动。
※ 举重、跑、跳、爬楼梯、打网球等运动可增加关节的压力，而在喂奶期间关节可能变得松弛，容易造成关节损伤，故不宜做。

产后抗"丑"战术

产妇的形体变化是一个生理过程，大都会在产后6～28周内自然恢复，不必过分担忧。若能适时辅以某些举措，恢复进程还会提速。笔者将这些举措姑谓之抗"丑"战术，你不会没有兴趣吧。

头发抗"丑"战术

"丑"之所在：头发脆弱易断，脱发。

抗"丑"战术：

※ 不要紧张，产后脱发大多限于头部的前三分之一处，一般不会形成秃发。随着身体的内分泌水平逐渐恢复正常，脱发会自行停止，一般在6个月左右恢复。
※ 饮食多样化，鱼、肉、蛋、豆类与新鲜蔬菜等种类齐全，以补足头发代谢所需的蛋白质、维生素与矿物元素。
※ 养成洗头习惯，每周用中性肥皂洗1～2次，自然晾干后搽一些发乳或发油，半年内不要烫发，可有效地防止脱发。
※ 讲究心理卫生，保持心情愉快，睡好觉。

面容抗"丑"战术

"丑"之所在：蝴蝶斑、黑眼圈。

抗"丑"战术：

※ 调整食谱，多安排富含维生素与谷胱甘肽的食物，如猕猴桃、柠檬、新鲜蔬菜、牛奶、谷类。维生素C能有效地抑制皮肤内多巴醌的氧化作用，干扰黑色素的形成，保持皮肤白皙。

※ 育儿职责与丈夫分担，保证每晚不少于8小时睡眠。

※ 按摩面部。

※ 避免过多日照。

※ 局部涂搽"祛斑净"或氢醌霜，促使蝴蝶斑消退。

乳房抗"丑"战术

"丑"之所在：乳房松弛下垂。

抗"丑"战术：

※ 正确哺乳。以坐姿为好，定时喂奶，使乳房工作"规律化"。哺乳时不要让孩子过度牵拉乳头，也不要长时间吸吮乳头，以免造成乳房因过度膨胀而下垂。每次哺乳后，用手轻轻托起乳房按摩10分钟。另外，哺乳期不宜过长，孩子满10个月即应断奶。

※ 做好乳房护理，每天至少用温水洗浴乳房2次，既有利于乳房清洁，又能增强韧带弹性，防止乳房下垂。

※ 选择专为产妇设计制作的文胸。

※ 多做健胸运动，如俯卧撑等。

※ 按摩胸部。做法：双手往内打圈，每次按摩5分钟。另外，双手上推乳房，每次2分钟，每天3次。

※ 体育运动有助于乳房饱满，如游泳（以蛙泳最佳）、划船等。

腹部抗"丑"战术

"丑"之所在：妊娠纹。

抗"丑"战术：

※ 控制体重。体重与妊娠纹密切相关，孕期体重增幅越大则妊娠纹越多越深。因此，孕期营养要适度，孕中后期尤其不要过头，否则体重突然迅速增加，皮肤增生不及，妊娠纹就会如雨后春笋般往外冒。

※ 勤按摩。酌情使用有收紧功效的精油或含维生素C与各种油质有机态养

分相结合的活体按摩油，目的是促进表皮细胞分裂生长，使皮肤紧致、弹性，可有效预防妊娠纹。

※沐浴，并按摩腹部。

※多做走路、俯仰、左右旋转腰部等运动，可减缓妊娠纹的形成。

※调整饮食，避免摄取过多的甜食及油炸食品，多吃能改善肤质，帮助皮肤增强弹性的食物。如每天早晚各喝1杯脱脂牛奶，吃纤维素丰富的蔬菜、水果及富含维生素C的食物，以此增加细胞膜的通透性与皮肤的代谢功能。

※酌情使用妊娠纹防护产品。

臀部抗"丑"战术

"丑"之所在：臀部松弛下垂。

抗"丑"战术：

※坚持喂奶。前面说过，臀股部位的脂肪是专为哺乳准备的，所以喂奶可有效地为臀部减肥。

※多做抬腿提臀动作或臀部收缩健美操，促使臀部肌肉紧缩。

※多吃有提臀作用的食物，豆制品、海鲜以及南瓜、甘薯、芋头等富含食物纤维的蔬菜值得推荐。另外，玉米油、橄榄油与葵花油等含有大量不饱和脂肪酸，乃是动物脂肪的最佳代替品。至于红肉、奶油或乳酪，容易让脂肪囤积于下半身，加重臀部下垂，应予以限制。

腿部抗"丑"战术

"丑"之所在：静脉曲张。

抗"丑"战术：

※穿弹性袜。怀孕引起的静脉曲张很难自行消退，幸运者只有20%。穿弹性袜是个不错的防范办法，一般医疗弹性袜皆可，尤以二级压力的渐进式弹性袜为佳。穿法同一般丝袜。

※避免久站或久坐，坐时不要跷二郎腿，以免阻碍静脉回流。多做踏步或动脚趾头的活动，以便启动肌肉，促进血液回流，减轻静脉曲张的程度。

※避免高温，因为高温易使血管扩张。

※多吃有瘦腿功效的食物，如海苔、芝麻、苹果、红豆、木瓜、西瓜等。

月子防病要点

一防抑郁症。产后抑郁症是怀孕女子分娩后常患的一种精神障碍性疾病,通常发生在产后头一个月特别是头一两个星期内,表现为不快、焦躁、紧张甚至暴躁或哭泣,有的产妇还感到疲倦、胃口变坏、无法入睡等等。

产后抑郁还会累及婴儿的智力发育。奥妙在于母亲抑郁,会在无形中给孩子造成压力,使孩子精神紧张或郁闷,从而阻碍了智力的正常开发。

女子产后为什么会与抑郁症挂上钩呢?目前认为:一是怀孕给女子带来重大生理变化,导致体内荷尔蒙分泌紊乱;二是情感因素,如对健康的担心或对经济困难的忧虑。为防患于未然,家人特别是丈夫要当好"心理医生",一旦出现抑郁苗头及时给予帮助,必要时在医生指导下服用抗抑郁的药物。

二防结核病。分娩后的女子由于机体免疫功能的"滑坡",结核菌乘机而入,导致产妇结核病发生。而产妇又与婴儿接触密切,故可发生"连锁反应"而危及下一代的健康。更为糟糕的是产后结核病不易诊断。因为正常的"产后虚弱"症状恰与结核病的早期表现相似,很容易被误诊或漏诊。有资料为证:某医院报告,产后结核病的误诊率高达54.9%,甚至有个别身患结核病的产妇被误作"产褥感染"治疗数月之久。

为保母子健康,首要一点是提高对产妇罹患结核病的警觉性,凡是出现上述"虚弱"症状的产妇,应及时到结核病专科医院或医院的结核病科求医。确诊后应立即与孩子隔离,并积极进行抗痨的系统治疗,直至痊愈为止。

三防肛疾。诸如痔疮、肛裂等肛门疾患。前者大多是孕期的"后遗症",而后者则多与饮食不当(如嗜吃羊肉、狗肉、姜汤、辣椒等热性或辛辣食物)、过多卧床、大便干结难解等有关。如何预防呢?

※产后尽早起床活动。自然分娩者产后1～2天即可下床,初起床时宜先进行一些轻微活动,这对增强腹部肌力、锻炼骨盆肌肉、协助排便大有益处。

※调整食谱,多吃新鲜果蔬,以增加大便容量。少吃或暂时不吃热性辛辣食物。多喝鱼汤、猪蹄汤,补充足够的水分,润滑肠道,防止便秘。

※已患便秘者切忌强行排便,早晨服一次石蜡油30毫升,下午即可通便;酚酞100毫克口服,6～8小时后通便;开塞露一支插入肛门后,将药物挤入直肠,10～20分钟后排便。

四防手足关节痛。体内内分泌改变,导致手部肌肉及肌腱的力量、弹性出现程度不等的下降，关节囊及关节附近韧带减弱，进而削弱了关节的松弛度与功能所致。至于足跟痛，则缘于产后活动减少，致使足跟部的脂肪垫因失用性退化而变得薄弱，对体重的支持和运动时震动的缓冲作用大为减低。防范措施是，产后注意休息，不要过早、过多地用手干重活，尤其不要经常用冷水洗浴或浸泡手足，避免手足部受凉、受寒。

坐月子请选择最佳

胎儿呱呱坠地，准妈妈变成了新妈妈，孕妇开始坐月子了。可你知道什么是你坐月子的"最佳"吗？

最佳食物

月子里的三餐需要补充分娩所消耗的体力；能够充分制造乳汁；避免发胖。按此条件衡量，堪当重任的食物有：

1. 鸡蛋。蛋白质、氨基酸有助于尽快恢复体力。铁质可防治贫血。卵磷脂、卵黄素及维生素有助于减轻产后的抑郁情绪。分娩后第二餐即可开始进食。每天3～4个，分两餐吃完。

2. 猪血。含铁丰富，每百克中含铁量比猪肝高2倍，比牛肉高22倍。尤其可贵的是多为人体吸收的血色素型铁。

3. 猪肝。富含多种维生素、蛋白质及钙、磷、铁等，有补血、明目、防治产后贫血等作用。适合早、中两餐食用。

4. 鱼类。鲫鱼与鲤鱼为首。鲤鱼更能促进子宫收缩，帮你尽快排出恶露，有生奶功效。

5. 黑木耳。蛋白质、糖分、钙、磷、铁等颇多。特别有助于防治贫血。

最佳饮料

月子里喝什么好呢？以下几款饮料可供选择——

1. 红糖水。有活血补血功效，并有利于子宫收缩、复原和恶露排出，非常适合产后第一餐饮用。但不要喝得太久，以7～10天为宜。

2. 蔬菜汤。将蔬菜的根茎花果，不加任何调料煮汤食用。原料有黄豆芽、西兰花、紫甘蓝、丝瓜等，每次选择4种以上。产后当天(若为剖腹产，则延至次日)

即喝可发挥催奶作用。以后保证每天喝 2 次以上。

3. 玉米须茶。将 200 毫克玉米须放入 700～800 毫升开水中，煮到 1/3 水量时即成，每天饮用 1 杯。既消水肿又可减肥，尤其适合于小便不利、身体浮肿的产妇。

4. 红葡萄酒。含有一定量的铁，可收补血之效，其中的抗氧化剂还有助于产后身材的恢复。且葡萄酒酒精含量不高，每天限在 1 小杯（约 50 毫升）内，并安排在哺乳后喝（到下次哺乳时，体内的酒精已被大部分降解），对小宝宝没有多大影响。

注意：茶叶妨碍肠道对铁的吸收，有引起贫血之虞。茶叶中的咖啡因，既能使产妇兴奋失眠，还可通过乳汁进入宝宝体内，诱发肠痉挛和无故啼哭，故月子里不宜喝茶。另外，麦乳精是以麦芽作为原料生产的，含有麦芽糖和麦芽酚，有回奶作用，也在不宜饮用之列。

最佳果品

新妈妈坐月子期间因为消化系统功能尚未完全恢复，故不宜吃太多水果。如果在冬天，可先将水果在暖气上放一会儿或用热水烫一下再吃。以下几种堪称佳品。

1. 香蕉。有通便补血之功，可防止产后便秘与贫血。另外，产妇中奶水中的铁质增多，对预防婴儿贫血也有一定帮助。

2. 橘子。产妇生孩子后子宫内膜创面大，出血较多，维生素 C 能增强血管壁的弹性和韧性，防止产后继续出血。产妇多吃橘子，通过乳汁将钙质提供给婴儿，有利于宝宝骨骼发育，预防佝偻病。另外，橘核、橘络（橘子瓣上的白丝）有通乳作用，可保证奶水充足。

3. 山楂。除维生素和矿物质丰富外，还含有大量的山楂酸、柠檬酸，可以生津止渴、散瘀活血，提升产妇的胃口，有利于身体康复和哺喂婴儿。另外，山楂有散瘀活血作用，能排出子宫内的瘀血，减轻腹痛。

4. 红枣。中医推崇红枣是最好的补药，具有补脾活胃、益气生津、调整血脉和解百毒的作用，尤其适合产后脾胃虚弱、气血不足者食用。既可口嚼生吃，也可熬粥蒸饭熟吃。

5. 桂圆。中医认为桂圆味甘、性平，为补血益脾之佳果。产后体质虚弱者，适当吃些新鲜的桂圆或干燥的龙眼肉，既能补脾胃之气，又能补心血不足，一举多得哦。

最佳睡眠

相比于硬板床，席梦思床会导致产妇骨盆损伤。奥妙在于孕末期卵巢分泌一种松弛素，用来松弛生殖器官中各种韧带与关节，为分娩作准备。由于松弛素的作用，产妇的骨盆变得松散，加上席梦思的弹力性好，人睡上去之后，左右活动都有一定阻力，很不利于翻身坐起。只要急速起床或翻身，就可能造成骨盆损伤。因此，这段时间的最佳睡床非木板床莫属，有利机体复原，避免损伤。同时，为防止子宫向一侧或向后倾倒，新妈妈要经常变换躺卧姿势。正确的做法是，仰卧与侧卧交替，从产后第2天起开始俯卧，每天1～2次，每次15～20分钟。产后两周，可采取胸膝卧位，促进子宫尽快复位。

最佳洗浴

产后大量排汗，污染皮肤；下身产生的恶露及溢出的乳汁，会使皮肤变脏；皮肤黏膜上积累的大量病菌可乘虚而入，引起毛囊炎、子宫内膜炎、乳腺炎等，甚至发生败血症。

正常情况下，分娩后第2天即可用温水淋浴，但淋浴时间控制在5分钟左右。剖宫产者6天拆线后也可淋浴，但要用防水手术膜保护好手术切口部位，或在淋浴完毕后，用温热的1∶5000的高锰酸钾溶液冲洗伤口，以防感染。

产后2周开始可享受沐浴，但产后6周内都应避免盆浴，以免盆中的污水引起产褥感染。同时，浴室空气要流通，温度保持常温，每次淋浴5～10分钟，水温以36～38℃为宜。

十一、孕期心理篇

导语：怀孕了，随着形体的生理改变，心理也会发生相应变化。怀孕女性预先了解这些变化，做到未雨绸缪，对于优生可谓一件功德无量的大好事。道理很简单，人有喜怒哀乐等七情，孕妇亦不例外。但孕妇处于一个特殊生理时期，腹中孕育着一个小小生命，为了这个小小生命不仅要拥有健康的体格，而且还要拥有健康的情感，孕妇就只能有一种心态——宁静恬淡。为什么呢？这得从胎儿与母体之间的情感联系谈起。

母胎情感信息相互传递

母亲有情感，小小胎儿也有吗？回答是不仅有，而且还在以种种方式与母亲"交流"呢！

医学研究表明，母亲的梦境就是胎儿向母亲传递信息的一种途径。表面上看，这种说法似乎荒诞可笑，但是在大量的医学文献中都曾记载过孕妇的梦成为事实的例子。所谓"日有所思，夜有所梦"是也。当然这种"思"与"梦"之间的联系是通过何种方式实现的，值得进一步探索。

同样，母亲的情感也可通过有关途径传递给胎儿，并发生潜移默化的影响。比方说母亲在绿树成行的林荫道上漫步，心情愉快舒畅，这种信息会很快地传递给胎儿，使他体察母亲恬静的心情，随之安静下来；而当母亲盛怒之时，胎儿则迅速捕捉来自母体的情感信息而变得躁动不安。举一个国外的例子，有一个出生不久的婴儿始终拒绝吃母奶，而对其他母亲的乳汁甚至牛奶却是迫不及待地大口吸吮。如此有悖常情的举动令人愕然。后经研究人员调查分析，了解到这位母亲在孕期曾不想要这个孩子，只是由于丈夫的坚持才保存下来。推测婴儿乃是在胎儿期感觉到母亲并不希望生下自己的信息，因而在出生后仍对母亲"存有戒心和逆反心理"。

医学研究证实，母亲和胎儿之间是由血液中的化学物质沟通的。当孕妇情绪发生变化时，内分泌会分泌出不同的化学物质。这些物质可以通过脐带或优或劣地影响胎儿。而怀孕早期，正是胎儿的器官组织高度分化和形成期，如果孕妇心理反应强烈，经常处于紧张不安、疑虑敏感等不良情绪中，就会严重地影响胎儿发育。

那么，孕妇的坏心态对胎儿发育究竟有哪些不良影响呢？刚才说过，孕妇的最佳心态应是恬淡宁静，其他情绪都可能给胎儿带来不良影响。奥妙在于胎儿长到6个月以后，神经系统已发育到相当程度，能听到声音，并能做出各种反应，如胎动增加、心跳加快等。虽说母亲与胎儿的神经系统并没有什么直接联系，但母亲受到精神刺激后，自主神经系统活动加剧，内分泌发生变化，释放出来的乙酰胆碱等等化学物质和某些激素，可以经过血液由胎盘进入胎儿体内，进而影响胎儿的正常发育。

以愤怒为例，孕妇发怒时体内激素增加，通过胎盘影响胎儿，可导致白细胞减少，降低其抗病能力。在怀孕早期，愤怒情绪可使胎儿发生唇裂以及其他器官畸形；在妊娠后期，则可增加胎动次数，导致早产、难产等。

观察资料显示，怀孕期间如果孕妇情绪低落，抑郁寡欢，孩子出生后即使侥幸没有先天畸形，也可能会发生喂养困难、个性怪僻、智力低下以及社会适应能力差等现象。以唐山大地震为例，地震期间出生的儿童之体力测验虽与震后迁来唐山的同龄孩子差不多，但平均智商却相差明显，前者要落后5分之多。

中医学也有相同的见解，强调女子在妊娠期要重视精神调摄，将情志维持在最佳状态。认为"宁静即养胎，盖气血调和则胎安，气逆则致病……欲生好子者，必先养其气，气得其养则子性和顺，无乖戾之习"。为此要求孕妇"目不视恶色，耳不听淫声，口不出傲言，居住清静，情绪和悦"。因为母胎一脉相连，胎借母气而生，呼吸相通，喜怒相应，若孕妇遭受不良情绪的持续刺激，会导致多种妊娠疾病发生，如孕期情绪严重焦虑恐惧，抑郁多愁，可使胞脉拘挛，影响胚胎的气血运行，导致胚胎发育不良，诱发流产、早产、畸胎等异常。故有"腹内九月胜过腹外九年"的说法。

孕期心理变化"三部曲"

与孕前相比较，孕妇会有哪些心理变化呢？心理学家将怀胎十月分为三个时段来描述，不妨概括为三部曲吧，各有特点。

第一部曲为孕早期，即孕1～3个月，又称为第一个心理妊娠期。绝大多数孕妇已将怀孕纳入生活计划，并为进入母亲角色做好了心理准备。生理方面，内分泌激素已有变化，早孕反应陆续"亮相"，身体出现了程度不等的不适感，如倦怠、头晕、恶心、呕吐、厌食等，所以心理变化明显，反应强烈，可有以下表现：

- 感情变化丰富，经常处于矛盾、烦恼、抑郁、恐怖、焦虑和疑虑之中。
- 心理变得脆弱，一改遇事自信、有主见的往昔风格，变得脆弱敏感，如爱激动、流泪，依赖性增强。
- 情绪不稳定，一向通情达理、豁达开朗，开始为一点鸡毛蒜皮的小事就大发脾气，常因一些小事嗔怪丈夫，或对别人产生不满情绪。有时又无端地觉得失落，傻傻地坐在那里一言不发。而且喜欢莫名其妙地猜疑，总抱怨你不够关心、体谅她。

※ 既高兴，又担心。高兴的是终于如愿怀上宝宝了，担心的是能否胜任胎儿的孕育大计以及胎儿是否健康等。初期妊娠妇女的心理反应较为强烈，感情丰富，如矛盾、恐怖、焦虑、将信将疑或内向性等，上述情感变化甚至可在整个妊娠期间重现。

※ 对"二人世界"即将扩容成"三人世界"感到茫然，为住房、收入、照料婴儿等问题担心，导致心理紧张。

※ 兴趣改变，开始注意观察小孩，如玩耍、游戏或喜欢听儿歌，对自己腹中的小生命越来越依恋，不知不觉中已逐渐产生母爱，并向胎儿输送。兴趣爱好也发生改变，如欣赏儿童娓娓动听的歌曲，观看小朋友做游戏的兴趣倍增，从这个侧面说明孕妇在适应躯体的生理变化，开始输入眷恋小生命的母爱。丈夫还会发现孕妇对性生活有畏惧和回避的现象，也有部分丈夫体验到孕妇性兴奋增强，这两种都属正常现象。

※ 胃口发生微妙的改变，偏好或厌恶某些食物，如嗜酸等。由于味觉及嗅觉变得敏锐，孕妇对食物爱好明显改变，喜食酸性食物或辛辣食物如泡菜、辣椒等。

第二部曲为孕中期，即孕4～6个月，又称第二个心理妊娠期。此期绝大多数孕妇已能适应妊娠，恶心等早孕反应消失，胃口增强，身心渐入佳境，情绪平

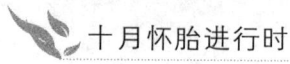

稳，乃是整个孕期中一个相对比较稳定的时段，自我感觉良好。经常会出现以下心理变化：

※感觉不错，加上胎动出现，胎心可听到，孕妇已能切实地感受到新生命的存在，她时时流露将为人母的幸福和喜悦。对胎儿生长和发育的过程很感兴趣，表现为常牵拉着丈夫的手，将其放到腹部，分享新生命带来的幸福感。

※进一步受到丈夫、家人的呵护，心理依赖性增强，什么事都想让别人代办。

※认为自己最好少活动，就连家务活都不敢插手了。

※隐约为还有一段时间距离的分娩感到有压力。

第三部曲为孕末期，即孕7～10个月，又称第三个心理妊娠期。孕妇开始期待并关注胎儿和分娩，既渴望宝宝的到来，又对分娩的痛苦隐隐不安；加上子宫增大，身体越来越笨重，行动不便、胃部不适、呼吸困难、腰腿疼痛等都相继出现，心理压力又开始加重，如对分娩既兴奋又恐惧，越接近预产期，恐惧、焦虑或不安越重。如担心会不会疼痛难忍，自己会不会有生命危险；宝贝是否正常，能不能顺利临盆；会不会突然分娩，来不及上医院等。

心理调适从孕前做起

为了优生，做好心理保健势在必行，而且要从孕前做起。方法是将自我保健与丈夫、家人的关照结合起来，为孕期的良好情绪奠基铺路。具体如何做呢？

一是未雨绸缪，当你与丈夫商量决定要孩子后，除了进行必要的经济与物质准备外，不妨多看看一些相关的医学科普报刊，多学习并储备一定量的生育知识，例如孕期各阶段的表现、症状及应对措施，这样一旦来临才会从容应对，避免恐慌。

二是努力调整自己的喜怒哀乐情绪，以一种积极、乐观的心态面对生活。如多参加一些有趣且有意义的文体或公益活动，尽量减轻工作和生活带来的心理压力；利用休假，和丈夫去风景秀丽的地方做短暂旅游，放松紧绷的神经，减轻心理压力，调节一下内分泌。以一种积极乐观的心态面对未来，让希望充满生活中的每一天。

三是树立生男生女都一样的新观念。不只限于夫妻俩对此要有正确的认识，更应成为家庭所有成员的共识，老一辈人尤其要从"重男轻女"的思想桎梏中解脱出来，以解除小两口的后顾之忧。

四是做到生活规律，饮食科学，纠正不良生活习惯，力求生活方式更健康。

须知生活和行为方式是受人的心理所支配的,思想准备充足了,就能有意识地调整自己的行为方式,将衣食住行等内容主动纳入孕育的轨道中来,不可再像以前那样随随便便了。

五是一旦出现疑虑应向医生咨询。当夫妻生活圈中出现了一些不利于孕育的事件,如服药、发热或遭受过病菌感染等,可能使你产生担心心理,不妨及时求教于医生,以便澄清疑虑,消除误解。必要时可找心理医生咨询,放下思想包袱,轻轻松松进入孕期。

六是营造一个良好的生活环境,良好的生活环境会给你带来好心情。何谓良好环境?至少要做到雅静、整洁、柔和。举例:在室内悬挂你所喜欢的风景画,摆放一些塑料花,播放一些优美动听的轻音乐,让自己一进入房间就感到放松、愉快,使精神保持充分松弛。

孕期心理病大扫描

孕期心理病不仅影响孕妇本人的健康,如引起血压升高、消化功能紊乱、免疫力减低等,而且累及腹中胎儿。如愤怒情绪在孕早期,可使胎儿发生唇裂以及其他器官畸形;在孕末期,则可增加胎动次数,导致早产、难产等风险增加。紧张情绪可引起胎儿血压升高及肾功能紊乱,进而损害智力发育,严重者造成死胎。恐惧情绪同样可影响胎儿的血液循环,重者引起流产或出现畸形。情绪低落,抑郁寡欢,孩子出生后即使侥幸没有先天畸形,也可能会发生喂养困难、个性怪僻、智力低下以及社会适应能力差等现象。因此,了解一些防止方法也是大有必要的。

孕期抑郁症

孕期抑郁症是孕期心理病的一种,也是发病率最高的心理病,主要表现为情绪低落、思维迟缓与活动减少。

媒体报曾道,美国一名36岁的产妇将5个亲生儿女活活溺死在自家的浴缸里,事后经过医生鉴定,这名产妇得了抑郁症。换言之,是产后抑郁症酿出了这起震惊世界的恶性大案与家庭悲剧。一时间,产后抑郁症成为了世人关注的一大热点。美国科学家发表的一项研究结果表明,有近五分之一的孕妈妈会患上不同程度的妊娠抑郁症。

孕期患上抑郁症并不奇怪，特别是孕早期与孕末期。奥妙何在？

首先，女性尤其是年轻职业女性（18～25岁），本来就是抑郁症的高发群体。而18～25岁这一年龄段又恰与孕期重叠，因而增加了孕期罹患抑郁症的可能性。

其次，女性进入孕期以后，由于内分泌的变化，影响到诸如神经、消化、循环等多个系统的功能，如自主神经功能不稳定、肾上腺分泌旺盛等，导致心理敏感性增高，对周围环境中的一些恶性刺激反应趋于强烈。

再次，某些不良心理因素起了推波助澜的作用。例如，有些孕妇婚后暂时不想要孩子，只是屈从于丈夫或公婆的压力而勉强怀孕，对腹中的小生命心存芥蒂，甚至抱有"敌视"情绪；或者孕期反应严重，给身体招来明显的不适感，增加了心理压力，将胎儿视为累赘与包袱；或者出于对胎儿未来的担心，害怕畸形、难产等；或者因为皮肤变丑（如皮肤色素沉着、颜面蝴蝶斑等）、体态臃肿，担心会受到丈夫的冷落，因而烦躁郁闷。

从心理学看，孕期抑郁症属于情绪失调，表现为孕妈妈长时间出现悲哀、失落、愤怒或挫折感，程度可以很轻微，也可以很明显甚至很严重。

孕期恐惧症

尽管很多年轻的女性想当妈妈，但对怀孕却抱有焦虑恐惧的心理，大龄女性尤多。因为她们有不少害怕的事儿，如害怕生"怪胎"、害怕难产、害怕体貌变丑而影响夫妻关系等。

首先要有全面客观地认识，以生怪胎为例，发生率毕竟很低，且有原因，只要你没有畸形儿家族史，不沾烟酒（包括二手烟），远离化妆品、辐射和带菌的宠物，远离感冒等病毒性疾病，就不会与"怪胎"结缘，大可不必为此担忧。至于孕期变"丑"，乃是生理性的暂时改变，产后可得到相当程度地恢复，完全能为丈夫所理解并接受；且有些女性孕产后反而更加靓丽。所以，打消这些顾虑并不难。

其他心理病

除了孕期抑郁症、恐惧症外，一些孕妇易与孕期敏感症、孕期焦虑症、孕期多疑症、孕期女王症等结缘，孕中晚期最易发病。

孕期敏感症表现为特别粘人，将小毛病放大，常以哭闹等行为引起家人的注意。

孕期焦虑症表现为过分担心，且爱对号入座，一看到报纸、电视上关于出生缺陷的报道，会马上联想到自己也怀了一个不健康的宝贝。

孕期多疑症常常强烈怀疑医生，总觉得医生的话藏有隐情，每天都盼望产检，偶尔感觉胎动不对立刻就往医院跑。

孕期女王症以特别爱挑剔，动辄对老公或家人大发雷霆为特征。

防治要点

心理病与躯体病一样，既要治，更要防。建议孕妇抓住以下细节：

※ 勤与家人交流。孕妇要主动地向家人倾诉衷肠，将自己的物质或精神的需求坦率地说给丈夫，而不是让丈夫来猜测，关键是你首先要告诉他该怎么做，完全靠默契是难以遂愿的。

※ 家庭成员，尤其是公婆与丈夫要合力营造一个良好的家庭氛围，尽量设法减轻其躯体与心理上的不适感。

※ 参加正规医院开设的夫妇学校或孕期课堂，尽可能多地了解有关怀孕与分娩的知识，消除恐惧与不必要的担忧心理。一旦出现了抑郁症的征兆，及时看心理医生。

※ 抑郁症候严重者可在医生指导下服用抗抑郁药物。但要注意药物对胎儿的影响，不可擅自应用。

※ 孕妇学会自我调节，采取转移烦恼、宣泄积郁、积极社交等方式，以保持一副平和恬静的心态。

※ 做好未来规划。怀孕早期就可和丈夫一起，讨论"二人世界"变成"三人世界"后的种种变化，做好心理准备和经济计划，避免在孕期徒增心理压力。

※ 多与"宝宝"聊天。每天面对隆起的腹部讲述你的心情、期待以及对未来的设计；或哼唱你最喜欢的歌，或者与胎宝宝一同听音乐，并讲述你对音乐的感受。你会在这种奇妙的交流中感受到你与腹中的宝宝心灵相通，感到做母亲的幸福，将不快与烦恼忘掉。

※ 购买宝宝用品，准备待产包。

※ 继续工作。

※严重抑郁且心理疗法无效，为保护胎儿，孕7个月以上者可做剖宫产，提前结束孕期。

※多学习孕产知识。担忧和恐惧往往来自于无知，知道得越多，担忧、焦虑就会越少。

※孕中期可以适度地安排旅行，与先生一道度一次假，或许会给你带来意外的欢乐。

十二、孕期丈夫篇

导语：怀孕生孩子，只是妻子的事情吗？答案绝对是否定的，丈夫的责任与义务也占了"半边天"。那么，作为丈夫的你，在"十月怀胎"过程中如何撑起"半边天"呢？看完本篇你就心中有数了。

与妻子一起备孕

先来看几则医学界的新信息：父亲有心脏病，儿子步其后尘的几率高出1倍；父亲乙肝"大三阳"，孩子与乙肝结缘的可能性为15%～25%（比母亲的55%～85%要低）；父亲年轻时抽烟，儿子易肥胖；父亲爱吃高脂食品，女儿易患糖尿病。不难明白，父亲的基因、生活习惯以及抗压能力等，真真切切的影响着下一代的健康。故当你想当爸爸时，与妻子一起备孕势在必行。建议你抓住以下要点：

（1）纠正不良习惯，如戒烟戒酒，不熬夜，停用药物，疏于运动，趴睡等。

（2）与妻子一道做一次全面的身体检查。与妻子比较，丈夫的检查项目要简单得多。一般在准备怀孕前3～6个月做检查。主要包括三方面：生育能力检测、传染病检查、家族遗传疾病排查。至于具体项目，除了血尿常规、肝肾功能、肝炎、血糖、梅毒、艾滋病等常规项目外，生殖系统与精液检查当为重点。要点有：

※生殖系统检查：阴茎有无包茎、硬结、炎症、肿瘤或发育异常；尿道有无瘘孔、下裂、硬结；前列腺的大小、有无硬结或肿物；睾丸的大小、硬度、有无硬结、压痛或肿物，是否为隐睾；精索的硬度，有无结节、压痛，有无精索静脉曲张等。检查方法有医生的手诊、B超探查等。

※精液检查：包括颜色、量、液化时间、酸碱度、精子计数与活动力、存活率及形态等，借此获知精子的活力、是否少精或弱精、畸形率、死亡率，判断能否达到生育要求以及导致畸胎的风险，或者是否需要采用辅助生殖技术（如试管婴儿）。

（3）管住嘴，按优生要求对食谱进行增删，为孕育提供高质量的精子。好精子离不开蛋白质、糖类、胆固醇、维生素与微量元素等养分，叶酸、维生素C、维生素A以及锌、锰、铜等尤为重要。故海产品（如鱼虾、牡蛎、紫菜、海参、海带）、瘦肉、鸡蛋、谷类胚芽、芝麻等食品应适当多吃；咖啡、大豆（可损害精子）、油炸或烧烤类（如奶茶、饼干巧克力等，含有反式脂肪酸）、动物肝（含有重金属镉）等要适量（一周吃3次以下，每次不要超过100克）；至于污染较重的食物应远离，如韭菜、霉变花生等，蔬菜多清洗，水果要削皮，尽量减少农药之害。

（4）避免污染，如医院污染（医务人员穿隔离衣）、辐射污染（换岗或穿防护服）。尤其不要忽略电磁辐射，如尽量缩短每天使用电脑、手机、微波炉、电吹风的时间；看电视保持距离1.5米以上等。

（5）坚持适当运动，以快步走、游泳、爬山、弹跳、慢跑等有氧活动为佳，每天30～45分钟，可增强精子活力。但激烈的跑步或长距离的骑车会使睾丸的温度升高，破坏精子成长所需的凉爽环境，不宜提倡。避免久坐，否则前列腺受压，容易发炎，导致精液的酸碱度改变造成"弱精"，伏案工作者以及驾车族特别要注意，应多抽时间做活动。

（6）勤洗浴，尤其是隐私部位容易藏污纳垢，应每天对包皮、阴囊进行清洗；

（7）勤刮胡须，保持面部卫生。浓密的胡子会吸附许多灰尘和空气中的污染物，而胡子又位于口鼻周围，使污染物特别容易进入呼吸道和消化道，对精子很不利。

做好孕妻的"营养师"

美国研究人员敲响警钟：母亲孕期的饮食质量和胎儿诞生后的身心状况关系密切。据资料显示，凡孕期营养优质孕妇所生婴儿95%健康状况良好或最优，只有5%属普通或不良；至于以低质量食物为主的孕妇中，健康状况良好或最优的婴儿只有8%，且其中的65%不是早产、出生体重低下、功能不全，就是死胎。

一目了然了吧，孕妇的营养实在马虎不得，"一人吃两人饭"的说法确有科学道理，所以丈夫要勇于挑起"营养师"的重担，妥善安排好孕妻的膳食，以保证充足营养的摄入。

比如，在孕早期的三个月中，要鼓励、督促妻子多吃。奥妙在于此期的妊娠反应易降低孕妇食欲，影响消化功能，导致呕吐。丈夫要帮助妻子消除对呕吐的恐惧，多吃一点，以抵消早孕呕吐带来的营养不足情况。如合理调配食谱，增加饭菜的花色品种，准备好有缓解早孕反应作用的饼干、水果等零食，以确保母胎双方最基本的营养足量。

到了孕中期，丈夫要帮助妻子做到善吃。一般说来，此时段早孕反应已过，胃口恢复正常，一些孕妇可能食欲奇强，不停地想吃，以至营养过剩。过量的营养摄入可能引起孕期肥胖，一方面导致胎儿过大，有造成产程延长或产后大出血之虞；另一方面可诱发妊娠高血压综合征，给母胎双方招来风险。所以，丈夫要提高警惕，提醒并监督妻子适当限制进餐量，帮助妻子将体重控制在合理的水平上。

进入孕末期后，丈夫要及时对孕妻的食谱进行微调，增加富含钙、锌等矿物元素的食物，帮助妻子积蓄产力，为分娩做准备，目的是让妻子的"十月怀胎"大业顺利完美收官。

做好孕妻的"护理师"

妻子变身孕妇，形体日渐笨重，行动不便，做一个称职的"护理师"此其时矣。同时，丈夫通过种种护理行为，也可表达你的爱意与责任，会使夫妻感情更浓厚。建议你从以下细节做起：

• 洗脚、剪脚指甲。孕妻的肚子越来越大，到孕末期可大到看不见自己的脚，一些需要弯腰做的事无法完成了，如洗脚、剪脚指甲等，只有借丈夫之手方能完成了。

• 翻身。随着孕期的增长，简单的睡觉动作也变得复杂起来，翻身日渐困难，要么是身子先过去，再把肚子挪过去；要么是肚子先过去，身子再跟过去；甚至干脆翻不过去。此时丈夫就该牺牲一点睡眠，多留意身边的妻子，适时帮她翻身。

• 穿衣、系鞋带。不少孕妇装，尤其是孕妇裙，背后有个拉链。行动越来越"笨"的孕妇想要自己拉好拉链还是挺吃力的，系鞋带也同样有难度。扮演着丈夫角色

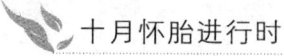

的你务必眼尖一点，及时上前帮忙。最好主动一些，别老是等着妻子的提醒。

• 搀扶。孕妇体重增加，肚子崛起，身体重心发生了转移，走路的时候往往看不到自己脚，上下楼梯（特别是下楼梯）时有可能踩空，后果很危险。所以，丈夫一定要主动施以援手，予以搀扶以保安全。

• 做家务。如布置未来宝宝的房间或者婴儿床等，是你与妻子一起完成的最有趣事情。至于搬重物，爬到高处放东西或取东西等，则应由你一人全力担当。

• 做胎教。胎教，主角固然非妻子莫属，但丈夫也应发挥助手作用，共凑胎教之功。如主动和胎儿对话，实施语言胎教。为胎儿唱歌，男性特有的低沉、宽厚、粗犷的嗓音更适合胎儿的听觉功能，胎儿会表现出积极的反应，这是母亲无法取代的。每天定时抚摸妻子的腹部，帮助胎儿"做体操"。可以肯定的是，从怀孕第5个月开始，胎儿就已经能听到你的声音了。所以，应多对着妻子的大肚子说说话。我们建议你可以在每次对宝宝说话的时候多重复一些简短的句子，比如"你好啊！小家伙"，"我的乖宝宝"，"爸爸来了"等等。等孩子出生后再重复同样的话，你会惊讶地发现宝宝会回过头来找你。即便是新生儿也知道循声去寻找他们的"老熟人"了。

做好孕妻的"心理师"

妻子一旦怀孕，无论孕前脾气如何好，都会有所改变。奥秘在于内分泌系统处于变动过程中，加上孕妇本人及家属对妊娠的态度，常使孕妇处于应激状态中，更易发生情绪变化，少数严重者甚至可能出现冲动、行为异常等精神症状。所以，做好"心理师"便成为孕期丈夫必须承担的又一个角色。

在充当妻子"心理师"前，丈夫首先要调适好心态，为妻子十月怀胎营造良好的心理环境，而且应从孕前做起。道理很简单，面对怀孕，妻子固然有压力，丈夫也不轻松。如担心妻子孕期可能出现异常，添丁加口可能增加经济压力，照顾孕妻或须做太多的家务影响事业的发展等。具体说来，须抓住以下几个要点：

※ 做好向父亲角色的转变。大量调查与研究表明，男人事业的成功与做个好父亲没有冲突，丈夫肯花时间多陪妻子与孩子，三人世界和谐，在工作上往往会表现得更出色，事业成功更有把握。所以，那些照顾妻儿可能分散心智，影响事业的想法没有科学依据。

※ 尝试做一回"家庭妇男"。"家庭妇男"是人们对爱做家务男子的戏称，

其实国外早已流行，并已形成了一个英文新名词"SAHD"。以英国为例，约有60万男性在家里当全职丈夫，是10年前的10倍。更有趣的是，国外一项调查结果显示：由"家庭妇男"带大的孩子智商更高，在学校里会取得更大的成功，在社会上更容易立足。无异于为"爸爸"这一角色赋予了新的内涵与价值。所以，你完全可以理直气壮地走向厨房与菜市场，大胆地拿起扫帚或开动吸尘器，将妻子的家庭职责揽上你的肩头。

※别担心"父代母孕综合征"。医学专家发现，不少丈夫或出于对即将为人父的过分期待，或因关注妻子健康，对孕期可能出现的异常担心，陷入了虚幻的怀孕历程，出现了像妻子那样的妊娠反应，如晨吐、腰酸背痛、失眠、体重增加等，称为"父代母孕综合征"，实际上是丈夫、胎儿及妻子之间心理联系的一种反应。你切不可紧张，这只是你对妻子太过于关心而患上的假孕症，是一种爱的体现，待妻子"一朝分娩"后就会消失。

※树立生男生女都一样的新观念。丈夫本人要从心底里建立起这样的意识，并要成为全家人的共识，如果老一辈人有重男轻女思想，一定要耐心解释与劝说，以解除孕妻的顾虑与担忧。

当你自己有了充分的心理准备后，才有可能比较准确地了解孕妻的一些不健康心理活动，并及时设法化解之。一般说来，孕期女性最易发生焦虑、唠叨、多疑、抑郁、挑剔、恐惧等心理问题，你的妻子也不例外。所以，你要给予妻子最大的精神支持，及时有效地与之沟通。具体方法有：

（1）与妻子一起学习孕育知识。孕妇心理状态不佳的原因之一，在于担心孕期可能出现各种不测事件。要解除这些疑虑，丈夫不妨与妻子一道学习有关的孕育知识，对各种异常情况的预防和处理措施有所了解，消除不必要的担忧与恐惧。如上孕妇学校，听医院举办的有关讲座，阅读孕育方面的书刊、杂志等，了解怀孕过程中的主要生理现象。

（2）唤起并激发妻子的爱心。有些女性出于对怀孕、分娩的恐惧，因而产生厌恶心理，觉得一切的不适都是腹内胎儿的过错。这时，丈夫要让妻子体会到比平时更多的爱意与关心，如在生活上更照顾妻子，给未出世的宝宝起名字等。让妻子对腹内胎儿充满爱意，不再认为怀孕和分娩是一种负担，而是非常珍贵的温馨岁月，有助于怀孕顺利进行。

（3）顺应妻子的心理变化，接纳、包容所有的埋怨、牢骚、挑剔甚至斥责，让妻子时刻体验到丈夫的体贴和帮助，对战胜孕期各种异常，稳定情绪，具有重要意义。

（4）及时输送心理营养。丈夫可输送的心理营养素很多，举例：

※真诚的赞美。如孕期女性最怕容貌变丑，你一句"怀孕的女人最漂亮"，会让她减少许多思想压力。

※主动带妻子去逛逛商场，帮助她挑选几件漂亮的孕妇装，再拍些照片，让她觉得自己是世界最美丽、最幸福的孕妇。

※多挑一些快乐话题，转移妻子的情绪，别让她老是想着分娩疼痛等令人恐惧的问题。

※不时献点"小惊喜"，如对着胎儿讲一段故事或来一则小幽默、小笑话，或唱一首歌；给妻子准备一个精致小巧的枕头，让她抱着睡觉会更舒服一些；共同欣赏音乐等。

※站在妻子一边。宝宝到来之前或者之后，很多有关的问题都容易引起家人的分歧，甚至争论，如给孩子起名字，准备什么样的小床或奶嘴，带孩子的不同意见与观念等。你最好站在妻子一边，即使有不同意见，也不要当场争吵，可以私下交流与沟通。

（5）必要时向专业心理师求助，尽快让妻子回复正常心理，以免影响胎儿发育。

做好"三陪"

无论从安全还是对妻子关爱的角度看，孕期女性都不应是"独行侠"，如影随形的人必然是丈夫。尤其要做好"三陪"：

一陪检查。定期做孕检、产检等医学检查，丈夫应主动陪护。因为每一次健康检查都会发现胎儿的巨大变化，特别是超声检测过程中，你能亲眼目睹到胎宝宝在子宫内的活动，会增加你即将为人父的幸福感与自豪感，并能得到医生对你们任何疑问或忧虑的明确回答，让妻子轻松愉悦地度过孕期，可谓一举多得何乐不为呢？

二陪购物。转移孕期不安情绪的妙举之一就是夫妻双双去购物。在购物过程中，既有夫妻感情的升华，也是一种有利于胎儿发育的胎教方式，受益多多哦。

三陪运动。适度运动既可以调节孕妻的心理状态，还能防止孕期不适感产生。但孕期活动对安全的要求较高，须确保万无一失，故丈夫的陪伴显得十分重要。

在陪伴过程中，丈夫还要提醒妻子勤于变换姿势。孕妇潜意识中会对某种特定的姿势，如坐姿、站姿或睡姿"情有独钟"，但老是固定某个姿势，会影响血液循环，甚至造成神经长时间受压（如长时间躺卧可能加重腰椎间盘突出，引起坐骨神经痛），故要提醒并督促妻子勤变姿势，一种姿势别持续2小时以上。另外，有些孕妇对气味特别敏感，尤其喜欢嗅闻一些奇怪的气味，如汽油味、肥皂味等。原是荷尔蒙变化，将末梢神经的感觉放大了的缘故。要劝说妻子别过分迁就嗅觉的改变，不良气味应尽量避开为上策。

避免性爱出轨

据有关机构调查，男子婚后性爱出轨有两个高发时段，一个是45岁左右，另一个就是妻子怀孕期间。

首先是生理上的欲求得不到及时宣泄。孕期，特别是孕早期与孕晚期，为确保妊娠安全，不能像孕前那样过夫妻生活，致使丈夫长时间处于禁欲状态，出现性渴求与性焦虑，稍有外来刺激即可诱发出轨。其次，孕期女性情绪多变，紧张不安，任何风吹草动都可能引发"情绪风暴"，将丈夫当作出气筒，使其在心理上急需得到来自第三方的安抚与慰藉，而性爱是最能释放不良情绪的渠道。所以，孕期丈夫出轨事件屡见不鲜。

那么如何采取措施进行防范呢？

转移注意力，将兴趣移植到工作或学习方面，把性欲的强烈能量转化成文化学习、科学研究和艺术创造的动力。

勤上运动场，合理释放"冲动"。男人最常用意志的力量来控制自己性欲，但极端的压抑可能招来身心伤害。不妨多做一些强度较高的运动，把体内积聚的能量释放出来，比起压抑法来更有效，且不会殃及健康。

避开催情食物，如芦笋、红辣椒、牡蛎、银杏和一些动物器官等，可能削减性欲望。同时远离成人杂志、A片等性画面对视觉的诱惑与刺激，以免给性欲望"火上浇油"。

调整性爱方式，性爱不只是性生活这一种方式，拥抱、亲吻、抚摸等亦有疏泄欲望之功效。也可酌用情趣用品，通过适当自慰来满足自己的性需求。至于孕中期三个月，孕育情况稳定，可适度地进行性生活，这也有益于夫妻恩爱和胎儿的健康发育。但要遵守以下规则：

※注意节制，每周不超过2次。如果你有流产史、早产史、子宫颈闭锁不全或早期破水等问题，就只有给先生下禁欲令了，除此别无选择。

※确保卫生，做好双方私密处、双手及指甲的清洗。尤其是准爸爸须洗净包皮垢，包皮垢是一种极强的致癌物，可诱发阴茎癌、宫颈癌、皮肤癌等多种癌症。

※做好细节，如男方戴好安全套，避免精液直接接触阴道粘膜，防止子宫强烈收缩而导致腹痛或流产；调整姿势，以女上位、侧卧位、后侧位等不压迫孕妇肚子的体位为好；大夫切忌插入过深或动作太过猛烈。

※妻子要留意自己的感觉，如有无腹部肿胀、疼痛等不适感，一旦发生不适感应立即中断性生活。如果性爱后有明显的腹痛、子宫收缩频繁等情况，应赶紧去医院接受安胎治疗。

做好孕妻的"按摩师"

孕期生理改变，导致身体多处地方不舒服，加上运动量减少，血液循环变差，如果丈夫能适时地出手相助——按摩，孕妻定有一份新感动积淀在心里，且能为优生给力。医学研究显示，定期接受按摩的孕妇不仅情绪及睡眠改善，焦虑和背痛等减轻，尿液中应激激素水平也处于较低水平，因而分娩问题较少，表现为早产率以及产后婴儿并发症的发生概率都较低。不过，孕期不同于孕前，按摩是有讲究的。作为外行的你最好在专业人士的指导下施行，以保安全。

按摩手法简介

按摩手法常用以下3种——

※滚法。以手背近小指侧部分附着在治疗部位上，手指任其自然，肘关节微微屈曲，腕关节往返旋转活动，连续不断。动作均匀协调，避免来回摩擦或跳动。此手法接触面积较广、压力较大，适用于肩、背、腰、臀及四肢等肌肉较丰厚的部位。

※揉捻法。用指腹或手掌在治疗部位做均匀和缓的揉捻动作。掌揉时，掌面保持水平，手指自然，指尖略微分开，适用于腰、背等肌肉面积较大的部位。指揉时，指关节放松，以腕关节牵动前臂，使附着部分做回旋移动，适用于颈肩部及四肢的软组织损伤。

※手指按压法。用拇指指尖或指关节在特定部位进行按压，若在穴位上按压称为点穴法。使用时手要握空拳，拇指须紧贴食指外侧，以免因用力过度而扭伤

指关节。力量应由小到大，在按压部位进行震颤。此手法适用范围很广泛，可用于全身各部位和穴位。

记住按摩要领

何时做？以孕情稳定的孕中期3个月按摩效果较好，且较安全，孕晚期次之。孕早期3个月内，按摩可能增加流产风险，不宜做。

做多少？孕中期3个月内每周按摩一次，孕晚期3个月内按摩每周两次或以上。

做多久？每次按摩20分钟即可。

按摩姿势：孕妇跨越椅子坐，椅子前放一张桌子，桌面叠放一个或两个枕头，让孕妇休息头部。

按摩原则为先轻后重，范围由小到大，速度先慢后快，力量恰到好处，既要有效，又要让孕妇感到全身轻松，不适症状好转。

观察孕妇的表情，以及询问其感觉如何，若出现不良反应就要立刻停止。

不要在伤口、感染、有红疹或静脉曲张的地方按摩。

避免压踝关节及足跟部之间的地方，因为这直接关联到子宫及阴道，如果在妊娠晚期重压可引起早产。

部位按摩介绍

肩部按摩。丈夫用两个大拇指在脊柱两旁的空隙处按摩。

腹部按摩。一定要十分轻柔，好像在抚摸胎儿的头。腹部轻轻地按摩可帮助你放松，并可触及胎儿。可以想象胎儿对按摩也有反应。从现在开始你能注意到胎儿也在运动，在踢腿，好像在敲打子宫，在玩耍。对父亲来说，与胎儿最初的接触就是通过这种触摸进行的。

背部按摩，治疗背痛。怀孕早期可以趴在床上，面部朝下，以后可以坐在沙发或椅子上，把双臂放在椅子上，或侧卧在床上。按摩注意事项：先暖好手，摘去饰物。加上芳香油或是按摩膏，有助于手掌或工具在皮肤上滑动。沿脊椎两侧从下到上慢慢滑动至双肩，至少持续数分钟，直到背部肌肉开始温暖和放松。

穴位按摩介绍

- 孕吐。

按摩穴位：内关穴（位于腕关节向上三根横指的二筋中点处）。

方法：轻度刺激。

效果：对妊娠呕吐有效。

- 便秘。

按摩穴位：支沟穴（位于手掌背面，腕关节向上四横指处）。

方法：经常按压。

效果：可以促进肠蠕动，达到通便作用。

- 失眠

按摩穴位：神门（位于腕关节向上，腕横纹尺侧端，尺侧腕屈肌腱的桡侧凹陷处）、灵道（位于人体的前臂掌侧，尺侧腕屈肌腱的桡侧缘，腕横纹上1.5寸处）、阴郄（位于前臂掌侧，尺侧腕屈肌腱的桡侧缘，腕横纹上0.5寸处）、通里（在前臂掌侧，尺侧腕屈肌腱的桡侧缘，腕横纹上1寸处）等4个穴位。

方法：睡前按压或平时按压皆可。按压时会有轻微的痛、酸、麻的感觉，表示按对穴位。通常每次按压的时间为压五六秒后停五六秒，持续压10分钟左右。

效果：对心情烦闷、情绪不稳定者有安定心神的效果，并可调整睡眠。

- 水肿

按摩穴位：阴陵泉穴（位于小腿内侧，膝下胫骨内侧凹陷中）、腹溜穴（位于足内踝尖与跟腱后缘之间中点向上约三横指处）。

按摩方法：丈夫用拇指或笔帽等钝器在穴位上压放，刺激6秒停放6秒。左右脚皆可按压。

效果：具有消除妊娠水肿、脚气的功效。各项不适症状若在穴位按摩后未见改善，反而日渐严重，表示你的症状不轻，务必寻求医师治疗，以免延误病情。

做个称职的"月嫂"

胎儿出世了，妻子由孕妇变成了产妇，进入了月子期。你也由"准爸爸"升格为"如假包换"的正式爸爸，你的角色也随之而变，做一个称职的"月嫂"刻不容缓。具体要做好以下几件事：

- 做好居室卫生，为妻子营造一个良好的休息环境。但不要为防蚊蝇而随意喷洒杀虫剂，或为求空气清新而使用空气清新剂。

- 根据产后体力较差，消化功能较弱等身体特点，针对性地安排营养丰富且易于消化的流质或半流质食物，并逐渐向普通膳食过渡。最好听从营养师的建议，做到食物多样、营养均衡、口味适宜、花样多变,确保产妇加快恢复且不会变胖。

- 留心生活细节,如向医生咨询是否使用腹带;做过会阴侧切或剖宫产暂不宜洗澡,可勤用热毛巾擦洗身子,洗头后要及时吹干;产后头两周的拉撒问题也需要你的援手等,都要力求做得完美。

- 多做按摩,如按肩、揉腿,或与妻子"咬咬"耳朵,说点赞美、体贴的话等,将你的关心化作具体的行动,而不只是停留在口头上,才会有预期的效果。

- 关注妻子的心理。产后由于荷尔蒙水平骤然下降,加上分娩时失血、失液与体力消耗,身体疲乏,感情脆弱,对周围的刺激敏感,容易出现抑郁等心理障碍。你与家人要特别注意语言、态度等。所以宽容、体谅、呵护等都是妻子最需要的心理营养素,你务必要补足哦。

- 对于宝宝,是你表达父爱的时候了,你的爱有多深,代表可不是月亮,而是看似琐碎却很实在的点滴关照与护理。

- 鼓励、提醒妻子为宝宝哺乳。哺乳提倡"按需喂养",不要在频度与时间上过分限制,宝宝的需要就是喂奶的时机。所以,你要随时提醒妻子,打消她对喂奶的顾虑,并做好助手,如喂奶前替妻子清洗乳头,防止宝宝口腔感染;喂奶后帮妻子拍打宝宝的背部,让其打嗝排出吸入的空气,防止吐奶;妻子乳汁流通不畅或宝宝吮吸不尽时,用毛巾帮妻子做热敷,并轻轻按摩,或者用吸奶器帮助妻子排空余下乳汁等,防止乳房胀痛或乳腺发炎。

- 协助妻子做好日常护理,如给宝宝做脐带护理;洗浴;换洗奶具、尿布;夜间陪睡等。

- 留心宝宝的发育、健康情况,若有精神差、食欲减低、呕吐等异常时,要及时就医。

- 月子期间严禁夫妻生活,以防止产褥感染。月子结束后可以恢复性活动,但要注意性卫生,并做好避孕事宜。

孕期丈夫备忘录

说了这么多丈夫在妻子妊娠期间应做的事,你可能觉得有些杂乱。笔者在此按照怀孕时段,简明扼要地小结一下,供参考:

孕1月:孕卵形成,着床,并开始发育,早孕反应陆续出现。

※ 陪妻子到医院确认是否受孕成功,并在医生的指导下准备叶酸及所需补充

的维生素，督促妻子每天按时按量服用。

※督促妻子戒除烟、酒、药物以及一些不良的生活行为与习惯。

※准备一些孕育的图书与报刊，与妻子一道学习。

※多与一些已经当爸爸的同事、朋友交流，吸取经验。

※控制或排解性欲，避免夫妻生活。

孕2月：胎儿各器官分化发育的敏感期，要注意远离一些可能有致畸胎的因素，如辐射、X射线、化学药品等。早孕反应趋于明显，过度劳累容易引起先兆流产。

※丈夫主动承担家务，减轻妻子的体力消耗，保证她有充分的休息和睡眠。

※体贴妻子，安抚不安的情绪。

※布置好房间，可添置一些妻子喜欢的物品和宝宝海报等，尽量做到干净温馨。

※叮嘱妻子远离家中的辐射源，如微波炉、电脑、电热毯等。

孕3月：早孕反应有所减弱，胃口与形体出现变化。

※丈夫要妥善安排好妻子的三餐，培养良好的饮食习惯，做到均衡营养。

※陪妻子到医院做第一次孕期检查，了解孕期的保健信息。

※帮妻子规律作息，养成良好的生活习惯。

※多给妻子鼓励和赞扬，帮助她建立面对孕期生活的信心。

孕4月：进入孕中期，早孕反应消失，情绪较稳定，感觉良好。

※每天早晨陪妻子到附近的公园或者绿地广场散步，呼吸新鲜空气，督促妻子多晒太阳。和妻子一起阅读孕育书籍，找些轻松的节目共同参与，丰富妻子生活的情趣。

※如果妻子是在35岁以上怀孕，曾经有流产和/或死产史，应陪她到医院做羊水穿刺检查。

※可以适当地过性生活，但是由于孕妈妈对胎儿的顾虑会引起不同程度的性欲下降，准爸爸要予以体谅。

孕5月：胎儿感觉器官发育迅速，开始有了味觉、听觉和视觉。所以这个月开始可以全方位地对宝宝进行胎教。

※和妻子一起胎教，每天跟胎宝宝说话，"抚摸"宝宝，给宝宝听胎教音乐。

※协助妻子做好孕期的自我监护，如量体重、数胎动、听胎心等。

※保持居家环境的安静，让妻子远离强烈的噪声，以免造成宝宝的不安。

※如果妻子身体情况允许,准爸爸可以安排一次短期的旅行,减缓妻子的忧虑和不适。

孕6月:孕妻体重开始飞速增长,身体也跟着变化,腹部膨大,行动开始不方便了,面对这些变化,有的孕妈妈会感到沮丧,不适应,情绪经常不稳定。

※丈夫要学会倾听和赞美,多听妻子的倾诉,多赞美她,告诉她怀孕的女人是最漂亮的。

※接受妻子的全部情绪,不要惹妻子生气。

※着手陪妻子一起计划婴儿房的布置,一起挑选婴儿用品,让妻子感受到丈夫共同参与的欣慰。

孕7月:进入孕晚期了,腹部迅速增大,会感到很容易疲劳,有的孕妈妈还会出现脚肿、腿肿、静脉曲张等状况,感到不适。

※陪同妻子参加产前培训课程,了解有关分娩的正确知识。

※与妻子商量决定分娩的医院。

※多与妻子谈心、交流彼此的感觉,帮妻子克服心理上的恐慌和无助。

※帮妻子按摩,揉揉后背、肩,按摩腿和脚,减轻她的不适。

孕8月:孕妇行动愈加不方便,睡眠质量不好,食欲会有所下降,缺乏耐心,心情容易变得急躁。

※宽容对待妻子的抱怨和牢骚。

※保证妻子的睡眠与休息时间,并鼓励她做适当的活动。

※节制性生活,为避免引起早产,晚期应该禁止房事。

※转移妻子的不安和焦虑,与她一起为宝宝起名字,探讨未来宝宝的可爱模样,调动妻子的母爱情绪。

孕9月:宝宝发育已经基本成熟,在为出生做最后的准备了,孕妈妈的肚子已经相当沉重,准爸爸要做好保护工作。

※每天陪妻子散步、爬楼梯,为分娩做准备。

※与妻子一起学习有关分娩、产后护理及有关新生儿的知识,做好科学育儿的准备。

※提前为妻子准备好分娩的必需用品。

※送妻子一些礼物,给妻子增添喜悦,增强她的信心。

孕10月:最后一个月,孕妈妈会觉得时间变得漫长,很着急要跟肚子里的宝宝见面,这时的胎宝宝已经开始落入盆腔,准妈妈会感到比较舒服。

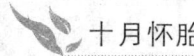

※陪妻子做最后一次产检，了解一下病房、产房的环境，联系医生。

※为妻子的分娩与胎宝宝的顺利出生做好准备，确认分娩时的联系方式和交通工具的安排。

※多给妻子鼓励和勇气，放松妻子的紧张情绪。

※为妻子做好出院准备：布置好清洁舒适的房间，检查宝宝的用品是否齐全，备足一切生活用品及营养品等。